临床骨科常见病治疗与手术

主编　李立基　刘　汉　李明福　孙全省

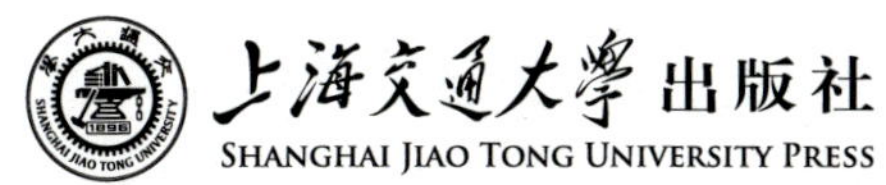
上海交通大学出版社
SHANGHAI JIAO TONG UNIVERSITY PRESS

内容提要

本书注重临床实用，旨在促进骨科治疗与手术的有机结合，全书介绍了关节置换术、上肢损伤的治疗、骨盆与髋臼损伤的治疗、下肢损伤的治疗等内容，重点阐述了临床表现、相关检查、诊断、鉴别诊断、治疗方法、预后等。本书适合各级医院的骨科医师阅读使用。

图书在版编目（CIP）数据

临床骨科常见病治疗与手术 / 李立基等主编. --上海 : 上海交通大学出版社，2024.8

ISBN 978-7-313-30779-8

Ⅰ. ①临… Ⅱ. ①李… Ⅲ. ①骨疾病－常见病－诊疗②骨疾病－常见病－外科手术 Ⅳ. ①R68

中国国家版本馆CIP数据核字（2024）第099947号

临床骨科常见病治疗与手术

LINCHUANG GUKE CHANGJIANBING ZHILIAO YU SHOUSHU

主　　编：李立基　刘　汉　李明福　孙全省

出版发行：上海交通大学出版社

邮政编码：200030

印　　制：广东虎彩云印刷有限公司

开　　本：710mm × 1000mm　1/16

字　　数：220千字

版　　次：2024年8月第1版

书　　号：ISBN 978-7-313-30779-8

定　　价：198.00元

地　　址：上海市番禺路951号

电　　话：021-64071208

经　　销：全国新华书店

印　　张：12.5

插　　页：2

印　　次：2024年8月第1次印刷

编委会

EDITORIAL COMMITTEE

主　编

李立基　刘　汉　李明福　孙全省

副主编

林维成　谭云宾　佟中豪　刘树仁

编　委（按姓氏笔画排序）

刘　汉　山东省金乡县人民医院

刘树仁　河北省胸科医院

孙全省　山东省淄博市临淄区人民医院

李　津　中南大学湘雅三医院

李立基　广东省广州市荔湾区骨伤科医院（西关正骨医院）

李明福　山东省济宁市第二人民医院

佟中豪　中国航天科工集团七三一医院（北京航天医院）

林维成　云南省第一人民医院

谭云宾　中国航天科工集团七三一医院（北京航天医院）

Foreword 前言

随着时代和社会的发展，骨科疾病谱发生了明显变化，社会老龄化逐年加重，骨科常见病、多发病的发病率随之增高，特别是颈肩腰腿痛、老年骨质疏松症和关节退行性病变等疾病逐渐成为影响人们健康生活水平的主要因素之一。近年来，骨科常见疾病诊疗取得了惊人的进展，随着医学的快速发展和各科专业分工的进一步细化以及高新技术，如影像学技术、介入放射技术、内镜和腔镜技术等在医学领域的广泛应用，一些重要的诊断标准、治疗原则和治疗手段不断更新，朝着更科学的方向迈进。为满足当前临床骨科医疗、教学第一线各类医务人员的需要，适应当前临床骨科常见疾病诊疗发展的形势，编者在广泛参考国内外最新文献资料的基础上，结合自己的经验，编写了《临床骨科常见病治疗与手术》，供从事临床骨科的工作者和与此有关的医务人员学习、参考。

本书本着图文并茂、科学实用的原则，从各个疾病的病因、发病机制、基本的临床诊断方法讲起，重点详细地叙述了骨科常见术式，各手术的手术入路、手术步骤及手术中的注意事项，并对关节置换术、上肢损伤、骨盆与髋臼损伤、下肢损伤等的手术治疗相关前沿进展做了详细论述。本书以实用的理论为基础，尽量大篇幅与国内一线知名骨科专家的临床经验相结合，内容翔实，资料新颖丰富，且贴合临床，适用于各级医疗机构的骨科专科医务人员参阅使用。希望能满足各级医疗机构之需，对提高奋战在临床一线的骨科医务人员的诊治水平有所帮助。

由于参编人员较多，参编专家时间和精力有限，编者虽力求写作方式及文笔风格一致，但书中难免有疏漏之处，望广大读者不吝赐教，多提宝贵意见，以便再版时修订。

《临床骨科常见病治疗与手术》编委会

2024 年 1 月

目录

Contents

第一章　关节置换术

第一节　肩关节置换术

一、人工肱骨头置换术

(一)手术切口

患者取躺椅式体位,身体卧于手术台边缘,使患肩及患肢游离于手术台外,患者取 45°坐位,在手术床边缘合适部位放一平行托板,可让患肢在需要时放在上面。切口自喙突上方的锁骨部开始沿喙突外侧向远端直到三角肌,沿三角肌胸肌沟的止点处,首先切开皮肤,仔细电灼止血,再把皮瓣向内、外侧各扩展数厘米,找到头静脉,即可分离至三角肌胸肌沟。静脉最好拉向外侧则出血较少,在头静脉近端上有一深横支,应予以电灼切断止血。在喙肱肌腹外侧切开胸锁筋膜,松解粘连的滑囊组织,这样可让出位置在联合肌腱下放入拉钩。不要做过度的向内侧牵拉,以免损伤肌皮神经。在肩峰下间隙由近端直到三角肌止点做钝性分离,如有出血,则宜用纱布压迫止血,电灼易损伤腋神经,应只对较大血管进行电灼。

胸大肌在肱骨上止点的近端 2 cm 可切开,以增加视野,手术结束时再缝回。切胸大肌止点时,注意不要伤及下面的肱二头肌长头。然后要暴露肩袖的上方,但此处往往与喙肩韧带相粘连,所以要切开韧带主要边缘,以暴露肩峰下间隙。钝性剥离松解肩峰下间隙后部,松解三角肌下粘连,这样在处理肩峰下肌以前就可明显增加上臂的外旋。

(二)软组织平衡

软组织平衡对术后的功能恢复有极大的促进作用。软组织平衡应包括松解肩峰下间隙、喙突下间隙及关节囊的挛缩,还有游离及延长肩袖。在日常生活中长期限制使用肩关节或在骨关节病患者中,由于减少了外旋动作,肩前方软组织往往是紧张的。当这种内旋挛缩的现象产生后,往往会增加不对称的肩盂后部磨损。两者并存将导致肩关节半脱位及后关节囊牵伸,这样在做人工肩关节中会发现肩后方不稳定,对此必须给予处理。此外,骨赘的处理也很重要,骨赘主要产在肱骨一侧,常导致活动限制及肩盂后部磨损,必须去除以恢复软组织平衡,而对肩盂骨赘来讲,后方的不要去除以增加稳定,前方的除非有撞击或阻碍活动才去除。

1.第一步

软组织平衡是松解肩胛下肌周围的挛缩,可在前方松解滑囊的粘连,内侧在喙突肌群下松解以防止损害肌皮神经,靠近喙肱韧带的肩袖间隙内侧与喙突基底的表面粘连均在此时松解。然后向下松解,此时注意勿损伤腋神经,可同时增加肱骨外旋,这样腋神经被拉向内侧,松解时可避免损伤。

2.第二步

沿肩胛下肌向外侧解剖,直到肱二头肌沟内侧,然后近端自肩袖间隙开始,连同关节囊与肩胛下肌一起在肱骨的止点附近切断,切断时要靠外侧、靠骨膜,以避免损伤腋神经,并在肌腱处缝上几根牵引线。一旦打开关节后,可把前关节囊及内侧关节囊自肩胛下肌处分开,并切去关节囊。在切除下部关节囊时,仍要注意勿损伤腋神经。然后用骨膜剥离器剥离肩胛下肌与肩盂颈部的粘连,这样肩胛下肌的上方、深部下方及浅面已完全游离,大部分患者此时肩胛下肌的长度已恢复。手术结束缝合时,可把肩胛下肌缝回到比原来肱二头肌沟附着点更内侧的肱骨颈上,这样它可获得 1.0～1.5 cm 的延长。缝合时应在肱骨颈上钻孔,用“8”字形缝合法把肌腱缝回,一般来讲,延长肩胛下肌 2 cm,可增加 40°外旋。因为对这个手术的意见不一,争论较多。除非有必要扩大暴露,否则不要碰肱二头肌及做肱二头肌肌腱固定术。

(三)肱骨准备

1.术前模板测试

术前量好模板,注意各种解剖位置,如肱骨的外侧偏斜度、肱骨头厚度及肱骨结节指数等。

2.组装

组装型假体比一体型方便,因为它可自由组合来决定各种解剖指标,如股骨头的厚度、调节软组织张力等。翻修时组装型假体还可仅换置部分构件来达到目的。组装头与干时，要仔细地清洁，以免混入液体导致以后头的松动。

(四)肱骨近端的解剖

维持肱骨近端的后倾是非常重要的，因为它能保持软组织张力及头与盂的正常解剖关系。一般讲，后倾度为－35°～－6.5°，平均为－21.4°，但它的准确角度很难完全肯定。肱骨头本身的解剖包括四个关键，即肱骨头的厚度、半径弧度、偏斜度及头-结节指数。

首先肱骨头的厚度在尸体上测量平均为 18.5 mm，而在骨关节病患者的 X 线片上平均为 23.8 mm，这是病理的关系。但要注意的是若增大度达 5 mm 以上会导致头的移位，而减低 5 mm 则会限制活动弧，因此计算时要特别注意。肱骨头的半径弧度是与肩盂弧度密切相匹配的，一般讲它长为 22.0～25.3 mm，两者盂弧度的差异在 88%的人体上不超过 2 mm。此外，肱骨头的半径弧则与头的厚度是密切关联的，选择假体头时要一并密切考虑。和髋关节一样，肱骨头的中心与肱骨干的中央轴是有偏斜的，肱骨头是位于干轴的内侧与后侧，所以我们选择假体干进入处，应位于肱二头肌腱的内后侧。干腔的直径为 6～20 mm，从近端到远端呈锥形，这对选择假体干的形态有关。在处理肱骨头与肱骨干的解剖关系时，一定要根据它的解剖位置，我们要使肱骨头处于肱骨干的后内方。其标准点为后侧 2.6 mm 及内侧 6.9 mm 处。此外，由于肱骨干的本身形态在近端与远端之间有一定度的内旋，而其程度因人而异，针对这种情况我们则选择假体柄的外形为椭圆形，以适应这种自然的解剖形态。

肱骨的颈干角为 30°～50°，角度处理不好将导致假体安放不良，所以切颈部的角度是一个重要问题。保留内侧骨量过多可导致外翻，而切除内侧骨量过多又会造成内翻。内翻易使假体头部下移，造成关节囊壅塞，限制关节活动，而外翻会使肱骨头上移，引起撞击。

(五)肱骨干假体的插入技术

手术时，必须保存足够切口的暴露，要充分显露肱骨头、颈及干部。可用狭窄的 Darrach 型或指型拉钩，拉开肱二头肌腱及肩袖部，把宽的 Darrach 拉钩放入颈的下部，保护肩盂及血管神经丛。轻柔地内收、伸直并外旋肱骨，使肱骨头脱位，切除颈部周围骨赘，暴露真正的颈部。也可先切除前下方骨赘，来显露颈部，并尽量向后方延伸。当肱骨头切除后，再进一步清除骨赘，切头前要用拉钩保护好腋神经。

在肱二头肌沟后方 3～5 mm，内侧 6 mm 处用钻孔开口，此处可直达肱骨干的髓腔部。在此孔中插入定位器干部，待它插入预定深度（术前在X线片算好），按左右分类，在干柄上端安放切骨指示板，此板将指示切骨的平面并使之不损伤肩袖，使它保持正确方位并在肩袖止点及大结节以上。同时使用导引器柄的指示孔及针来保证头的切面的后倾位。待肱骨头切除后，再清扫一下四周骨赘，然后换上假体柄的替代模型，并调整出最正确的后倾度，然后在肱骨干的模型上装好预定尺寸的偏心型肱骨头的模型，逐步旋转来调整肱骨头的位置。肱骨头安放的正确标准位置是维持原来的HTI，头位置需高于结节部。维持好正常的肩袖与三角肌张力。当肘部处于中立位时，头需面向肩盂。当上臂外旋60°时，前方仍稳定。当上臂内收内旋时，后方也仍稳定。前后及内外移动，头的移动不超过50%。

当后关节囊容量过大或肩盂后方磨损时可出现后方不稳定。此时，可用以下方法处理，即适度增加肱骨头的尺寸或利用肱骨头的偏心型做适度调节或减少5°后倾，如果实在不行，则需做后关节囊重叠术。

前方不稳定较后方不稳定少见，如有较小程度的前方不稳定，可稍增加后倾，但不要超过5°，或适度调节头的偏心度。此外收紧肩胛下肌是一个方法，但过度收紧是要限制外旋活动的。

肱骨干的固定，以骨水泥为主，可做远端骨水泥或全长骨水泥固定，不必用加压灌注法。

二、全肩关节置换术

肩关节置换术包括人工肱骨头置换术和人工全肩关节置换术。人工肱骨头置换术适用于难以复位的粉碎性骨折（Neer分类法中四部分骨折合并盂肱关节脱位、肱骨头解剖颈骨折或压缩骨折范围超过40%，以及高龄或重度骨质疏松患者肱骨近端3块以上粉碎性骨折者）、肱骨头缺血性坏死、肱骨头肿瘤。非制约式人工全肩关节置换术适用于肱骨头有严重病损，同时合并肩盂软骨病损但肩袖功能正常者，只有在肩袖失去功能或缺乏骨性止点无法重建时才考虑应用制约式人工全肩关节置换术。

（一）术前病史采集及查体

患肩活动范围（确定患肩属于挛缩型还是不稳定型，以决定软组织平衡重建的方式及预后）、肩袖功能检查（决定行肩袖修补及全肩关节置换术还是因肩袖无法修补行肱骨头置换术）、三角肌功能检查（三角肌失神经支配是置换术的禁忌证）、腋神经、肌皮神经和臂丛功能检查（作为对照，以确定手术中神经是否受损）。

(二)影像学检查

应在外旋位(30°～40°)X线片上行模板测量,选择肱骨假体型号;同时摄内旋、外旋及出口位X线片了解肱骨头各方向上的骨赘,有无撞击征和肩锁关节炎;摄腋位X线片了解肩盂的前后倾方向,有无骨量缺损及骨赘。必要时行CT或MRI检查。

(三)麻醉与手术

插管全麻或高位颈丛加臂丛麻醉。手术时取30°半坐卧式“海滩椅”位或仰卧患肩垫高30°位,肩略外展以松弛三角肌。取三角肌胸大肌间入路,向外侧牵开三角肌,向内侧牵开联合肌腱(或自喙突根部截骨,向下翻转联合肌腱),切断部分喙肩韧带(肩袖完整时可全部切断),必要时切开胸大肌肌腱的上1/2以便显露。结扎穿行于肩胛下肌下1/3的旋肱后动脉,在肱二头肌肌腱内侧约2 cm处切断肩胛下肌肌腱和关节囊,外旋后伸展肩关节,切除清理肱骨头碎片及骨赘,上臂紧贴侧胸壁,屈肘90°并外旋上臂25°～30°(矫正肱骨头后倾角),自冈上肌止点近侧按模板方向由前向后沿肱骨解剖颈截骨(画出颈干角)。在截骨面的中心偏外侧,沿肱骨干轴线方向开槽,内收患肢,扩髓。插入试模,假体应完全覆盖截骨面,其侧翼应位于肱二头肌肌腱沟后方约12 mm,边缘紧贴关节囊附着点并略悬垂出肱骨矩。取出试模,显露肩盂,切除盂唇(注意保护紧贴盂唇上方的肱二头肌长头腱)和肩盂软骨,松解关节囊,在肩盂的解剖中心钻孔,将肩盂锉的中置芯插入孔内磨削至皮质下骨,根据假体固定方式不同行开槽(龙骨固定)或钻孔(栓钉固定),安装调试假体,充填骨水泥,置入肩盂假体。然后,向髓腔远侧打入一骨栓,以防骨水泥进入髓腔远端。置入肱骨头假体,肱骨头的中心应后倾25°～30°,并恰好放在肱骨颈上。后倾角度可以根据假体与二头肌沟、小结节的相对位置决定,也可以根据肱骨内外上髁连线决定。关节活动度一般应达到前屈90°、外展90°、外旋90°。总之,应保证肱骨头假体植入合适:肱骨头在关节腔内对合良好;肱骨颈长度适当;不会发生近段肱骨在关节内发生卡压现象。彻底冲洗伤口,复位肩关节,检查关节活动度及稳定性。缝合肩关节囊及肩胛下肌腱,将肱二头肌肌腱一并缝合固定,以增强肩关节前方稳定,如后关节囊过松,可将松弛的后关节囊缝于关节盂的边缘。如果术中行大结节截除,应重新用涤纶线原位固定。

三、肩关节表面置换术

(一)肩关节表面置换术的优点

肱骨假体尽可能接近正常生理解剖结构,如肱骨头的成角;无须扩髓,创伤小，尤其适合老龄患者。不会引发脂肪栓塞和高血压，无须使用骨水泥。既往有肘关节置换手术史者，不会因为肱骨髓腔插入了假体柄或使用了骨水泥而影响肩关节表面置换的施行；适用于肱骨近端畸形患者，如继发性骨性关节炎导致的肱骨畸形；避免了全肩关节置换术中因假体插入肱骨干而阻力太大发生假体柄下端骨折的并发症；尽可能多地保留了骨组织，骨量丢失少，不妨碍进行二次翻修手术。通常，表面置换术后肱骨头的骨质条件甚至要优于表面置换前；不使用骨水泥，利于翻修手术的进行。

（二）肩关节表面置换术的适应证

原发性或继发性的肩关节炎是进行肩关节表面置换术的最常见原因。至今为止，肩关节表面置换已经应用于肩关节诸多疾病的治疗：骨性关节炎、类风湿关节炎、肱骨头缺血性坏死、肩袖关节病、创伤性关节炎、肩关节不稳、化脓性肩关节炎和肩胛盂发育不良。肩关节表面置换不适用于治疗新鲜骨折。

肩关节表面置换术的疗效主要取决于其初始诊断。未伴有肩袖损伤的肩关节骨性关节炎的疗效最好，肩袖撕裂和创伤性肩关节炎的疗效最差。表面置换加上植骨，还可以用于治疗中重度肱骨头骨缺损。植骨体积最多可达到肱骨头体积的40%，要保证假体杯内面与股骨头的接触面积超过60%。

（三）手术技巧

1.手术入路

手术入路包括标准的Deltopectoral上方入路和Mackenzie前上方入路，后者最为常用。Mackenzie前上方入路小切口美观，术后恢复快，更容易到达肩胛盂和进行后上方旋转肩袖重建，也便于进行肩锁关节成形术和肩峰成形术。

如肩袖完整或者能够被修补，首先切除部分喙肩韧带进行前方的肩峰成形术。在肩袖广泛撕裂的情况下，喙肩弓不予处理。如果术前影像学提示肩锁关节有骨性关节炎表现或者临床表现提示该处为疼痛部位，则需进行肩锁关节成形术。辨清肩袖结构，沿肱二头肌长头纵行切开直至肩胛下肌的止点。分离肩胛下肌，肩关节前方脱位。如果肱二头肌长头完整，则将之牵拉至肱骨头后方。

2.肱骨头侧的准备

彻底清除关节周围骨赘，辨清肱骨解剖颈，测量颈干角，确定肱骨头球面中心。以合适尺寸的钻孔导引器沿颈干角套入肱骨头，要求导引器大小刚好能包容肱骨头。打入导针，穿透对侧骨皮质。撤去导引器，保留导针，目测导针定位是否满意，如感觉导针没有位于肱骨头中心，则重新定位。用中心钉钻孔后，撤去导针。扩磨肱骨头中心钉孔道,保留产生的碎骨片,插入试模杯。如果仅仅行半肩表面置换,此时要验证假体的稳定性并测试关节的活动度。复位肩关节,测试肩胛下肌的张力,以确保外旋活动度是否丧失。

3.肩胛盂侧的准备

保留试模杯,以防止牵拉脱位对肱骨头的损伤。将肱骨头向后方牵拉。广泛清除肩关节周围关节囊,仅保留上方的关节囊,有利于肩胛盂的充分显露。此时可进行盂假体的安装。一般仅在盂关节面受损并且肩胛盂骨量储备充足的条件下才考虑进行肩胛盂的表面置换。术前腋窝位 X 线平片以及 CT 扫描有助于对肩胛骨情况的判断。如果不准备进行盂侧表面置换,通常使用2 mm钻头在肩胛盂关节面上反复钻孔,以刺激后期纤维软骨的再生。

4.关闭伤口

如肩关节旋转中心已经发生外移,可部分切断肩胛下肌的腱性部分进行适当延长。缝合肩袖。肩袖存在缺损,必须进行修补。

5.术后锻炼

术后 48 小时内进行肩关节的被动活动,持续 5 天。1 周后疼痛减轻,进行主动锻炼。3 周后弃用悬吊带。

四、肩关节置换术后康复

如果术后不进行肩关节早期康复,会导致关节囊、韧带及关节周围肌腱的挛缩,关节内外组织粘连和关节活动受限。肩关节活动受限时,即使肘、前臂、腕和手的功能均正常,也会严重损害上肢功能,降低患者的生活质量。早期康复介入可提高关节活动度、减缓肌肉萎缩、防止关节粘连,对患者早期康复起到事半功倍的作用。

(一)康复的原则

1.个体化的原则

每位患者的情况不同,如手术前的病残程度、年龄、体重、骨质情况以及是否合并其他疾病等。另外,患者对疼痛的耐受性和对功能康复的期望值也各不相同。所以康复训练应因人而异,其强度应掌握为在每次练习之后关节的疼痛及其他不适症状可以在第 2 天基本恢复为宜。

2.全面训练的原则

患侧关节的康复训练固然非常重要,但是对全身的康复训练也是必不可少的。因为人体的每一个动作不是靠某一组肌肉就能完成的,而是需要许多肌肉协调完成。另外,全面的训练可以促进人体的新陈代谢,对其他重要器官的康复也有着重要意义。

3.循序渐进的原则

任何一种功能的恢复都不是一蹴而就的事。任何过度的活动都会造成一种损伤,从而影响到功能的恢复。

4.主动练习的原则

患者进行康复训练应以自己主动练习为主,必要时可以在手术医师或理疗师的指导下进行。

(二)早期康复指导

人工肱骨头置换术后早期康复治疗存在一定的风险,可能发生假体周围骨折和脱位等问题。因此,与临床医师进行沟通并制订个性化的康复方案非常重要。行肩关节被动活动时,对于被动活动的角度应参考术中记录的安全活动范围,向手术医师了解术中情况,并根据患者的伤情、术式及全身情况制订康复计划,以肩带肌等长收缩等张收缩为主。行肩关节主动活动的时间应在X线片显示有骨折愈合征象时以抗阻肌力训练为主。施行人工肱骨头置换术与全肩关节置换术不同,存在着大、小结节重建的问题,若过早进行主动活动,可能发生结节移位,如大结节在冈上肌、冈下肌、小圆肌的牵拉下向后上方移动,并继发肩峰下撞击。术后3周,患侧肩关节于每次训练结束后给予冷疗,可使局部血管收缩,控制炎症的扩散;同时毛细血管收缩可减轻局部充血或出血,减少粘连的发生;还可使末梢神经的敏感性降低,减轻疼痛。肩关节的稳定性主要取决于静态(盂唇、关节囊韧带复合体)和动态稳定结构(三角肌、肱二头肌、肱三头肌、肩袖)。肩关节不稳定是人工肱骨头置换术术后常见并发症。肌力训练不仅可使患侧肩关节尽快恢复主动关节活动度,恢复日常活动能力,还可防止关节不稳定的发生。肌力训练贯穿人工肱骨头置换术患者康复的全过程,只是不同阶段的训练内容有所不同。通过肩带肌的系统训练,可增强肩关节的稳定性,预防肌源性肩关节不稳定的发生。在肌力训练时,应注意正确掌握运动量和训练节律,在无痛范围内锻炼,在训练中调动患者的积极性。经过上述系统的康复治疗,患者于术后6个月均能达到满意的ROM和功能,但6个月出院后应在家继续巩固训练并定期复查。有研究认为人工肱骨头置换术术后康复治疗的时间应持续12～18个月。

(三)肢体功能锻炼指导

康复方案从主动活动手、腕、前臂和肘关节开始,同时根据术中情况在不影响软组织愈合和肩关节稳定性的情况下，适当活动肩关节。无论人工肱骨头置换术还是全肩关节置换术，功能锻炼都应早期开始，循序渐进。术后 24 小时即应开始功能锻炼。

1.第一阶段(术后 1 天)

指导和鼓励患者进行深呼吸运动。麻醉消退后开始活动手指、腕关节。开始"张手握拳"练习，最大力量下保持 2 秒。开始屈伸腕关节。术后第 1 天，手术侧手指各关节进行屈伸运动、握拳运动。

2.第二阶段(术后 2～7 天)

主要做肌肉静力收缩运动、远端关节运动和邻近关节的阻抗运动。术后患肢用三角巾悬吊。术后 48 小时拔除引流管后开始行肩部肌肉收缩锻炼，主动活动手指、握拳，小幅屈伸肘关节(对促进血液循环、消退肿胀、防止深静脉栓塞有重要意义)。

(1)相邻关节的训练：由肢体远端到近端进行训练，包括同侧手、腕、前臂的主动活动，掌指关节、腕关节主动活动。

(2)握、松拳训练：最大限度握拳，持续 10 秒，然后过伸掌指关节，持续 10 秒，每次 10 分钟，每天 8 次。

(3)肘关节的被动屈曲和主动伸直：协助患者最大限度屈伸肘关节，每次 5 分钟，每天 2 次；患肢主动屈伸肘关节，每次 10 分钟，每天 4～6 次。

(4)手部行主动握拳/伸指运动：要求动作充分且有一定的力度，重复 20 次为 1 组，上、下午各练习 1 组。

(5)屈/伸腕关节，前臂旋前/旋后：每个动作重复 5 次为 1 组，上、下午各练习 1 组。3～7 天后行肩关节被动和辅助下主动的适量外旋和前屈活动，从 20°开始，每天增加 5°～8°。

(6)前臂肌肉主动收缩功能锻炼：每天 3～5 次，每次 10 秒。

除手术肢体保护外，其余部位应尽可能多种活动，以提高整体代谢水平。

3.第三阶段(术后 8～14 天)

做患肩关节及邻近关节无负重活动，延续第二阶段康复训练，主动锻炼与被动锻炼相结合，锻炼次数与运动幅度逐步增加。

(1)"耸肩"练习：在健侧手臂辅助下加大肩关节功能锻炼，可一手托肘关节，一手扶上臂做向上耸肩，于最高位置保持 5 分钟放松为 1 次，每天 3～4 次，避免引起疼痛和拉伤关节。并进行肩关节肌肉收缩功能锻炼，收缩三角肌做上举动作，每天 3～5 次。

(2)含胸练习:健侧手臂托患侧肘关节保护,在不引起异常疼痛的情况下双肩向前做含胸动作,最大位置保持5分钟放松为1次,每天3～4次。增加悬摆练习,令患者弯腰患臂下垂,手持木棍,在地面上进行内旋或外旋画圈,并逐渐增大圈的半径。练习时躯体前屈,为了减轻患肩肌肉克服重力的负担,而且可以使肩部肌肉进一步松弛。

4.第四阶段(术后15～21天)

延续第三阶段康复训练,以低负荷关节活动为主,拆线后做"扩胸"练习。健侧手臂托患侧肘关节保护,在不引起异常疼痛的情况下,双肩后张做扩胸动作,最大位置保持5分钟后放松为1次,每天3～4次。

5.第五阶段(术后22～28天)

延续第四阶段康复训练及关节活动度练习。

(1)肩关节开始进行主动外展、外旋、上举功能锻炼,次数逐步递增。肩关节的训练增加肩关节外展、内收,自10°开始每天增加2°。用三角巾在40°范围内主动伸、屈、内收、外展肩关节,制订出每天上举高度的计划。活动度练习后即刻冰敷15～20分钟,如平时感到关节肿、痛、发热明显,可再冰敷,每天2～3次。

(2)摆动练习:体前屈(弯腰)至上身与地平行,在三角巾和健侧手的保护下摆动手臂。首先是前后方向,待适应后增加左右侧向,最后增加绕环(划圈)动作,每个方向每天20～30次。

(3)前屈练习:平卧,去除三角巾保护,健侧手握紧患侧肘部(患侧肢体完全放松,由健侧用力完成动作)经体侧沿垂直上举患侧手臂,至感到疼痛处停止2～3分钟,待疼痛减轻后继续加大角度,每天3～4次。

6.第六阶段(术后29天)

延续上阶段的康复训练,以逐渐加负荷的关节活动为主,6周后去除三角巾。

(1)外展练习:姿势要求同前屈练习,体侧沿水平上举患侧手臂。

(2)外旋练习:平卧,屈肘90°,健侧手握紧患侧手腕(患侧肢体完全放松,由健侧用力完成动作),经体侧沿垂直方向外推患侧小臂,至感到疼痛时暂停2～3分钟,待疼痛减轻后继续加大角度(最大至小臂垂直于床面)。

(3)后伸练习:姿势要求同外旋练习,在体侧将患侧小臂逐渐放至床面。

(4)上举功能锻炼:患者紧贴墙壁站立,用患肢一侧的手托墙壁,手沿着墙壁向上爬,每天3～6次,每次10～15分钟,每次记录上举高度。

(5)关节活动度的训练:钟摆练习,患者弯腰使躯干与地面平行,患侧上肢放松、悬垂,与躯干成90°,用健侧手托住患侧前臂做顺时针或逆时针画圈运动,

10圈为1组，上、下午各练习1组。肩关节被动前屈上举练习，患者去枕仰卧，患侧臂屈肘90°放于体侧(休息位)。治疗师一手托住患侧上臂，一手握住患侧前臂，在肩胛骨平面(冠状平面之前30°～45°)做肩关节被动前屈上举，当前屈到一定角度出现疼痛或遇到阻力时停留5秒，然后逐渐回到休息位，重复4次为1组，上、下午各练习1组。被动外旋练习，患者仰卧位，去枕，上臂外展30°，保持肢体在肩胛骨平面，肘关节屈曲。治疗师一手托住患侧上臂，一手握住患侧腕部向远离身体中线的方向做肩关节被动外旋。重复4次为1组，上、下午各练习1组。被动外展、内收和内旋练习(从术后第5周开始)，患者仰卧位，治疗师帮助患者行肩关节被动外展、内收、内旋(外展90°内旋)训练。重复4次为1组，上、下午各练习1组。

第二节　肘关节置换术

一、人工肘关节假体类型

目前人工肘关节假体有20多种，根据肱骨假体和尺骨假体之间固定程度的不同可分为三类，即完全限制型、半限制型与非限制型。

(一)完全限制型人工肘关节

这种类型的假体多为金属对金属铰链式假体，采用骨水泥固定。这种关节假体欧洲国家采用较多，主要包括Dee假体、Swanson假体和Stmanore假体等。此类假体使肘关节的应力直接传递到骨-水泥界面，因此松动和断裂的发生率较高。现在多用于骨质广泛缺损时的补救性手术。

(二)半限制型人工肘关节

半限制型假体是目前应用较为广泛的一种假体类型，指应用金属一高分子聚乙烯材料构成的轴承，连接肱骨和尺骨部件，这种轴承有内在的外翻和内翻松弛度，可使应力转移到关节周围的软组织，并可完成一定程度的内外翻和旋转运动。包括Coonrad-Morrey假体、三轴假体和Mayo假体等。

(三)非限制型人工肘关节

非限制型全肘关节假体多由金属一高分子聚乙烯材料构成，特点为肱骨和尺骨假体间不存在链接结构，依靠假体间咬合匹配关系及周围韧带结构维持稳定性，力图模仿肘关节的正常解剖关系，故其要求关节韧带和前部关节囊的完整性，并且要求有正确的对位、对线关系。这种类型的关节主要包括London假体、Lowe-Miller假体和头-髁型假体等。

二、适应证和禁忌证

(一)适应证

人工肘关节置换术的适应证尽管尚有某些分歧，但一般认为，解除疼痛是患者接受人工肘关节置换最主要的原因，其次是恢复肘关节的稳定性。类风湿关节炎为最常见的手术适应证，其次是创伤性关节炎，但因其有既往手术史，术后潜在感染的风险较大。对于原发性骨性关节炎引起肘关节严重病变，仅在病变非常严重，其他治疗措施无效时才考虑行肘关节置换。

(二)禁忌证

急性或亚急性感染、肘关节屈肌的失神经支配和肌肉缺失是肘关节置换的绝对禁忌证；因糖尿病或脊髓空洞症等引起的神经源性骨关节病、伴有同侧肩关节强直、严重的软组织瘢痕和不良软组织覆盖为相对禁忌证。

三、手术步骤及术中注意事项

(一)术前准备

术前应详细对患者进行体格检查，尤其是尺神经的功能。若术前已有损伤，应向患者说明手术可能会加重尺神经麻痹，但大多数患者以后会恢复。如果尺神经严重麻痹，应考虑分期行尺神经减压和(或)尺神经前移。

常规摄正、侧位X线片是此手术所必需的。这一准备最重要的作用：①在侧位片上估计肱骨的弓形或髓腔大小；②在正、侧位片上标记尺骨髓腔的角度和大小。青少年型类风湿性关节炎的髓腔可能非常小，在这种情况下，应当使用特殊设计的小尺骨假体。

(二)麻醉和体位

采用全身麻醉(简称全麻)或臂丛阻滞麻醉。患者可取仰卧位，患肘位于胸前，同侧肩下垫一沙袋；也可采取健侧卧位，患侧肩关节外展90°，前臂置于托架。

(三)手术步骤

目前人工肘关节置换绝大多数采用半限制型假体，故以此为例说明手术过程：手术切口可采用后正中、后内或后外侧切口，以后内侧切口为佳。切口起至肱骨后方，纵行向下，经尺骨鹰嘴尖内侧向下，向两侧分离浅筋膜，可以在肱三头肌和内侧髁上嵴的间隙内分离显露尺神经。轻柔游离并保护。

于尺骨近端和尺骨鹰嘴骨膜下剥离肱三头肌，从外上髁继续松解伸肘装置，以便完全显露肘关节的背面。从肱骨止点松解内、外侧副韧带，显露肱骨远端的内外侧柱。

将导向柄插入整个肱骨髓腔中可准确定远端切割的中心，进而完成肱骨远端截骨。

尺骨近端剥离干净，用尺骨锉准备尺骨髓腔后，试行将尺骨假体插入髓腔，插入的深度应是鹰嘴假体的中心与位于冠突和鹰嘴尖端中间的弧度中心一致。然后插入肱骨假体，试行复位，保证没有遗留屈曲挛缩，没有可辨认的碰撞，以及保证肱骨假体易与尺骨假体相关节。

用脉冲式灌洗系统冲洗，采用骨水泥固定假体，保证肘关节能完全屈伸。通常术中能获得0～140°的活动范围。为了假体的适当功能，不必切除桡骨头，但如有病变，应当切除。通过十字交叉方式重新固定三头肌腱。

逐层关闭切口，尤其要注意将尺神经前移入皮下袋，缝合皮下组织与桡骨中柱的软组织，这样可防止尺神经滑回关节腔。放置引流，逐层缝合关闭伤口。厚棉垫加压包扎。

四、术后处理及功能锻炼

上肢于完全伸直位包扎。抬高患肢4～5天，引流于术后24～36小时去除，更换轻便敷料，在患者能忍受的情况下活动肘关节。一般无须正规的物理治疗。术后限制过度持重下反复屈伸肘关节，因其可能增加假体松动的风险。

五、人工肘关节置换的注意事项与并发症

最常见的并发症为感染、松动和不稳定，另外还有尺神经损伤、骨折、伤口延迟愈合及肱三头肌肌力减弱等。

(一)感染

据文献报道感染率差别较大(1.5%～9.0%)，但总体上高于其他大关节置换，这与肘关节位于皮下，周围软组织覆盖差有关。感染的表现一般比较明显，白细胞计数和分类增高，红细胞沉降率加快，X线片见进行性透亮线，患者有逐渐加重的疼痛等多提示发生感染。处理上需彻底清创，清除所有异物，如经过6周抗生素治疗，培养无细菌生长，骨和软组织无明显破坏，可再插入假体。

预防主要依靠规范手术操作,包括小心选择切口避免既往刀痕,术前、术中应用抗生素以及限制应用止血带;良好的切口护理也有助于预防感染。

(二)松动

发生假体松动的原因主要为假体位置不好或骨水泥使用不当,松动一般主要发生于肱骨假体。完全限制型假体因设计上的缺陷,3 年松动率高达 25%,临床上已极少应用;半限制型假体的 3 年松动发生率现已降至 5%以下。假体松动时患者表现为肘部疼痛,关节运动轨迹异常。如确诊应行翻修术,可经肘内侧进入,如骨干裂开,假体柄应超过裂开处至 2~3 倍骨干直径处;如骨干裂开较大或骨干骺端有较大的骨缺损,可利用自体骨移植;如肱骨内髁或外髁和骨干分离,应重建肱骨髁,恢复韧带的附着点。这样可改善内、外翻负载的动力性限制。如尺侧副韧带被破坏,则须选用内在限制的假体以防止脱位。

(三)关节不稳定

关节不稳定主要包括脱位和半脱位。应用非限制型假体获得稳定的必要条件是充足的骨量、完整的前关节囊和侧副韧带及准确地安放假体。如非限制型假体术后不能获得稳定则应改用半限制型假体。应用半限制型假体发生不稳常和假体设计或假体安装力线异常有关,修正假体轴承系统的准确力线及恢复满意的旋转中心是处理不稳的重要措施。

第三节 髋关节置换术

一、人工股骨头置换术

(一)手术适应证与禁忌证

1.手术适应证

人工股骨头置换术主要适用于以下情况。

(1)75 岁以上的老年人股骨头下型股骨颈骨折。

(2)75 岁以上股骨头粉碎性骨折。

(3)60 岁以上股骨颈骨折全身情况较差、不能耐受全髋关节置换的。

(4)股骨颈骨折患者依从性较差、不能很好地配合治疗者,如精神病患者。

(5)股骨颈骨折合并神经性疾病患者,患侧肌力异常,如偏瘫、帕金森病。

(6)高龄严重骨质疏松的股骨转子间粉碎骨折患者。以上均要求髋臼侧没有病变。

2.手术禁忌证

对于髋关节化脓性感染,以及髋臼破坏较重或髋臼已有明显退行性病变者,均不宜选用人工股骨头置换术。

(二)假体选择

人工股骨头假体选择一般优先选择非骨水泥固定的双极头假体,对于骨质量差、股骨近端干骺端和髓腔呈"烟囱"形,股骨近端存在畸形病变的患者可以选择使用骨水泥型假体。

某院对于高龄严重骨质疏松的股骨转子间粉碎骨折患者行人工股骨头置换术,可选用带大转子骨水泥固定的人工关节或远端固定型股骨柄的人工股骨头,均取得了较好的效果。

(三)手术方法

1.体位摆放

患者采用侧卧位,患侧在上,髋关节屈曲 45°。取髋关节后外侧切口,自髂后上棘下外方 5 cm 处开始,沿臀大肌纤维走行向外向下,直至股骨大转子的后上角,然后再沿股骨上段后缘向下延伸 5 cm 左右。

2.手术入路

沿皮肤切口切开臀大肌筋膜,顺肌纤维方向钝性分离臀大肌,向下切开髂胫束。患肢内旋位,在转子间窝切断外旋肌群的止点,显露髋关节后侧关节囊。切开关节囊并向颈部分离,充分显露股骨头、颈和基底部。

3.处理股骨头颈

内旋内收患肢,力量作用于膝盖向上推送,以充分显露股骨近端。在距小转子上方 0.5～1.0 cm股骨距处斜向外上方截骨切除股骨颈,对于带颈托的,截骨面的倾斜度应与椭圆形颈托的倾斜度平行;对于无颈托的,尽量与股骨柄肩部方向一致,无颈托的对于截骨面倾斜度的要求相对较低,可通过电刀画线来指导截骨。截骨时注意摆锯的摆动方向,避免伤及大转子,导致大转子骨折。

用股骨头取出器插入截取后的股骨头并旋转取出断留在髋臼内的股骨头;取出的股骨头需测量直径,以便初步评估髋臼的大小,作为选择双极头金属外壳的参考;此外,还可以利用试模来测量髋臼的大小,使用试模的标准是有良好的吸紧感、可自由活动无阻挡感，避免过度填充或在髋臼内漂移。

4.处理髓腔

截骨后用髓腔锉扩大股骨骨髓腔，部分假体扩锉时需要兼顾股骨远端髓腔的粗细及股骨近端髓腔粗细，远端采用圆柱形髓腔锉、近端采用和假体形状一致的髓腔锉扩髓；另一部分假体设计时只需要扩锉股骨近端即可，如矩形柄。

扩锉髓腔时需要注意沿股骨近端外侧进行扩锉，以预防假体内翻；注意选择合适的持柄器，避免持柄器导致大转子受力劈裂；人工股骨头置换患者骨质情况相对较差，注意操作轻柔，用力适度，把握松紧度，避免股骨劈裂。

5.股骨柄的打入、股骨头安装及复位

对于非骨水泥固定，经过髓腔的扩锉后，髓腔的形状基本确定，即植入柄的前倾角基本确定，持柄器对于前倾角的调整作用较小。对于骨水泥型假体，因为髓腔较假体为大，故植入后假体存在旋转活动，需通过持柄器或假体上专门结构来控制前倾角。

通过测量切除的股骨头大小或髋臼试模大小来选择相应的双极头之金属外杯，后与聚乙烯内衬及股骨头组装为双极股骨头。不同厂商在设计股骨柄时有不同的锥度，这导致了不同生产商间的双极头与股骨柄可能不完全匹配。

复位时患肢应略加牵引，后外旋外展，可用复位器给予金属外壳一个力量辅助其复位，也可用滑槽板使人工头沿其斜面滑入臼内完成复位。

对于使用骨水泥型假体应掌握好骨水泥技术，适合的骨水泥技术包括真空搅拌技术、加压灌注、适当骨髓腔准备、骨水泥限制塞、骨水泥的固化、骨水泥与假体之间稳定的压力达到骨水泥与骨界面的微观交锁。理想的骨水泥鞘是假体周围包被 2mm 左右厚度。

对于转子间骨折患者需要对劈裂的大转子进行捆扎，以恢复外展肌力的附着点达到恢复肌张力。

6.缝合切口

检查髋关节活动正常无脱位后，冲洗伤口，放置引流管，间断缝合关节囊，逐层缝合切口。

(四)围术期管理

人工股骨头置换术为高龄髋部骨折患者首选的治疗措施，但高龄患者有较高的内科疾病合并发病率，高血压、糖尿病、心脏病、肺部疾病、泌尿系统感染、神经精神症状等是对治疗有重要影响的内科疾病。围术期做好管理，可以减少围术期各种并发症的出现，提高患者生存质量。术前我们根据患者的表现给予完善相关检查、纠正既存内科疾病、评估麻醉手术风险，给予必要的措施预防卧床并发症等。围术期从控制半髋置换术手术时间、用血管理、液体的摄入、电解质纠正等方面进行管理。

活动减少及卧床对于高龄患者而言会造成严重的并发症，如活动减少后出现肌肉萎缩、血管功能减退易发静脉血栓，卧床后出现坠积性肺炎、泌尿系统感染、压疮、免疫力下降等，严重会危及生命。人工股骨头置换术因其脱位风险较全髋为低，故我们在允许的范围内尽量鼓励患者早期床上活动、早期下地。术后早期在不易控制患肢摆放时将患足穿丁字鞋并将患肢置于外展位，避免内外旋活动；麻醉消退后即鼓励患者进行患肢踝关节屈伸功能锻炼、股四头肌等长收缩练习；在各项生命体征平稳、总体情况允许下，我们会早期让患者床上翻身、坐起、双下肢下垂坐于床边，为下地做准备。在拔除引流管、患者总体情况允许、复查X线平片确保无假体周围骨折后即允许患者扶助行器下地练习行走。患者下地行走后其精神情况及身体康复情况均明显提升。

二、初次人工全髋关节置换术

初次人工全髋关节置换术有简单如股骨颈骨折行全髋置换的，也有复杂的如发育性髋关节发育不良尤其是Crowe Ⅳ型的，但总体而言比之翻修手术，初次置换在骨缺损及解剖标志的辨认等方面都要相对容易处理一些。

(一)适应证与禁忌证

1.适应证

全髋关节置换术适用于原发性骨关节炎、股骨头缺血性坏死、髋臼发育不良所致骨性关节炎、发育性髋脱位患者严重疼痛及活动障碍、高龄股骨颈骨折、类风湿关节炎或强直性脊柱炎等全身疾病髋关节受累、创伤后关节炎、陈旧性感染性疾病、髋关节融合术后、其他特殊疾病，如髋部周围肿瘤、系统性红斑狼疮、银屑病性关节炎等。因人工全髋关节具有一定的使用寿命，故应把握好手术指征。

2.禁忌证

全髋关节置换术禁忌证包括髋关节和身体其他部位存在活动性感染、神经性疾病、髋关节外展肌肌力不足4级或丧失者、体弱或因全身其他疾病不能耐受手术者。

(二)术前准备与术前设计

1.详细的术前查体

接受全髋置换手术患者术前查体包括切口区域皮肤情况、骨盆倾斜情况、肢体长短情况、髋关节活动范围情况，对于术中肢体长短的控制、软组织的松解起到一定参考作用。

2.完善的实验室、功能检查及影像学检查

实验室检查包括血常规、肝肾功等检查，还包括特殊患者，如冠心病患者心肌酶谱检查；功能检查，如心电图、肺功能、心脏超声、深静脉彩超等检查。

影像学检查对于术前设计尤为重要，主要包括X线片及CT检查，X线片需要包括一定的范围：骨盆前后位，患髋正侧位，股骨应包括中上段观察股骨的走行；CT检查可以观察一些骨缺损、局部囊性变等。有了X线片通过比例尺等可以判断髓腔的粗细、髋臼的大小等。模板测量是骨科医师应熟知的专业知识，而模板测量是以X线片为基础的。

3.对于其他系统疾病的诊治

其他系统疾病的诊治对于降低手术风险至关重要，如激素依赖患者，内分泌系统疾病患者，围术期注意激素替代治疗；高血压患者，利血平应在术前停止使用；糖尿病患者围术期血糖水平的控制可以降低感染率。

4.充分的医患沟通

医患沟通可以使患者对治疗过程有一个较好的理解，对于减少医患纠纷有重要作用。沟通的内容包括以下几个方面。

(1)患者目前的病情，包括其他系统疾病对手术的影响。

(2)可供选择的治疗方案及各自的优缺点。

(3)全髋置换的基本操作原理及可供选择假体的类型。

(4)全髋置换将来存在翻修的风险。

(5)感染等致使假体短期内失效。

(6)双下肢不等长、血栓等其他并发症。

5.假体选择

假体选择包括三方面，一是患者经济角度考虑，目前影响人工关节的价格因素主要是摩擦界面，陶瓷-陶瓷最高，四代陶瓷高于三代陶瓷，超高交联聚乙烯高于高交联聚乙烯，黑晶高于金属；二是从患者自身特点考虑，一般年轻的、活动量较大的选择摩擦系数相对小的；三是骨质结构的特点，如患者髓腔较细需使用先髋柄，髋臼选择较小的臼，如漏斗形股骨近端选择近端固定型，严重骨质疏松患者选择骨水泥固定等。术中虽然难免出现一些情况，但术前的充分考虑可以减少这种情况的发生率。

6.常规准备

术前麻醉师评估患者、术前备血、术前抗生素的药物准备。

(三)手术步骤与技术要点

1.体位摆放

外侧入路患者采用侧卧位,腋下垫圆柱形海绵垫,前方于耻骨水平、后方于骶骨水平使用固定托固定体位。固定的体位对于术中骨性标志的判断,尤其是髋臼的前倾及外展角的判断尤为重要。

2.手术切口选择

初次全髋关节置换手术入路有 6 种,目前最常用的为前外侧与后外侧入路。后外侧入路优点:操作简单、经血管间隙进入、保留外展肌减少术后跛行率、切口可以延伸及可以进行各种转子截骨。其缺点为存在 2%~7%的脱位率,但后部软组织的修复可以降低脱位的发生率至 0.7%。对于脱位风险较高的患者,如神经肌肉性疾病、帕金森病、滥用药物成瘾或认知功能受损的患者最好采用改良直接外侧入路。很多医师可以采用后外侧入路完成所有髋关节置换手术。

一般切口以大转子尖远侧 1~2 cm 处为中心,从大转子处以 30°~40°自大转子尖向后、向近侧延伸 5 cm 左右,远侧部分向大转子尖以远延伸 5~8 cm。

3.取出股骨头

下肢的屈曲、内旋、内收可使髋关节脱位,脱位后可截取股骨头,对于病史较长的骨性关节炎,髋臼周围骨性增生骨赘较多,可先清理周围骨赘;对于髋关节骨性融合,骨小梁通过头臼的可采取破坏股骨头的方式取头;对于股骨颈骨折患者,可在修整股骨近端后再完整取出股骨头。

4.处理髋臼侧

髋臼的显露可以通过髋臼钉、深部拉钩将后方及上部软组织阻挡;前方可通过 Hoffman 拉钩置于髋臼前缘将大转子向前阻挡;下缘横韧带处可通过直骨拨将软组织阻挡。

显露充分后进行盂唇切除以辨别髋臼的边缘;骨赘的存在可能影响患者髋关节活动范围甚至造成脱位,清理过多会增加出血,故需要适度清理增生骨赘,对于挛缩的关节囊可切除。

髋臼侧假体的植入主要包括三项基本技术:一是深度的把握,二是前倾及外展角的把握,三是髋臼假体的植入。

股骨颈骨折患者髋臼切迹清楚,而很多重度关节炎髋臼切迹不清楚,但通过自己辨认一般可以发现痕迹。有学者在翻修术中通过 Harris 窝和髋臼切迹为参照点定位髋臼中心起到较好的定位作用，故初次置换术参照点的寻找是相对容易。打磨开始时以髋臼切迹上方为中心打磨，一般达切迹底部 2～4 mm 范围内，如果不需要打磨至切迹底部就可以完全覆盖假体，就可以保留内侧的骨质从而保存骨量，这对于年轻患者尤为重要。选择比术前测量假体小 8～10 mm 大小初始髋臼锉开始打磨。扩锉完成的标准：四周骨质出现渗血、与磨钻牢固衔接。术中可通过手指触摸或克氏针探查深度来确定剩余骨量的多少。

当所有软骨磨除、髋臼锉接近臼底时需要调整髋臼锉方向外展 45°、前倾 20°～30°，保持髋臼锉稳定性、减少旷量，进行打磨，患者骨盆的位置垂直地面有助于前倾与外展的把握。对于无畸变的髋臼，可以参照原髋臼周边进行同心圆扩臼。

髋臼假体植入时方向应与原扩锉方向一致，根据骨质情况可选用大 1～2 mm 的臼杯，起到压配作用，嵌实后需查看臼底孔洞是否与骨面贴实。嵌实后需要测试臼杯的稳定性，对于较好骨质可以摇动持臼杆查看稳定性，骨质一般的可以钳夹臼壁检查其稳定性。对于压配较好的可以不使用螺钉固定，使用螺钉的必须将螺钉完全拧入，不得外露影响内衬放置及内衬稳定性。

5.处理股骨侧

内旋内收下肢，力作用于膝关节向上推送患肢，充分显露股骨近端。开口凿在股骨颈偏外侧凿骨开口，需包括大转子的骨质，目的是保持股骨柄处于中立位，避免内翻或外翻，其后的远端扩髓锉及近端髓腔锉的插入方向均为外上指向内下。对于局部硬化的骨头可以采用月牙凿、球形凿等打磨。

股骨侧的处理主要包括两项基本技术：一是假体大小的选择，二是前倾角的掌握。

股骨假体初始稳定性包括即刻的轴向和旋转稳定性，骨水泥型假体因为骨水泥具有填充作用，故其在骨水泥凝固后即获得良好的初始稳定性；非骨水泥型假体获得初始稳定性是骨质能够成功长入固定股骨柄的必要条件，需要在近端或远端获得一定长度范围的紧密压配。

对于骨水泥型假体，不宜扩锉至皮质骨，否则不利于骨水泥渗透进骨床，扩髓的最终目标要在股骨柄周围留出 2～3 mm 空间。

非骨水泥型假体如过细不利于获得良好的初始稳定性及骨长入，如过粗则无法完全插入髓腔造成肢体延长或造成股骨骨折，选择假体大小存在一定难度。可以通过以下方式来选择合适假体：假体完全打入后旋转假体查看是否存在微动；听敲击的声音；扶腿的助手感觉敲击的力量是否直接传递于手上。在增加

1 号时先插入髓腔查看在无敲击情况下未进髓腔的长度，一般 2 cm 左右通过敲击可以进入。如敲入困难，可以适度的增加股骨近端截骨，但这可能会增加偏心距。如透视示股骨未处于正中位置，修整股骨近端内侧或外侧重新调整假体插入方向。

前倾角的大小直接影响关节脱位率，前倾过大可能造成前脱位，而过小可能造成后脱位，前倾角的判断有几种方法：如股骨发育正常，则可以按照其原髓腔的形状进行扩髓；通过对股骨近端解剖的研究，可认为小转子的前缘与假体的后缘是相接的；以股骨内外髁所在平面作为参考前倾 15°来判断前倾角。

对于股骨近端存在畸形的情况，如发育性髋关节脱位、骨折术后畸形愈合的，可以通过粗隆下截骨纠正其畸形。

6.髋关节复位

一般采用髋关节牵引后外旋复位。复位后需行 X 线透视，通过透视可以查看假体位置是否合适，骨盆及股骨骨质完整性；复位后可通过牵引查看关节松紧度；通过屈曲髋关节查看一定活动角度下脱位风险；中立位下可查看股骨假体前倾角大小。

7.缝合伤口

伤口缝合严密既可以减少局部血肿形成降低感染发生率，又可以降低脱位发生的风险。对于保留关节囊的尽可能缝合关节囊；外旋短肌止点应粗线原位缝合于大转子尖内侧；滑囊层缝合于大转子之上，其血运丰富，对血肿吸收及预防层次间的粘连有一定作用；阔筋膜张肌的缝合可减少肌疝的发生；皮肤缝合我院采用皮内缝合，既起到美观效果，又可减少换药次数，缩短住院周期。

(四)术后康复与评估

1.术后卧床期功能锻炼

患者可在麻醉清醒后即进行踝关节屈伸功能锻炼及股四头肌肌力练习，陪护可协助进行股四头肌及小腿三头肌的按摩，患者可进行直腿抬高锻炼股四头肌力量，对于患者自行坐起下地尤为重要，抬离床面即可，过高时则为髋关节受力，达不到锻炼大腿肌肉力量目的。术后第 1 天可进行气压治疗。术后根据伤口引流量于 24～48 小时拔除引流管。

2.下地时间的选择

术后第 3 天可患肢下垂床边，因患者围术期卧床故坐起后可能出现头晕等症状，需逐渐适应。此外如存在较严重贫血，需纠正贫血后指导其坐起或下地。在无明显症状后患者可扶助行器下地练习站立，并循序渐进练习行走。早期下地时间不可过长，避免劳累后免疫力低下导致感染发生。

3.术后远期疗效的评价：临床及影像学

一般术后1个月进行第1次复查，给予一定的肌力及步态训练指导，避免患者离院后康复训练的盲目性。3个月门诊2次复查，拍X线片，指导患者各方向肌力练习，指导患者无辅助情况下行走。半年复查第3次，进一步进行指导。其后每年复查1次，观察假体磨损、周围骨溶解及异位骨化等情况，在关节失效之前给予必要的处理，甚至是手术治疗。对于髋关节的功能情况，目前一般采用Harris评分系统进行评估。

(五)手术并发症

1.感染

感染对关节置换手术是毁灭性打击，其发生率为0.5%～2.0%，也是关节置换医患纠纷的最主要的原因。手术室较高的层流级别、术中严格无菌操作、伤口冲洗、围术期预防性应用抗生素可以降低感染的发生率。增加感染风险的因素：营养不良、免疫力低下、病理性肥胖、糖尿病等。对于感染的处理目前处理的方法有切开清创灌洗、更换界面、旷置术、二期翻修等。二期翻修及静脉使用抗生素是治疗慢性感染的金标准。

2.假体松动与磨损

在影响关节使用寿命的因素中，感染等是概率较小的事件，但松动与磨损是每个患者正常使用中要面临的问题。假体松动导致的后果除了疼痛外，骨质的缺损增加了后期翻修的难度，在再次手术前还可能出现假体周围骨折。在引起松动的原因中假体周围骨溶解是无菌性松动的最主要的原因，其发生机制已经研究的很详尽了。目前关节摩擦界面是研究热点，目的是减少界面的磨损，既能延长关节使用寿命，又能减少磨损颗粒对周围骨质的各种已知或未知的影响。

3.血栓的形成与肺栓塞

手术麻醉状态下患者机体处于高凝状态、术后卧床肌肉收缩减弱、高龄患者血管弹性差等均是血栓形成的原因；术中常见的并发症为肺栓塞，在扩髓及假体植入过程中，髓腔压力增大将脂肪颗粒挤入血管断端引起肺栓塞。

系统的血栓预防措施可大大降低血栓的发生率，目前国外及国内均制定有专门的诊疗指南，包括药物预防、物理预防。目前抗凝药物有口服药物和皮下注射药物，皮下注射药物对于出院患者使用不方便，出院患者可使用口服抗凝药物，对于抗凝药物开始使用时间、持续时间及使用剂量无明确界定，可根据患者术前D-二聚体、FDP检查结果、患者体重、出血情况等进行调整。对于部分凝血功能异常患者排除使用药物抗凝。物理预防措施详见术后功能锻炼部分。

4.关节脱位

髋关节脱位的原因:切口选择问题,一般认为后外侧切口较前外侧切口脱位率相对较高;假体安装角度问题,如髋臼前倾较大或较小可能引起前后脱位;关节相对松弛;周围软组织薄弱或缝合不良,如肢体延长、周围组织松解后外旋肌群无法原位缝合;患者早期进行过度屈曲内收髋关节动作;周围骨赘清理欠佳阻挡股骨侧致脱位。针对以上原因,需患者及术者双方努力减少脱位发生率。术后 3 个月内屈髋不可超过 90°,不能坐低凳,不能盘腿,不能跷二郎腿,侧卧时需双腿之间夹抱枕垫高术侧。

5.双下肢不等长

双下肢不等长影响患者步态,进而影响患者外观形象,并逐渐影响骨盆、脊柱,有 7.9%的患者因双下肢不等长将手术医师告至法庭。对于严重股骨或髋臼畸形、骨盆倾斜、髋臼畸形及原已存在双下肢不等长的,应告知患者恢复肢体等长不太可能。防止明显下肢不等长的措施包括术前模板测量、详细查体对术中下肢的延长有一定的评估。术中使用延长偏距的假体和大直径股骨头减少过分延长下肢长度。此外,我们术中可以通过 C 形臂比较术侧与对侧大转子顶点与股骨头中心的关系、小转子与坐骨结节、泪点关系,以及触摸双侧髌骨与踝关节等方法来判断肢体长短。术后双下肢不等长对于影响较大的患者可以垫高足底。

6.假体周围骨折

假体周围骨折可发生于髋臼、耻骨支及股骨侧,其中股骨侧更常见。髋臼侧及耻骨支骨折主要见于打入髋臼假体时用力较大或骨质较硬使用较大型号假体压配过程中。股骨侧假体骨折主要见于关节脱位、内旋内收髋关节、髓腔扩锉、假体插入及髋关节复位过程中。术前应进行术前计划,术中避免暴力操作尤其注意骨质疏松患者,可以减低假体周围骨折的发生率。

7.血管神经损伤

全髋置换术并发神经损伤概率 0.70%～3.55%,以坐骨神经损伤最为常见。损伤原因一般为电刀灼伤、术中拉钩不当,过度牵引或肢体长度过度延长,脱位时损伤或血肿压迫。一般术后可逐渐恢复,如 6 周无恢复迹象,则需行探查术。

血管损伤发生率为 0.2%～0.3%,一旦发生危及肢体存活甚至患者生命。在清除髋臼下方软组织和骨质时,可能损伤闭孔血管导致出血,切除时可使用电凝止血下切断。使用髋臼锉时穿透内壁可引起髂总动脉损伤引起出血。髋臼钉固定也可增加血管损伤风险。

8.异位骨化

异位骨化是指正常情况下非钙化组织发生新骨形成、关节周围软组织中出现成熟板层状骨的现象。其发病机制较复杂，影响因素也较多。目前骨化程度常用的分级为 Brooker 分级，对于诊治有一定指导作用。一般认为对于无症状的异位骨化可以不给予处理，有明显症状的可以通过化学治疗及手术治疗。

三、全髋关节表面置换术

（一）基本概念

全髋关节表面置换术又称为双杯置换术，也就是仅仅将股骨头表面及髋臼表面软骨及部分骨组织磨削后，安装人工关节假体，以缓解患者疼痛及恢复髋关节功能。

与标准全髋关节置换术相比较有以下几个优点：无须切除股骨头、颈，能最大限度地保留股骨骨质；较完整的保留了髋关节的自然解剖形态、生物力学特点及稳定性；不带股骨柄，股骨髓腔未遭受破坏；手术时间短，出血少，感染发生率低；大直径股骨头、髋臼假体组合，术后脱位相对较少；如果远期失败，容易改行全髋关节置换术，适用于将来可能需要翻修的年轻患者。

（二）适应证及禁忌证

实施髋关节表面置换术的理想人群为骨质良好、骨量充足、平均年龄<65 岁的年轻、活跃患者。适用疾病：骨关节炎、骨坏死、髋关节发育不良继发退行性变、股骨头骨骺滑脱（SCFE）、髓关节内陷、术后创伤性关节炎、股骨头骨骺骨软骨病（LCP）、股骨干畸形或有内固定。

1.手术适应证

全髋关节表面置换术主要适用于以下情况：将来有可能需行全髋关节翻修术的患者，尤其是年轻患者；股骨近端畸形，或股骨近端有其他内固定物，无法使用带有股骨柄假体的患者；术后并发感染的可能性大的患者；伴有神经肌肉病变患者，表面置换术后稳定性较好，可防止术后脱位；髋关节畸形较轻，局部骨质好，尤其是股骨头后外侧的患者。

2.手术禁忌证

（1）绝对禁忌证：活动性关节感染和骨骺未闭的患者，近端股骨骨质疏松的老年患者、已知金属过敏者、肾功能不全者、患恶性肿瘤者。

（2）相对禁忌证：①各种原因引起的股骨近端骨质缺损严重；②严重骨质疏

松;③Gaucher 病造成的严重股骨头坏死;④炎症性关节病、严重舰臼发育不良、近端股骨几何形态完全异常(某些严重 LCP、SCFE 患者)、大片区域缺血性骨坏死或大片空腔形成。

(三)表面置换术的手术技术

1.术前准备

手术前,对患者全身情况进行全面仔细地评估,尤其当伴有全身病变和一般状况不良的患者。完善各项生化指标化验及影像学检查,评估包括心脏、肺脏、肝脏、泌尿生殖系统及高血压、糖尿病等代谢性疾病对手术的影响。排除髋关节或其他部位存在的活动性感染、严重内科疾病,避免增加病死率及手术并发症。阿司匹林及其他抗炎药要在术前 7～10 天内停用,抗凝剂提前停用。术前备血,必要时可术前预存自体血或术中使用血液洗涤回输技术。

全髋关节表面置换术可以采用全身麻醉、持续硬膜外麻醉或腰椎麻醉,由麻醉师和手术医师共同决定,基于患者的要求及医院的方案。

手术前必须摄髋关节的 X 线片,包括骨盆正位片、髋关节侧位片。骨盆正位片包括双侧股骨上部及整个髋关节,髋关节应该置于内旋 15°位置来达到股骨几何学和偏心距的最佳对线。侧位片应将股骨平放在 X 线片盒上,避免歪曲,摄片应该包括股骨上部。

术前使用假体制造商提供的试模塑片进行仔细地假体测量,可以减少术中过多的猜测,减少不必要的重复,缩短手术时间。模板可以帮助选择假体的类型,提供最佳匹配和颈部长度来恢复肢体等长,并调节股骨偏心距。在模板测试过程中要考虑放大率之间的差异。

在坐骨结节间画一条横线,与两侧小转子相交,比较两个交点,并检测之间的距离,计算下肢短缩的程度。把模板放在髋臼上,测量患者髋臼的大小,在不需取出过多骨质的情况下达到与髋臼的最佳匹配。髋臼模板的内侧位置要放在泪滴上缘和闭孔下缘。在 X 线片上标记髋臼假体的中心,这也是髋关节的旋转中心。

2.手术体位

患者一般采用侧卧位。

3.手术入路

按关节囊切口,大致分为前方入路、侧方入路和后方入路三类。但是全髋关节表面置换术的操作要点在于避免损伤股骨头供应血管,因此大部分术者更倾向于采用髋关节的后方入路。充分暴露髋臼,去除髋臼后缘所有可能阻碍股骨头脱位的骨赘,将股骨头脱出。根据术前模板所测股骨头尺寸结合术中实测股骨头大小确定假体。

4.髋臼假体的安装

髋臼的处理与全髋关节置换术相同,用拉钩充分显露髋臼清除髋臼内软组织。按 45°外展角、15°前倾角方向用髋臼锉由小到大磨削髋臼,以模板所测型号做参考,并根据实际所磨情况,用试模测试后确定最终型号。冲洗干净后将臼杯安装并达紧密压配。

5.股骨假体的安装

股骨头的处理是表面置换的重要步骤,所用股骨假体的型号应根据股骨颈直径决定,髋臼假体应与股骨假体相对应。在整个股骨头处理过程中不应破坏股骨颈皮质的完整性。股骨假体杯口应略大于股骨颈直径,如果股骨颈直径介于两个型号假体之间,应选用较小的假体。要求楔入骨皮质不应超过 1 mm,而且绝对不要楔入股骨颈上方皮质,以免导致股骨颈骨折。对于股骨头缺血坏死的患者,首先应清理坏死的骨质,再根据剩下的骨量确定股骨假体的型号。股骨头中心位于股骨颈中心线的后下方,因此股骨假体的位置需根据股骨颈的中心线决定。首先在股骨颈上安装股骨颈中心定位器,用量角器确定颈干角,将中心定位针顺股骨颈中心定位器钻入股骨颈。将磨削器套在股骨颈中心定位针上,磨削股骨头皮质,根据术前模板所测结合术中实测股骨头大小,首先选用较预计尺寸大的磨锉作股骨头周径磨削,直至合适尺寸,要防止出现股骨颈皮质的切迹伤。沿原股骨颈中心定位孔插入导针,根据实际安装的臼杯型号最终确定股骨头假体大小。然后沿导针方向用空心钻钻孔,钻孔深度至少比股骨头假体中心柄长 1 cm。拔出导针及空心钻插入一粗导杆。沿导杆方向用与股骨颈直径相同的桶状锉磨削股骨头至头颈交界处。继而用股骨头截骨导向器截除股骨头顶端,然后套上锥形锉磨削股骨头,使股骨头形成圆柱形,其外径与股骨头假体内径相匹配,并用试模检测。如果磨削后的骨面上仍有小的囊性变,可用刮匙刮除。用直径 3.5 mm 的钻头在股骨头表面均匀钻孔 8～10 个,深达 4～5 mm,以加强骨水泥的锚固作用。彻底冲洗清理股骨头表面的骨碎屑、凝血块和髓内脂肪。拭干后调制骨水泥至拉丝期,分别置于股骨头表面及股骨头杯内,将假体中轴柄插入股骨颈中心孔内,然后持续加压至骨水泥干固。去除多余骨水泥将股骨头纳入髋臼。检查髋关节活动无异常后,放置引流逐层缝合。

6.术后处理及观察

术后患肢置于外展中立位。术后 24～48 小时拔除引流管,鼓励患者渐进主被动关节活动及股四头肌等长舒缩功能锻炼。1周后借助助步器下床活动,1个月后恢复正常活动。

7.术中、术后并发症及处理

并发症可分为两大类:与任何髋关节置换术均相关,如脱位、血栓形成、异位骨化、神经麻痹和血管损伤;仅与髋关节表面置换术相关,如股骨颈骨折、缺血性骨坏死、金属离子水平增高、初次和长期固定单个钴铬合金髋臼假体。这些并发症可能来自不同原因的假体组合。手术因素毫无怀疑是重要的,包括术前和术后决断及手术技术,其他缺乏控制的并发症则源于生物和材料上的因素。

股骨颈假体周围骨折是髋关节表面置换术最常见的并发症,其原因是多因素的,包括患者选择、手术技术和术后处理。缺血性骨坏死也有发生,采用传统后方入路时发生率比预想的要少。骨关节炎患者髋关节在疾病过程中,形成了更多的骨间血管供应,发生缺血性坏死的风险要低。血清和血中金属离子水平提高及在局部组织中的毒性或过敏,是潜在的并发症。尽管金属-金属髋关节表面置换术的长期随访未发现有不良的临床结果,但长期血清中金属离子水平增高仍受到关注。也有个别患者出现局部变态反应或毒性反应,术前淋巴结反应试验可用于预测个体易感性。髋臼假体无菌性松动在随访晚期可发生,表现为髋臼交界面上骨长入差。新的髋臼假体设计采用钛作为表面,可更好地与骨整合。髋关节表面置换术股骨头假体脱位发生率较传统的全髋关节置换术28 mm股骨头假体低,因为股骨头假体尺寸大,能更准确地恢复髋关节的生物力学。

第四节 膝关节置换术

一、膝关节单髁置换术

膝关节单髁置换术是介于全膝关节置换术和胫骨高位截骨术之间的治疗膝关节单髁病变的一种方案。从设计理念来看单髁关节置换较全膝关节置换创伤小,保留了交叉韧带,翻修时可能更容易。但单髁置换手术适应证的选择最为重要。

(一)适应证和禁忌证

1.适应证

单髁置换的适应证患者应为单间室的骨性关节炎，髌股关节炎不应超过Ⅲ度且无临床症状，对侧关节不应有硬化骨的出现。原则上建议理想的单髁置换患者应为非炎性关节炎，内翻小于10°或外翻小于5°，屈曲挛缩小于15°，前交叉韧带及对侧半月板完整无损害，对于髌股和对侧间室的判定是基于MRI的检查，确认则是术中直视下决定。

2.禁忌证

除了多间室病变，在术中如果发现以下情况应果断放弃单髁置换选用其他术式进行治疗：炎症性关节炎、假性痛风性关节炎、血友病或血红蛋白沉着症等。其主要原因是软骨为持续性破坏终将影响其他关节间室而导致手术失败。术中发现髁间窝及内外侧平台有明显增生的骨赘，这表明关节可能存在半脱位和前交叉韧带的功能不全。发现这种情况也应及时放弃单髁置换。

(二)手术技术

手术技术对于单髁置换的成功与否是极其重要的，一般采取的是经髌股内侧1/3正中直切口，长约12 cm，起于股骨远端至于近胫骨结节内侧。在膝外翻畸形和行外侧间室单髁置换时有医师推荐外侧切口。清理骨赘后就考虑假体的安放位置而进行截骨了。股骨假体放置时不应过于靠近中心位置，否则假体可能与胫骨嵴发生碰撞。股骨假体的放置应覆盖股骨所有承重面，在膝关节完全伸直时与胫骨假体有最大的接触面积。通过股骨髁上硬化骨与髁间窝内完好软骨的交接来确定承重面前缘应在的位置，位置确定好后选择假体大小。我们的建议是当介于大小两个型号时选择大号，以保留更多的骨质，但对于股骨后髁可以适量的增加截骨以保证膝关节屈曲活动。胫骨假体的位置首先要保证膝关节恢复正常力线，同时应与股骨假体完全吻合，与股骨假体吻合度的判断应是基于伸直位的，在屈曲位时由于髌骨的翻转或是股四头肌的作用使得股骨产生外旋造成误差。在胫骨安装完成后观察胫骨假体在额状面观察胫骨垂直截骨线与胫骨力线之间存在5°以内的夹角，从矢状面观察胫骨水平截骨线后倾在0～10°，通常为3°～5°。胫骨的大小选择，当胫骨假体及衬垫安装完毕后胫骨平台应恢复至正常高度，在伸直位行侧方应力实验内侧间隙可有2 mm。

(三)术后康复

术后当天如果有神经阻滞麻醉的帮助则可行CPM机和主动功能锻炼，术后

6 小时给予抗凝剂预防下肢静脉血栓。术后第 1 天拔除引流管,给予静脉镇痛药物,膝关节行 CPM 机锻炼,活动度数由屈曲 40°开始,并练习直腿抬高动作,术后第 2 天患者可坐床边双腿自然下垂帮助屈膝,同样 CPM 机锻炼屈曲角度可增加至 50°~55°。术后第 3 天患者可借助于助步器下床站立和短距离行走训练。此后每天屈膝活动度逐渐增加,CPM 机屈曲角度每天增加 10°。

(四)并发症

单髁置换与全膝置换同样面临术后感染和下肢静脉血栓的困扰,处理也同全膝关节置换术后。相对全膝关节置换,单髁置换术后鹅足滑囊炎发生较多。疼痛的发生可能与假体安放的不合适有关,如前所述,股骨髁假体过于偏向中心导致碰撞胫骨嵴,或股骨髁假体未完全包埋于股骨软骨面以下造成髌股的撞击而导致疼痛和异响。晚期由于对侧间室或髌股关节的继续破坏而造成疼痛。

二、全膝关节表面置换术

(一)适应证与禁忌证

1.适应证

各种疾病如类风湿关节炎、骨性关节炎等所导致的膝关节严重病变,临床上出现严重疼痛、畸形、活动受限,且影响日常生活,规范的保守治疗无效者即是全膝关节表面置换术的适应证。

如果病变仅累及单侧间室,可考虑其他治疗方式如胫骨高位截骨、单髁置换,而不是考虑全膝关节置换。上述治疗方式同样能获得良好、持久的效果,且手术的损伤远比全膝置换小,骨量丢失和致残率比全膝置换要低,日后即便必要时行挽救性手术时有更大的弥补空间。

2.禁忌证

全膝关节表面置换的禁忌证包括膝关节局部及全身其他部位的活动性感染;神经、肌肉功能障碍如伸膝装置无功能,不能完成伸膝动作;无症状的膝关节僵直;局部皮肤条件差;严重的骨质疏松、过度肥胖等。

(二)手术入路

1.股内侧肌下入路

手术取直行切口,近端起自大腿远端正中偏内侧 2 cm 左右,远端止于胫骨结节内侧。钝性分离深筋膜与肌肉之间的间隙,Hohmann 拉钩经髌上囊插入股骨外侧,将整个股四头肌如同肌袖样连同髌骨整体拉向外侧,直行切开关节囊,屈曲膝关节，即可显露关节腔。

该入路有如下优点：股四头肌形成肌袖套样结构，保持了伸膝装置的完整性，术后恢复较快；髌骨上半部血供由膝上内侧动脉分支经股内侧肌进入，此入路有效的保留了此部分血供，对髌骨血供影响很小；能更准确判断髌骨运动轨迹，减少不必要的外侧关节囊松解；与其他入路相比，不增加手术时间，且易于掌握。其缺点在于手术野显露相对局限，肥胖患者及有膝关节手术史的患者显露困难，故不适用于肥胖、膝关节翻修手术。低位髌骨患者因髌腱较短，外翻髌骨髌腱将会很紧张，此入路将导致髌骨翻转困难，并可能导致髌腱止点处撕脱。

2.内侧髌旁入路

这也是膝关节置换经典入路。皮肤切口取膝关节正中直切口。深层切口于股四头肌腱中内1/3、股内侧肌与股直肌腱交界处纵向切开，于髌骨上缘近止点处顺髌骨内侧缘向内侧弧形切开，注意保留髌骨缘约0.5 cm腱膜组织以便术后缝合关闭关节囊，远端顺髌腱内侧缘切开，止于胫骨结节内侧。切开关节囊，将髌骨翻向外侧，屈曲膝关节，即可显露关节腔。

该入路为最常用的膝关节置换术入路，能提供很好的暴露，技术难度小。术中操作引起的股骨、胫骨的并发症小。但此入路行膝关节置换术后需很好的衡量髌骨轨迹，以免髌骨脱位、半脱位的发生。另该入路因切断了髌骨内上缘股内侧肌附丽处，破坏了髌骨上部份血供，一部分患者必要时如需行外侧松解，将进一步破坏外侧血供，引起髌骨缺血导致骨折的并发症概率增大。

3.经股内侧肌入路

该入路手术切口同于股内侧肌下入路，不同的是前者于髌骨内上缘处将股内侧肌顺着肌纤维方向进行分离劈成两部分，前半部分随髌骨翻转，后半部分牵向内侧。

该入路兼有翻转髌骨容易，髌股关节稳定性好、并发症少，有效保护进入髌骨内上方的滋养动脉的优点。其缺点在于术后疼痛较为明显，股四头肌功能恢复及髌股关节稳定性与股内侧肌下入路相比较差。其相对禁忌证：肥胖，曾行胫骨结节移位术，术前膝关节屈曲功能受限$<80°$者。

4.外侧髌旁入路

外侧髌旁入路适用于膝关节有外翻畸形的患者。取膝关节髌旁外侧纵行直切口，远端止于胫骨结节外侧。髌骨外侧支持带切口仍于髌骨外缘外侧切开，保留髌骨缘3～4mm软组织以备关闭关节囊。注意此层不应切透，至其一半深度的时候，即向外侧分离，最终将外侧支持带冠状面劈为两层。外翻畸形的膝关节畸形矫正后，该分离的两层即可错层缝合关闭关节囊。如术中评估髌下软组织缺少时，也可将髌下脂肪垫做相同处理覆盖髌下部分关节腔。

(三)截骨

截骨是膝关节置换术中一个非常重要的操作，必须严格按照膝关节正常轴线和生理力线及假体设计的思想和原理进行操作。其原则是等量截骨：即假体厚度与截骨块的厚度基本一致。其目的在于通过截骨能够切除已经磨损破坏的关节面，为安装假体创造条件；通过截骨能纠正患肢不良力线，使其下肢力线恢复正常；通过截骨能为合适大小的假体安装预留足够的空间。截骨顺序根据患者膝关节的畸形和松紧程度来决定，多与术者的习惯有关。

1.术前评估和测量

术前拍膝关节正侧位、30°髌骨轴位、双下肢全长 X 线片。如膝关节单间室病变计划行单髁关节置换，还需要行膝关节 MRI 检查，以了解其他间室软骨以及交叉韧带情况。如有骨缺损，需要再进行三维 CT 检查了解骨缺损的位置及类型，以更准确制订手术方案。

术前应仔细制订截骨计划：以双下肢全长 X 线片为基础，描画患肢的解剖轴和生物力学轴，再根据正常的轴线决定截骨的高度和位置；股骨胫骨的形态决定使用髓外或髓内定位器械来截骨；根据骨缺损程度决定骨缺损位置的处理方案；根据放大率折算后初步估算所用假体的型号。

2.股骨侧截骨技术

(1)定位系统：可分为髓内定位系统及髓外定位系统。目前使用较多的是股骨髓内定位系统。特点：准确性高，重复性强。髓外定位系统近端的定位点位于股骨头中心，此位置无法在术中准确定位，主观性较大，因此误差较大。股骨头中心点内外 1 cm 的误差即可造成股骨髁截骨面 1～2°的截骨误差。因此，股骨髓外定位系统的应用范围较小，多用于股骨畸形如发育畸形、骨折后畸形愈合，曾罹患骨纤维结构异常等；股骨髓腔闭合：如慢性骨髓炎导致的股骨髓腔闭合，髓腔内有内固定物占据或封闭等。部分微创膝关节置换因手术需要也使用髓外定位系统。

(2)操作步骤：膝关节处于屈曲位，于股骨髁间窝中心点开口，这一定点特别重要。此点位于股骨髁间窝中点内侧，后交叉韧带股骨髁间窝止点前方约 0.5 cm 处。如有骨质增生将股骨髁间窝处封闭，可将增生骨质清除后显露后交叉韧带股骨髁间窝止点。

(3)股骨远端截骨：一般来说，截骨器械的外翻角度定于外翻 5°～7°，以使截骨后股骨远端截骨面垂直于股骨力学轴。截骨后股骨远端截骨面的形态最好是“∞”形或者说蝴蝶形，中间少许相连。如术前膝关节为严重的屈曲挛缩畸形，可适当增加股骨远端截骨量以增加伸隙间膝，此时应特别注意内外侧副韧带止点。

股骨远端前后髁截骨：股骨远端前后髁截骨决定着股骨假体的旋转对线及屈曲间隙的形状。股骨假体内旋将导致髌股外侧支持带紧张，引起髌骨向外侧倾斜，髌股关节不稳定，髌骨易向外侧脱位。股骨假体外旋过多，将引起股骨内侧髁后髁部位截骨量增大，屈曲时内侧间室间隙增大，导致屈曲位不稳定。股骨外旋常定位于外旋3°。

目前主流的截骨器械分为两种截骨定位方法：前参考和后参考。前参考的器械抱髁器的定位针确定于股骨前髁与股骨远端皮质平行处；后参考即是截骨器械已经将股骨后髁截骨量设定为与假体的厚度一致。虽然理论上后参考可以使截骨更精确，利于膝关节功能恢复，但因为前述缺点，目前使用前参考定位的操作器械仍较普遍。后参考截骨方法多用于后交叉韧带保留型假体。

通常可以用下列几种方法判断股骨远端的旋转对线。①以股骨内外上髁的连线确定：确定并标记股骨内外上髁的最高点，作连线。股骨后髁截骨后截骨面与内外上髁的连线应当平行。②以股骨前后轴确定：股骨后髁平面截骨线应垂直于股骨前后轴。③以股骨后髁参考：截骨后股骨内髁厚度较股骨外髁厚，即是股骨远端外旋。④以胫骨平台截骨面参考：先行胫骨平台截骨，为使股骨远端外旋，截骨后股骨后髁截骨面需平行胫骨近端截骨面。

如果选用的是后交叉韧带保留型假体，依据假体形态，将股骨远端前上方和后下方斜面截骨后，股骨远端截骨完成；如选用后稳定型假体，需要进行髁间截骨，以容纳中间高分子聚乙烯后稳定衬垫中间立柱和凸轮装置。

3.胫骨侧截骨技术

(1)定位系统：同股骨侧定位系统一样，胫骨侧截骨系统定位分为髓内固定系统及髓外固定系统两种。研究发现双侧膝关节置换使用髓内定位系统，肺动脉压力比使用髓外定位系统的患者高得多，心脏指数也有降低。目前我们最常用的是髓外固定系统。

(2)操作步骤：无论是髓内定位系统还是髓外定位系统，均需要准确定位胫骨平台的中心点，髓外定位系统的远端定位点位于内外踝中点的偏内侧，距骨的中心点处。我们通常取更便于确定的定位点是第二跖骨的中心轴线。胫骨平台的截骨模板定位于胫骨平台最低点下方2 mm处，如果胫骨平台有严重塌陷，则需将定位探针置于最高点，截骨模板置于最高点下方9 mm，以此决定胫骨平台截骨的厚度。

确定胫骨近端截骨面的后倾：正常胫骨关节面都有向后倾斜的角度，5°～10°。因此，截骨时也要求胫骨截骨面有 5°～10°的后倾角，有利于膝关节屈曲功能的恢复。绝不能出现的错误是出现前倾，这将使膝关节术后屈曲困难，且假体前后方应力分布不均，后方应力集中，易出现早期磨损；前方出现张应力，易出现早期松动。

胫骨假体的前后、内外、旋转定位：截骨基本操作完成后，就需要确定胫骨假体的前后、内外及旋转定位。假体基座开槽后，假体的位置就会确定。

前后定位：大多数情况下，胫骨假体前后可良好覆盖胫骨近端截骨面。如假体的前后径略小于胫骨截骨面时，可将胫骨假体偏后放置。这可获得更好的骨性支撑并减小髌股间室的压力。

内外定位：如果胫骨假体基座的左右径小于胫骨平台截骨面的左右径时，可适当将胫骨假体基座向外侧放置。

旋转定位：当股骨假体的位置确定以后，把胫骨侧假体试模安装好以后，屈伸活动膝关节，胫骨假体试模会自适应股骨假体的位置从而确定旋转定位，做好标记，安装假体时照此标记安装即可。

4.髌骨截骨技术

一般认为，髌骨厚度至少大于 2 cm 才能够进行髌骨置换。

目前主流的髌骨假体有两种类型：内陷固定式和柱型固定式。两种类型的假体截骨时都需要以髌骨中间隆起的骨棘为中心。内陷式假体的截骨方法：在此以截骨磨钻钻取适当深度的、与髌骨假体大小一致的圆形坑，其深度标准为髌骨假体植入后假体面要高出髌骨关节面 2 mm 左右为宜。柱形固定的髌骨假体截骨方法：翻转髌骨后，确定髌骨的内外侧关节面的最低点，以此两点决定截骨水平面，摆锯水平截骨。

（四）软组织平衡技术

软组织平衡是膝关节置换手术的关键环节。膝关节周围软组织是否平衡，标准就是膝关节屈伸间隙的一致和对称。

1.内翻畸形膝关节置换的软组织平衡

膝关节内翻畸形的患者是膝关节骨性关节炎最常见的畸形类型。膝关节内翻畸形常伴有内侧软组织的挛缩，包括内侧副韧带、鹅足腱、半腱肌、内后侧关节囊挛缩甚至外侧副韧带的松弛。

松解步骤：膝关节打开，关节腔显露后，自胫骨平台内侧缘将髌骨内侧支持带、内侧副韧带深层、浅层及鹅足腱止点锐性剥离整块掀起。若内翻严重，可用骨膜剥离器剥离直至胫骨平台内后角，松解后部纤维。将胫骨平台内侧及内后角增生骨赘清除，这一点很重要，有助于充分评估副韧带真实的紧张程度并在截骨术后彻底松解。此时即可外翻髌骨，屈曲膝关节，显露膝关节腔内部结构。切除前交叉韧带，内翻畸形常常导致后交叉韧带挛缩。截骨后松解后交叉韧带，可沿胫骨平台后缘逐渐向后下切除松解后交叉韧带止点。若内翻严重，后交叉韧带十分紧张，将会限制膝关节的屈曲运动和股骨后髁的滑动及滚动活动，导致胫骨平台聚乙烯衬垫过快磨损，在这种情况下，应切断后交叉韧带。选用后稳定型假体，如后交叉韧带紧张需要松解，可沿胫骨平台后缘逐渐向后下切除松解后交叉韧带止点。如果需要，可进一步松解半膜肌在胫骨近端后内侧角的止点。

对于严重的内翻畸形，内侧软组织可以沿着胫骨内侧缘继续向下松解，可以松解直至平台下方 5～7 cm，仍可保留内侧副韧带的连续性。但一定要注意的是做骨膜下剥离，保留内侧软组织的整体性和连续性。直至内外侧软组织平衡。

2.外翻畸形膝关节置换的软组织平衡

外翻畸形的膝关节最常见于膝关节类风湿关节炎及股骨外髁发育不良的患者，其挛缩结构包括外侧副韧带、外侧关节囊、髂胫束、弓状韧带和腘肌腱，并伴有内侧副韧带的松弛。

外翻畸形的膝关节与内翻畸形的膝关节在软组织平衡处理时是有区别的：前者的处理顺序是先行截骨，后行韧带松解，这样有助于暴露。外翻畸形膝关节软组织平衡的原则依然是松解外侧挛缩的软组织使其与内侧结构等长。

外翻畸形膝关节软组织的松解顺序一般来说是依据挛缩的程度决定，对膝关节外翻畸形影响最大的应首先松解。通常可按照这样的顺序：首先伸直膝关节，在关节线位置松解，必要时切断弓状韧带，注意要保护好腘肌腱，这样可以保持膝关节后外侧的稳定性，接着松解髂胫束。按照边松解边评估的原则，如果外侧间隙与内侧间隙不平衡，可进一步松解外侧副韧带及腘肌腱、外后侧关节囊。松解外侧副韧带及外后侧关节囊时，可采用一种“馅饼皮”技术：撑开膝关节间隙，触摸紧张的外侧副韧带以及后关节囊，由最紧张处用手术刀在紧张的软组织上在不同平面横向扎小口，直至内外侧间隙平衡。

对于严重外翻畸形，如松解难以达到要求时，可将外侧副韧带止点处股骨外髁骨块截下，于内外侧平衡位置将此骨块重新附着固定。注意不要过度松解，否则易出现外侧屈曲不稳定、内外翻不稳定，则需要使用髁限制性假体。

3.屈曲挛缩畸形膝关节置换的软组织平衡

膝关节内外翻畸形多少都会合并屈曲挛缩畸形,类风湿关节炎的患者此种畸形比骨性关节炎更常见。如果内外翻畸形的膝关节内外侧软组织平衡后屈曲挛缩畸形仍然存在,则需要对后方结构进行松解。

松解步骤:顺着股骨后髁截骨面向后以骨刀凿去截骨所形成的台阶及后方骨赘。有时骨赘与后方关节囊粘连非常紧密,很难去除,需要将骨赘提起,小心地将骨赘从后关节囊剥取下来,并向上松解,重建关节囊后隐窝。如果使用后稳定型膝关节假体,在髁间窝截骨完成后,需将髁间窝两侧后下方的骨性突起修理光整,沿着髁间窝向后上方紧贴骨面松解关节囊。我们的经验,照此松解,至少能将屈曲挛缩畸形改善 5°～10°。必要时还可继续沿股骨远端向上松解,甚至将腓肠肌止点进行松解。

股骨侧的松解完成后,再进行胫骨侧的松解。对于保留后交叉韧带的膝关节置换,后交叉韧带紧张程度是需要很好试验的,必须精确平衡。我们可以装上试模来进行评估。如果装上试模后在屈膝过程中出现试模前方翘起,则说明后交叉韧带紧张,可以先行股骨侧的松解。但是,后交叉韧带在股骨侧的松解是非常有限的,胫骨侧的松解相对范围可以更大一些。有报道甚至将后交叉韧带连同关节囊由胫骨后侧骨面完全剥离形成袖套样结构,以获得后交叉韧带的平衡,在后期的修复过程中,这些软组织又会和胫骨后骨面重新附着。对于选用后稳定型假体者来说,这一步则不需要。在股骨侧松解完成之后,可继续松解胫骨侧:紧贴胫骨骨面松解后关节囊,必要时松解腘肌腱、半腱肌,还可使用"馅饼皮技术"平行于关节线将后关节囊用手术刀小心的切划。

对于长时间重度屈曲挛缩畸形,可适当增加股骨远端截骨量。对于某些严重的屈曲挛缩畸形患者,经过上述所有步骤,绝大多数患者屈曲畸形能够纠正。对于仍不能达到完全伸直的,遗留的 20°以内的屈曲畸形,不必强求完全伸直。可通过术后使用皮肤牵引、石膏外固定或者矫形支具将膝关节固定于相对伸直位。

需要强调的是,对于重度屈曲挛缩畸形的患者,术后即便能完全伸直,仍需要严密观察患者下肢的血运情况及感觉、运动功能,以防止长时间的屈曲畸形突然伸直后所导致的血管、神经牵拉或者痉挛。

(五)骨缺损的处理

在全膝关节置换的患者中,如长期合并严重内外翻畸形,或者骨发育不良、骨缺血性坏死,既往有外伤骨折病史或曾经行胫骨高位截骨,通常会有不同程度的骨缺损。尤以胫骨骨缺损最为常见。

胫骨骨缺损大致分为包容性和非包容性骨缺损。包容性骨缺损是指骨缺损周缘有完整的骨皮质,非包容性骨缺损是指骨缺损周围边缘皮质骨缺损。最常用的分型是 Rand 分型法:①轻微,小于 5 mm;②中度,缺损深度 5～10 mm;③广泛,缺损深度大于 10 mm;④腔型,周围边缘完整;⑤腔型,周围边缘有缺损。

Rand 分型中对于深度小于 5 mm 的骨缺损,或者骨缺损宽度不超过 1 cm,以及骨缺损宽度不超过半侧平台宽度的 50%时,可采用骨水泥填充的办法来修补骨缺损。如骨缺损为非包容性骨缺损,缺损宽度不超过半侧平台宽度的 50%,深度小于 1 cm 者,也可采取使用螺钉固定打桩的方法,在骨缺损处以松质骨螺钉固定,注意螺钉帽与胫骨截骨面保持水平,然后再以骨水泥填充固定膝关节假体。

对于非包容性胫骨骨缺损,深度在 1.0～1.5 cm,缺损宽度不超过半侧平台宽度的 50%,也可以采取自体骨移植办法修补。可将股骨远端或胫骨近端所截取下的骨块修整合适,以门型钉或者松质骨螺钉将其牢固固定,同样注意螺钉帽、所植骨块与胫骨截骨面保持水平,然后再以骨水泥黏附并固定膝关节假体。这种办法修补骨缺损也是很有限的,无法弥补大的骨缺损,且日后有植骨块不愈合、植骨块被吸收、塌陷等并发症。有报道显示这些并发症的发生率可高达 31%。

近年很多厂家推出了可与不同形状及厚度的楔状金属块组配的假体,可用于股骨侧、胫骨侧骨缺损的修补。

(六)假体选择

1.是后交叉保留型假体还是后方稳定型假体

根据后交叉韧带保留与否膝关节假体可分为两类,即保留后交叉韧带型和不保留后交叉韧带的后方稳定型。膝关节置换保留后交叉韧带与否各有利弊,在正确掌握各类假体优缺点的基础上,术者可根据自己的使用经验和对器械的熟悉程度做出选择。一般而言,对于年龄较轻的患者,尽量保存结构、功能正常的后交叉韧带,最大限度地维持膝关节自然稳定性,减少假体-骨水泥-骨组织界面应力。对于年龄较大的患者或者有高度屈曲挛缩畸形,术中发现经充分松解仍有后交叉韧带紧张,内外翻畸形,或者有后交叉韧带病变者,应选择后方稳定型假体。如果术者经验不足,则应该选择操作相对简单的后稳定型膝关节假体,因这种假体仅需平衡膝关节内外侧与后方三处的软组织,无须平衡后交叉韧带,复杂程度显著下降,常能获得满意效果。

2.是固定性衬垫假体还是活动性衬垫假体

根据聚乙烯衬垫与平台基座的关系膝关节假体可分为固定性衬垫假体和活动性衬垫假体。前者的胫骨侧聚乙烯衬垫与胫骨基座的位置关系是固定的，后者的聚乙烯衬垫可以与胫骨基座发生相对运动，设计理念是基于模仿人体正常膝关节活动时半月板的运动方式，理论上讲，这种衬垫可以明显减少聚乙烯衬垫的磨损。

活动平台假体有一个较为明显的优势在于：当术中操作使股骨-胫骨假体旋转对位不良时的“自我对位调整”作用能有效地将扭转应力传递到膝关节周围韧带等软组织，可以弥补手术操作失误导致的轻度旋转对位不良。

3.是骨水泥固定还是生物固定

在临床所使用的全膝关节假体中，目前有骨水泥固定与生物固定两种固定方式。应用骨水泥固定的占到了绝大多数，甚至被认为是全膝关节置换假体固定的金标准。

非骨水泥固定膝关节假体按工艺可分为烧结多孔涂层金属假体、等离子喷涂假体。前者是将金属粉末或纤维烧结于假体表面，后者应用等离子喷涂技术将金属或羟基磷灰石颗粒覆于假体表面。随着对钽金属的深入研究，多孔钽在关节外科领域应用越来越广泛。多孔钽金属具有高的容积孔隙率、低的弹性模量、高的摩擦系数。高的容积孔隙率使更多骨组织和富含血管的纤维组织向假体内部生长，使植入后的假体与宿主骨产生稳定的连接；低的弹性模量使假体植入后产生更少的应力遮挡效应，利于正常的生物学应力传导；高的摩擦系数使假体植入后能保持较高的初始稳定性，另外还具有纤维组织向内生长特性及软骨传导性。这些特性使钽金属在膝髋关节材料方面得到广泛应用。此类假体应用于临床的时间尚短，多数文献表明，至少 5 年的随访结果显示，非骨水泥钽金属膝关节假体固定是可靠的。长期随访结果有待进一步观察。

第二章 上肢损伤的治疗

第一节 锁骨骨折

锁骨骨折是临床常见的骨折之一，占全身骨折的6%左右，各种年龄均可发生，但青壮年及儿童多见。发病部位以锁骨中1/3处最多见。

一、病因、病机

（一）间接暴力

间接暴力是引起锁骨骨折最常见的暴力，如跌倒时，手掌、肘部或肩部触地，传导暴力冲击锁骨发生骨折，多为横断形或斜形骨折。骨折内侧因胸锁乳突肌的牵拉作用向后上移位，外侧因上肢的重力作用和胸大肌的牵拉作用向前下方移位（图2-1）。

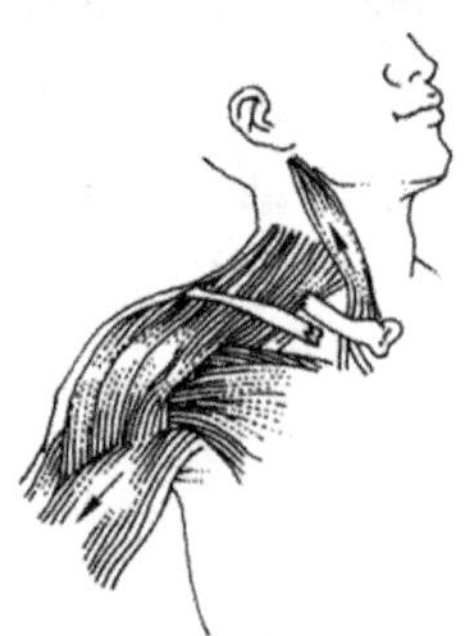

图2-1 锁骨骨折移位

（二）直接暴力

暴力从前方或上方作用于锁骨，可发生锁骨的横断或粉碎性骨折，幼儿多为横断或青枝骨折。骨折移位严重时可伤及锁骨下方的臂丛神经,锁骨下动、静脉。

二、临床表现

锁骨全长均位于皮下,骨折后局部有肿胀和压痛,触诊可摸到移位的骨折端,闻及骨擦音和触到异常活动,患肩下沉,并向前、内倾斜。患者常用健侧手掌托起患肢肘部,以减轻因上肢的重量牵引所引起的疼痛;同时头部向患侧偏斜,使胸锁乳突肌松弛而减轻疼痛。患肢活动功能障碍。幼儿因不能自述疼痛部位,畸形可不甚明显而难以被察觉。但若出现不愿活动上肢,且于穿衣伸手入袖或上提患肢有啼哭等症状时,应仔细检查是否有锁骨骨折。锁骨骨折刺破皮肤或损伤臂丛神经及锁骨下血管者也较为常见,且多为青枝骨折。

三、诊断与鉴别诊断

锁骨骨折的患者通过外伤史,临床的症状、体征及 X 线检查诊断并不困难。锁骨外侧 1/3 骨折需与肩锁关节脱位相鉴别。骨折患者一般疼痛、肿胀更加明显,有骨折的特有症状、骨擦音和异常活动等。X 线片可以明确诊断。

四、治疗

(一)儿童青枝骨折及成人无明显移位的骨折

可用三角巾或颈腕吊带悬吊 2～3 周即可痊愈。

(二)锁骨有移位骨折复位法

骨折端局部血肿内麻醉。患者坐在椅子上,两手叉腰挺胸。首先进行牵引。

(1)一助手立于患者背后,用两手反握两肩前下腋侧,两侧向外后上扳提,同时用一个膝部顶住患者背部的胸椎棘突,使两骨折端在挺胸的作用及助手两手向后上扳提的作用下被牵引拉开,两骨折端的轴线在一个直线上,多数可自行复位(图 2-2)。

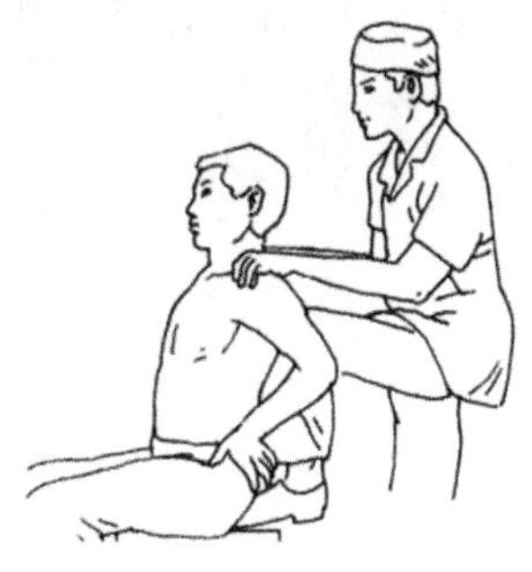

图 2-2　锁骨骨折手法复位

(2)上述的牵引方法,向后上扳提的作用力较大,而向外的牵引力则较弱,常因远侧骨折端向外的牵引力不够,影响手法复位。因此,另一助手一手推顶患侧胸壁,另一手向外牵拉患肢上臂,协助第一助手缓缓将远侧骨折端牵开,再行手法复位。

(3)手法复位:在助手牵引的情况下,术者立于患者面前,用两手拇指及示指摸清并捏住两骨折端向前牵拉,即可使骨折复位。或用两手拇指摸清两骨折端,并以一拇指及示指捏住近侧骨折端向前下侧牵拉,同时另一手拇指及示指捏住远侧骨折端向后上方推顶,也可使骨折端复位(图 2-3)。

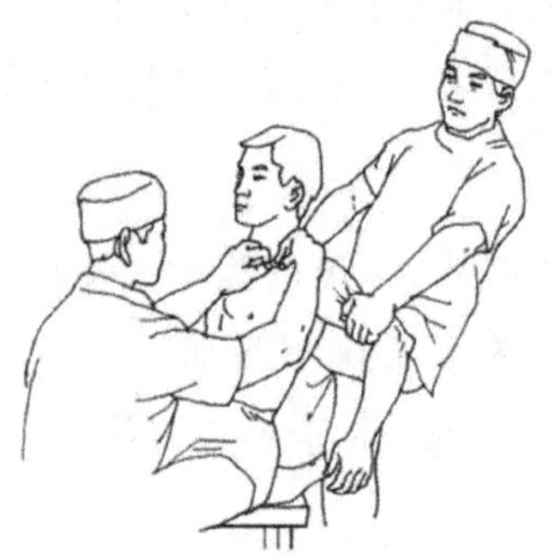

图 2-3　锁骨骨折手法复位

手法复位后,将向外的牵引力稍放松一些,使对位的两骨折端互相嵌紧,然后进行外固定。

(三)外固定方法

1."8"字形绷带固定

将棉垫或纸压垫放置于两骨折端的两侧,并用胶布固定;两侧腋窝放置棉垫,用绷带行"8"字形缠绕固定,绷带经患侧肩部腋下,绕过肩前上方,横过背部至对侧腋下,再绕过对侧肩前上方,经背部至患侧腋下,包绕 8～12 层,缠绕绷带时应使两侧腋部的绷带松紧合适,以免引起血管或神经受压(图 2-4)。

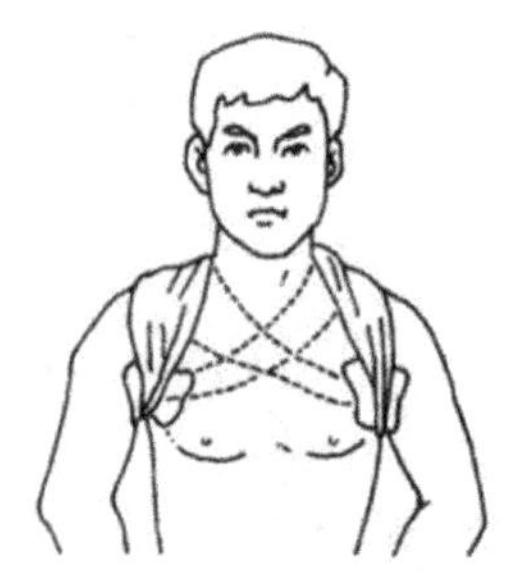

图 2-4　锁骨骨折"8"字绷带固定法

2.双圈固定

用绷带缠绕棉花制作好大小合适的绷带圈两只，于手法复位前套于两侧腋部，待骨折复位后，用棉垫或纸垫将两骨折端上下方垫压合适，并用胶布固定。从患者背侧拉紧此两布圈，在其上下各用一布带扎牢，维持两肩向外、向上后伸；另用一布带将两绷带圈于胸前侧扎牢，以免双圈滑脱(图 2-5)。

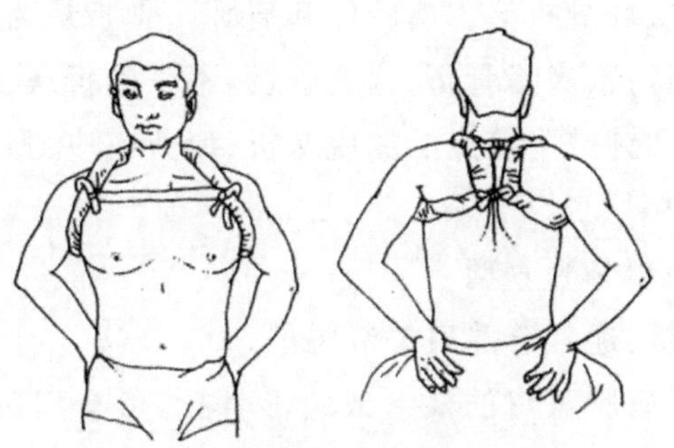

图 2-5　锁骨骨折双圈固定法

用以上两种固定方法固定后，如出现手及前臂麻木感或桡动脉搏动摸不清，表示固定过紧，有压迫血管或神经的情况，应立即给予固定处适当放松，直至症状完全解除为止。

(四)手术治疗

手法治疗难获满意疗效者或多发性骨折等情况，可行手术治疗。

五、预防与调护

骨折整复固定后，平时应挺胸抬头，睡觉时应平卧位，肩胛骨间稍垫高，保持双肩后仰，有利于骨折复位。固定初期可做腕、肘关节的屈伸活动。中、后期逐渐作肩关节功能练习，尤其是肩关节的外展和内、外旋运动。肩部长时间固定，易出现肩关节功能受限，所以早期功能锻炼十分必要。

第二节　肩胛骨骨折

肩胛骨位于两侧胸廓后上方，周围有丰厚的肌肉覆盖，骨折较为少见。肩胛骨对上肢的稳定和功能起着重要的作用，骨折后如不能得到正确治疗，可能会对上肢功能造成严重影响。

一、骨折分类

(一)按部位分类

肩胛骨骨折按解剖部位可分为肩胛体骨折、肩胛冈骨折、肩胛颈骨折、肩胛盂骨折、喙突骨折和肩峰骨折等。肩胛体和肩胛冈骨折最为常见,其次为肩胛颈骨折,然后是肩胛盂骨折、肩峰骨折、喙突骨折,不少骨折属于上述各类的联合骨折。另外,还有肌肉和韧带附着点的撕脱骨折、疲劳或应力骨折。

1.肩胛盂关节内骨折

此类骨折可进一步分为6型。

(1)Ⅰ型盂缘骨折:通常合并肩关节脱位。

(2)Ⅱ型骨折:经肩胛盂窝的横形或斜形骨折,可有肩胛盂下方的三角形游离骨块。

(3)Ⅲ型骨折:累及肩胛盂的上1/3,骨折线延伸至肩胛骨的中上部并累及喙突,经常合并肩锁关节脱位或骨折。

(4)Ⅳ型骨折:骨折线延伸至肩胛骨内侧。

(5)Ⅴ型骨折:是Ⅱ型和Ⅳ型的联合类型。

(6)Ⅵ型骨折:是肩胛盂的严重粉碎性骨折。

2.喙突骨折

根据骨折线与喙锁韧带的位置关系,可进一步分成两型。

(1)Ⅰ型骨折:位于韧带附着点后方,有不稳定倾向。

(2)Ⅱ型骨折:位于韧带前方,稳定。

(二)按关节内外分类

根据骨折是否累及肩盂关节面,肩胛骨骨折可分为关节内骨折和关节外骨折。关节外骨折根据稳定性,又可进一步分为稳定的关节外骨折和不稳定的关节外骨折两种。

1.关节内骨折

此类骨折为涉及肩胛盂关节面的骨折,常合并肱骨头脱位或半脱位。肩胛盂骨折中只有10%有明显的骨折移位。

2.稳定的关节外骨折

此类骨折包括肩胛体骨折、肩胛冈骨折和一些肩胛骨骨突部位的骨折。单独的肩胛颈骨折,一般较稳定,也属稳定的关节外骨折。

3.不稳定的关节外骨折

此类骨折主要指合并锁骨中段移位骨折的肩胛颈骨折，即“漂浮肩”损伤，该损伤常由严重暴力引起，此种骨折造成整个肩胛带不稳定。由于上臂的重力作用，它有向尾侧旋转的趋势。常合并同侧肋骨骨折，也可损伤神经血管束，包括臂丛神经。

二、临床表现及诊断

肩胛骨骨折依据外伤史、症状、体征及X线检查，可明确诊断。

（一）病史

1.肩胛体骨折

体部骨折常为直接暴力引起，受伤局部常有明显肿胀，皮肤常有擦伤或挫伤，压痛也很明显，由于血肿的刺激可引起肩袖肌肉的痉挛，使肩部运动障碍，表现为假性肩袖损伤的体征。但当血肿吸收后，肌肉痉挛消除，肩部主动外展功能恢复。喙突骨折或肩胛体骨折时，当深吸气时，由于胸小肌和前锯肌带动骨折部位活动可使疼痛加剧。

2.肩胛盂和肩胛颈骨折

肩胛盂和肩胛颈骨折多由间接暴力引起，即跌倒时肩部外侧着地，或手掌撑地，暴力经肱骨传导冲击肩胛盂或颈造成骨折。多无明显畸形，易于漏诊。但肩部及腋窝部肿胀、压痛，活动肩关节时疼痛加重，骨折严重移位者可有肩部塌陷，肩峰相对隆起呈方肩畸形，犹如肩关节脱位的外形，但伤肢无外展、内收、弹性固定情况。

3. 肩峰骨折

肩峰突出于肩部，多为自上而下的直接暴力打击，或由肱骨突然强烈的杠杆作用引起，多为横断面或短斜面骨折。肩峰远端骨折，骨折块较小，移位不大；肩峰基底部骨折，远侧骨折块受上肢重量的作用及三角肌的牵拉，向前下方移位，影响肩关节的外展活动。

（二）X线检查

多发损伤患者或怀疑有肩胛骨骨折时，应常规拍摄肩胛骨X线片，常用的有肩胛骨正位、侧位、腋窝位和穿胸位X线片。注意肩胛骨在普通胸部正位片上显示不清，因为肩胛骨与胸廓冠状面相互重叠。此外，还可根据需要加拍一些特殊体位平片，如向头侧倾斜45°的前后位平片可显示喙突骨折。CT检查能帮助辨别和确定关节内骨折的程度和移位情况，以及肱骨头的移位程度。因为胸部合并损伤的发生率高，胸片应作为基本检查方法的一部分。

(三)合并损伤

诊断骨折的同时，应注意检查肋骨、脊柱及胸部脏器的损伤。肩胛骨周围有肌肉和胸壁保护，所以只有高能量创伤才会引起骨折。由于肩胛骨骨折多由高能量直接外力引起，因此合并损伤发生率高达 35%～98%。合并损伤常很严重，甚至危及生命。然而，在初诊时却常常漏诊。最常见的合并损伤是同侧肋骨骨折并发血胸或气胸，其次是锁骨骨折、颅脑闭合性损伤、头面部损伤、臂丛损伤。肩胛骨合并第 1 肋骨骨折时，因可伤及肺和神经、血管，故特别严重。

三、治疗

绝大多数肩胛骨骨折可采用非手术方法治疗，只有少数患者需行手术治疗。由于肩胛骨周围肌肉覆盖多，血液循环丰富，骨折愈合快，骨折不愈合很少见。

(一)肩胛体和肩胛冈骨折

肩胛体和肩胛冈骨折一般采用非手术治疗，可用三角巾或吊带悬吊制动患肢，早期局部辅以冷敷，以减轻出血及肿胀。伤后 1 周内，争取早日开始肩关节钟摆样功能锻炼，以防止关节粘连。随着骨折愈合，疼痛减轻，应逐步锻炼关节的活动范围和肌肉力量。

(二)肩峰骨折

如肩峰骨折移位不大或位于肩锁关节以外，用三角巾或吊带悬吊患肢，避免做三角肌的抗阻力功能训练。如骨折块移位明显，或移位到肩峰下间隙，影响肩关节运动功能，则应早期手术切开复位内固定。手术取常规肩部切口，内固定可采用克氏针张力带钢丝，骨块较大时也可选用拉力螺钉内固定。如合并深层肩袖损伤，应同时行相应治疗。

(三)喙突骨折

对不稳定的Ⅰ型骨折应行手术治疗。对单纯喙突骨折可以保守治疗，因为喙突是否解剖复位对骨折愈合及局部功能没有影响。但如合并有肩锁分离、严重的骨折移位、臂丛受压、肩胛上神经麻痹等情况，则需考虑手术复位，松质骨螺钉固定治疗。

(四)肩胛颈骨折

对无移位或轻度移位的肩胛颈骨折，可采用非手术方法治疗。用三角巾制动患肢 2～3 周，4 周后开始肩关节功能锻炼。

肩胛颈骨折在冠状面和横截面成角超过 40°或移位超过 1 cm 时，需要手术治疗。根据骨折片的大小和骨折的类型，内固定物是在单纯的拉力螺钉和支撑接骨板之间选择。使用后入路，单个螺钉可从后方拧入盂下结节。骨折片很大时，应在后方使用 1/3 管状接骨板支撑固定，使带有关节面的骨片紧贴于肩胛骨近端的外缘。接骨板与直径为 3.5 mm 的皮质骨拉力螺钉的结合使用，增加了固定的稳定程度。合并同侧锁骨骨折的肩胛颈骨折，即“漂浮肩”损伤，由于肩胛骨很不稳定，移位明显，应采用手术治疗。通常先复位固定锁骨，锁骨骨折复位固定后，肩胛颈骨折常常也可得到大致的复位，如肩胛骨稳定就不需切开内固定肩胛颈骨折；如锁骨复位固定后肩胛颈骨折仍不能有效复位，或仍不稳定，就需进一步手术治疗肩胛颈骨折。

(五)肩胛盂骨折

肩胛盂骨折只占肩胛骨骨折的 10%，而其中有明显骨折移位者占肩胛盂骨折的 10%。对大多数轻度移位的骨折可用三角巾或吊带保护，早期开始肩关节活动范围的练习。一般制动 6 周，去除吊带后，继续进行关节活动范围及逐步开始肌肉力量的锻炼。

1. Ⅰ型盂缘骨折

如骨折块面积占肩盂面积的 25%(前方)或 33%(后方)，或移位＞10 mm 将会影响肱骨头的稳定并引起半脱位现象，应考虑手术切开解剖复位和内固定。目的在于重建骨性稳定，以防止慢性肩关节不稳。以松质骨螺钉或以皮质骨螺钉采用骨块间加压固定(图 2-6)。如肩盂骨块粉碎，则应切除骨碎片，取髂骨植骨固定于缺损处。小片的撕脱骨折，一般是肱骨头脱位时由关节囊、唇撕脱所致。前脱位时发生在盂前缘，后脱位时见于盂后缘。肱骨头复位后，采用三角巾或吊带保护 3～4 周。

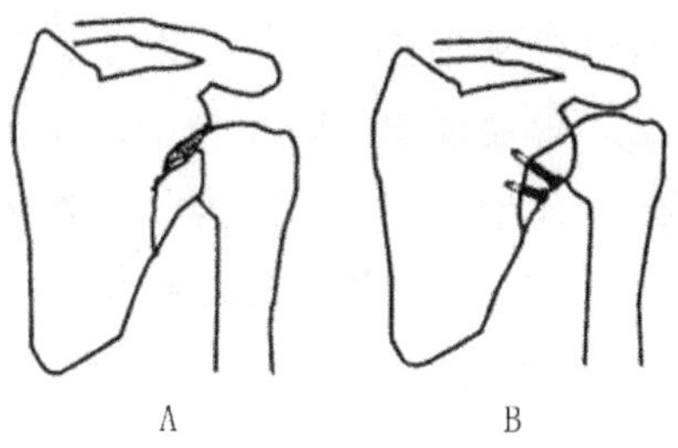

图 2-6　盂缘骨折松质骨螺钉内固定

A.盂缘骨折；B.松质骨螺钉内固定

2.Ⅱ型骨折

如果出现台阶移位 5 mm 时，或骨块向下移位伴有肱骨头向下半脱位，应行手术复位固定。可采用后方入路，复位盂下缘骨折块，以拉力螺钉向肩胛颈上方固定。也可采用易调整外形的重建钢板，置于颈的后方或肩胛体的外缘固定。

3.Ⅲ～Ⅴ型骨折的手术指征

骨折块较大合并肱骨头半脱位，采用肩后方入路，复位盂下缘骨折块，以拉力螺钉向肩胛颈上方固定。也可采用易调整外形的重建钢板，置于肩胛颈的后方或肩胛体的外缘固定；关节面台阶≥5 mm，上方骨块向侧方移位或合并喙突、喙锁韧带、锁骨、肩锁关节、肩峰等所谓肩上部悬吊复合体(SSSC)损伤时，可采用后上方入路复位骨折块，采用拉力螺钉，将上方骨折块固定于肩胛颈下方主骨上。手术目的是防止出现肩关节的创伤性骨关节炎、慢性肩关节不稳定和骨不愈合。

4.Ⅵ型骨折

较少见，也缺乏大宗病例或对照研究结果指导治疗。由于盂窝严重粉碎，不论骨块移位与否或有无肱骨头半脱位的表现，一般都不行切开复位。可采用三角巾悬吊制动，或用外展支架制动，也可采用尺骨鹰嘴牵引，早期活动锻炼肩关节。如果肩上方悬吊复合体有严重损伤，可行手术复位、固定，如此可间接改善盂窝关节面的解剖关系。

5.肩胛盂骨折关节镜手术

修复骨性 Bankart 骨折，先经标准的后方入路施行诊断性关节镜。通常情况下，关节视野最初会被骨折血肿所阻挡。使用关节镜刨刀清除骨折血肿，最终可观察到骨折块。尽可能低地定位前方入路，使得经该入路到达下方肩胛盂具有最大可能性。然后建立前上外侧入路(ASL)，该入路不仅是重要的观察入路，也是重要的操作入路。重要的是在所有 3 个关节内入路中都使用关节镜套管，可在各个入路之间便捷地转换关节镜和器械，以获得理想的视野和操作通道。然后确认所有的伴随病变。在发现 Bankart 骨折之后，便必须将其游离。精前方入路或前上外侧入口放入 15°关节镜下剥离器，将骨折块完全抬起并游离。在骨折块完全游离后，应去除所有的软组织使之新鲜花，以求取得最大的骨性愈合。在取得充分游离后，用抓钳进行暂时性复位。然后用螺丝固定骨折块，随后评估固定的牢固性和复位情况。

(六)上肩部悬吊复合体损伤

上肩部悬吊复合体(SSSC)是在锁骨中段和肩胛体的外侧缘间组成的一个

骨和软组织环,由肩盂、喙突、喙锁韧带、锁骨远端、肩锁关节和肩峰组成。SSSC的单处损伤,不会影响其完整性,骨折移位较小,只需保守治疗;两处损伤则会影响其完整性,可能会引起一处或两处明显移位,对骨折愈合不利,影响其功能。对这种骨折,只要有一处或两处存在不能接受的移位,就应行切开复位内固定。即使只固定一处,也有利于其他部位骨折的间接复位和稳定。

第三节 肱骨干骨折

一、解剖特点

自胸大肌附着处上缘至肱骨髁上为肱骨骨干。近端肱骨干横断面呈圆周形,远端在前后径上呈狭窄状。内、外侧肌间隔将上臂分成前间隔和后间隔。前间隔包括肱二头肌、喙肱肌和肱肌。肱动脉、肱静脉及正中神经、肌皮神经和尺神经沿肱二头肌内侧走行。后间隔包含肱三头肌和桡神经。桡神经穿过肱三头肌在后方骨干中段走行于桡神经沟内,在肱骨下 1/3 处穿过外侧肌间隔至臂前侧,骨折移位时易受到损伤。

二、损伤机制

(一)直接暴力

直接暴力是造成肱骨干骨折的常见原因,如打击伤、机械挤压伤、火器伤等,可呈横断骨折、粉碎性骨折或开放骨折。

(二)间接暴力

如摔倒时手或肘部着地,由于身体多伴有旋转或因附着肌肉的不对称收缩,发生斜形或螺旋形骨折。

(三)旋转暴力

以军事或体育训练的投掷骨折,以及掰手腕所引起的骨折最为典型,多发生于肱骨干的中下 1/3 处,主要由于肌肉突然收缩,引起肱骨轴向受力,导致螺旋形骨折。

由于肱骨干上肌肉的作用,骨折后常呈典型的畸形。当骨折线在胸大肌止点近端时,由于肩袖的作用,骨折近端呈外展和内旋畸形,远端由于胸大肌的作用向内侧移位;当骨折线位于胸大肌以远、三角肌止点以近时,骨折远端由于三角肌的牵拉向外侧移位,近端则由于胸大肌、背阔肌及大圆肌的牵拉作用向内侧移位;当骨折线位于三角肌止点以远时,骨折近端外展、屈曲,远端则向近端移位。

三、骨折的分类

同其他骨折的分类一样,肱骨干骨折可依据不同的分类因素构成多种分类方式。根据骨折是否与外环境相通,可分为开放和闭合骨折;因骨折部位不同,可分为三角肌止点以上及三角肌止点以下骨折;由于骨折程度不同,可分为完全骨折和不完全骨折;根据骨折线的方向和特性又可分为纵、横、斜、螺旋、多段和粉碎性骨折;根据骨的内在因素是否存在异常而分为正常和病理骨折等。

四、肱骨干骨折的临床症状和体征

同其他骨折一样,肱骨干骨折后可出现疼痛、肿胀、局部压疼、畸形、反常活动及骨擦音等,骨科医师不应为证实骨折的存在而刻意检查骨擦音,以免增加伤者的痛苦和桡神经损伤。对于不完全或无移位的骨折,单凭临床体检很难判断,所以对可疑骨折的患者必须拍 X 线片。拍片范围包括肱骨的两端、肩关节和肘关节。对于高度怀疑有骨折的患者,即使在急诊拍片时未能发现骨折也不要轻易下无骨折的结论,可用石膏托暂时固定两周后再拍片复查,若有不全的裂纹骨折此时因骨折线的吸收而显现出来。若骨折合并桡神经损伤,可出现垂腕、手部掌指关节不能伸直、拇指不能伸展和手背虎口区感觉减退或消失。肱骨干骨折的患者应当常规检查患肢远端血运的情况,包括对比两侧桡动脉搏动、甲床充盈、皮肤温度等,必要时可行血管造影,以确定有无肱动脉损伤。

五、治疗方法

近几十年来,骨折固定技术有了极大的提高,治疗手段远比过去丰富,在具体实施何种治疗方案时必须考虑如下因素:骨折的类型和水平、骨折的移位程度,患者的年龄、全身健康情况、与医师的配合能力、合并伤的情况,患者的职业及对治疗的要求等,此外经治医师还应考虑本身所具备的客观设备条件,掌握各种操作技术的水平、经验等。经过全面分析比较后再确定一最佳治疗方案。根本原则:促进骨折尽早愈合,最大限度恢复患肢功能,尽可能减少并发症。

(一)闭合治疗

近几十年来的骨科著作中,均强调绝大多数的肱骨干骨折可经非手术治疗而痊愈,国外的文献报道中其成功的比例甚至可高达 94%以上。但在临床实际工作中能否达到如此高的比例仍值得商榷。此外，目前的就医人群已对骨科医师提出了更高的要求，即不仅要获得良好的最终治疗结果，而且希望治疗过程中尽量减少痛苦，在骨折愈合期间有相对高的生活质量，甚至仍能够从事一些工作。那种令患者在石膏加外展架上苦撑苦熬数个月，夜间无法平卧的传统治疗方式很难为多数患者所接受。依当前骨折治疗观点，闭合治疗的适应证应结合患者的具体情况认真审视后而定。

1.适应证

可供参考的适应证如下。

(1)移位不明显的简单骨折(AO 分类：A_1、A_2、A_3)。

(2)有移位的中、下 1/3 骨折(AO 分类：A_1、A_2、A_3 或 B_1、B_2)经手法整复可以达到功能复位标准的。

2.闭合治疗的复位标准

肱骨属非负重骨，轻度的畸形愈合可由肩胛骨代偿，其复位标准在四肢长骨中最低，其功能复位的标准为 2 cm 以内的短缩、1/3 以内的侧方移位、20°以内的向前、30°以内的外翻成角及 15°以内的旋转畸形。

3.常用的闭合治疗方法

(1)悬垂石膏：应用悬垂石膏法治疗肱骨干骨折已有半个多世纪的历史，目前在国内外仍有相当多的骨科医师在继续沿用。此法比较适合于有移位并伴有短缩的骨折或者斜形、螺旋形的骨折。悬垂石膏应具有适当的重量，避免过重或过轻，其上缘至少应超过骨折断端 2.5 cm 以上，下缘可达腕部，屈肘 90°，前臂中立位，在腕部有三个固定调整环。在石膏固定期间，前臂需始终维持下垂，以便提供一向下的牵引力。患者夜间不宜平卧，应采取坐睡或半卧位(这是使用悬垂石膏的不便之处)。吊带需可靠地固定在腕部石膏固定环上，向内成角畸形可通过将吊带移至掌侧调整，反之向外成角则通过背侧的固定环调整。后成角和前成角，可利用吊带的长短来调整，后成角时加长吊带，而前成角则缩短吊带。使用悬垂石膏治疗应经常复查拍 X 线片，开始时为1～2周，以后可改为 2～3 周或更长的间隔时间。石膏固定期间应注意功能锻炼，如握拳、肩关节活动等，减少石膏固定引起的不良反应。对某些患者，如肥胖或女性患者，可在内侧加一衬垫，以免由于过多的皮下组织或乳房造成成角畸形。当骨折的短缩已经克服、骨折已达到纤维性连接时，可更换为 U 形石膏。

悬垂石膏曾成功地治愈过许多患者，但也不乏骨折不愈合或延迟愈合的例子。故治疗期间应注意密切观察，若固定超过 3 个月仍无骨折愈合迹象，已出现失用性骨质疏松时,应考虑改用其他方法,如切开复位内固定加自体植骨,不要一味地坚持下去,以避免最后因严重的失用性骨质疏松导致连内固定的条件都不具备,丧失有利的治疗时机,中老年患者更应注意这点。

(2)U形或O形石膏:多用于稳定的中下1/3骨折复位后,或应用其他方法治疗肱骨干骨折后的继续固定手段。所谓U形即石膏绷带由腋窝处开始,向下绕过肘部,再向上至肱三头肌以上。若石膏绷带再延长一些,使两端在肩部重叠则成为O形石膏。U形石膏有利于肩、腕和手部的关节功能锻炼(图2-7),而O形石膏的固定稳定性更好一些。

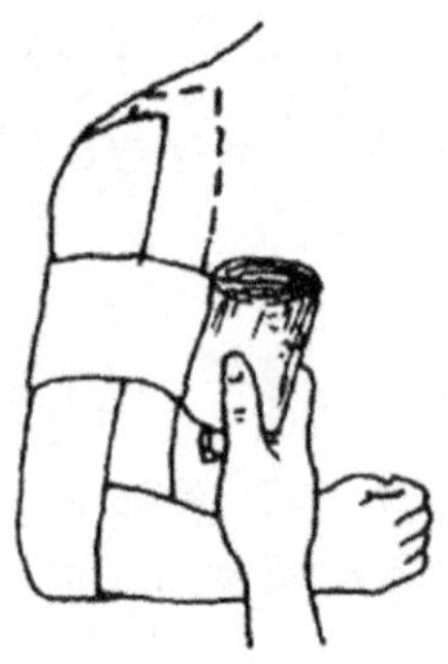

图 2-7 U形石膏

(3)小夹板固定:对内外成角不大者,可采用两点直接加压方法(利用纸垫);对侧方移位较多,成角显著者,常用三点纸垫挤压原理,以使骨折达到复位。不同水平的骨折需用不同类型的小夹板,如上1/3骨折用超肩关节小夹板,中1/3骨折用单纯上臂小夹板,而下1/3骨折需用超肘关节小夹板固定。其中尤以中1/3骨折的固定效果最为理想(图2-8)。

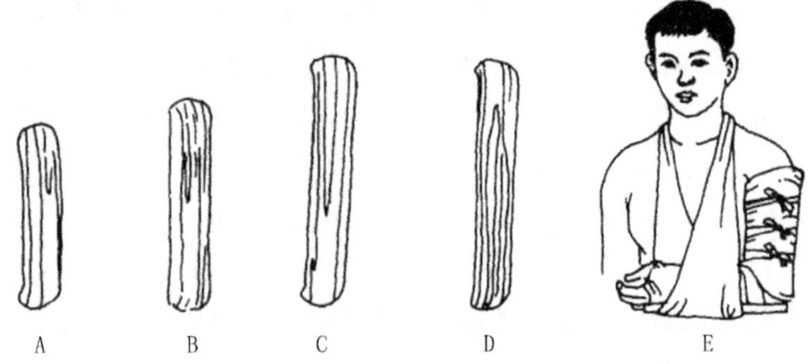

图 2-8 小夹板固定治疗肱骨干骨折

A.内侧小夹板;B.前侧小夹板;C.后侧小夹板;D.外侧小夹板;E.小夹板固定后的外形

利用小夹板治疗肱骨干骨折时，医师需密切随诊，观察病情的变化，根据肢体肿胀的程度随时调整夹板的松紧度，避免因固定不当而引起并发症，同时鼓励患者在固定期间积极锻炼患肢功能。

(4)其他治疗方法：采用肩人字石膏、外展架加牵引或鹰嘴骨牵引等治疗肱骨干骨折，但多数情况下已经较少使用。

(二)手术治疗

如果能够正确掌握手术指征并配合以高质量的手术操作，绝大多数的肱骨干骨折可以正常愈合。同时可以减少因长期石膏或小夹板等外固定带来的邻近关节僵硬、肌肉萎缩和失用性骨质疏松等不利影响，甚至可在固定期间从事某些非负重性工作，治疗期的生活质量相对较高。不利的方面是所花费用较多，需二次手术取出内固定物，手术本身具有一定的风险等。

1.手术治疗的适应证

(1)绝对适应证：①保守治疗无法达到或维持功能复位的。②合并其他部位损伤，如同侧前臂骨折、肘关节骨折、肩关节骨折，患肢需早期活动的。③多段骨折或粉碎性骨折（AO 分型：B_3、C_1、C_2、C_3）。④骨折不愈合。⑤合并有肱动脉、桡神经损伤需行探查手术的。⑥合并有其他系统特殊疾病而无法坚持保守治疗的，如严重的帕金森病。⑦经过 2～3 个月保守治疗已出现骨折延迟愈合现象，开始有失用性骨质疏松的(如继续坚持保守治疗，严重的失用性骨质疏松可导致失去切开复位内固定治疗的机会)。⑧病理性骨折。

(2)相对适应证：①从事某些职业对肢体外形有特殊要求，不接受功能复位而需要解剖复位的。②因工作或学习需要，不能坚持较长时间的石膏、夹板或支具牵引固定的。

2.手术治疗的方法

(1)拉力螺丝钉固定：单纯的拉力螺钉固定只能够用于长螺旋形骨折，而且术后常需要外固定保护一段时间，优点是骨折段软组织剥离较少，骨折断端的血运影响小，使用正确可缩短骨折愈合时间。

(2)接骨钢板固定：尽管带锁髓内钉的使用趋于增多，但现阶段接骨钢板仍在较广的范围内继续应用，缘于其操作简单，易于掌握，无须 C 形臂 X 线透视机等较高档辅助设备。钢板应有足够长度，螺钉孔数目不得少于 6 孔，最好选用较宽的 4.5 mm 动力加压钢板(DCP 或 LC-DCP)，远近骨折段至少各由 3 枚螺钉固定，以获得足够的固定强度。对于短斜形骨折尽量使用 1 枚跨越骨折线的拉力螺钉，而粉碎性骨折最好同时植入自体松质骨(图 2-9)。AO 推荐的手术入路是后侧切口，将钢板置于肱骨干的后侧，而且在骨折愈合后不再取出。但国内多数骨科医师愿意采用上臂前外侧入路，将钢板放置在骨干的前外侧，在骨折愈合后取出内固定物也相对比较容易。

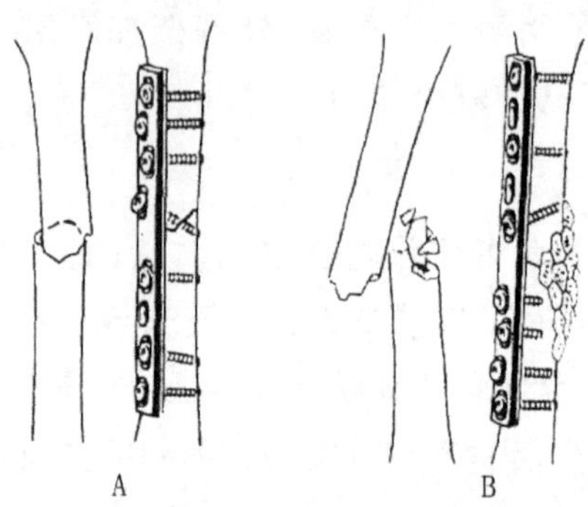

图 2-9 肱骨干骨折钢板螺钉内固定

A.横形骨折的固定方法；B.如为粉碎性骨折Ⅰ期应进行自体松质骨植骨

(3)带锁髓内针固定：随着带锁髓内针的普及应用，以往的 Rush 针或 V 形针、矩形针已较少使用。使用带锁髓内针的优点是软组织剥离少，术后可以适当负重，用于粉碎性骨折时其优点更为突出。由于是带锁髓内针，其尾端部分基本与肱骨大结节在同一平面，对肩关节功能影响不大(近期可能有一定影响)。使用时刻采用顺行或逆行穿针方法，与股骨或胫骨不同的是，其近端锁钉一般不穿过对侧皮质(避免损伤腋神经)，而远端锁钉最好采用前后方向(避免损伤桡神经)(图 2-10)。

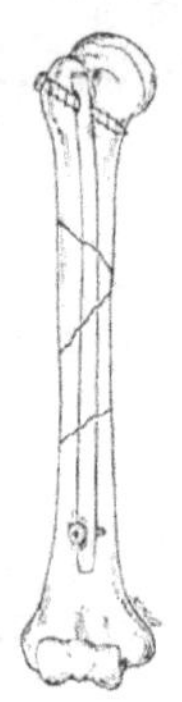

图 2-10 髓内针治疗肱骨干骨折(顺行穿针)

(4)外固定架固定：从严格意义上讲，外固定架固定是一种介于内固定和传统外固定之间的一种固定方式，其有创、有固定针进入组织内穿过两侧皮质，必要时可切开直视下复位。优点：创伤小，固定相对可靠，愈合周期比较短，不需二次手术取出内固定物，对邻近关节干扰小。缺点：针道可能发生感染，尽管其固定物已经比其他外固定方式轻便了许多，但仍有不便，用于中上 1/3 骨折时可能影响肩关节活动。肱骨干骨折多用单边固定方式，有多种比较成熟的外固定架可供选择，治疗成功的关键在于熟悉和正确使用，而不在于外固定架本身。

(5)Ender 针固定：采用多根可屈件的髓内针——Ender 针固定，现国内少数医院的医师仍在应用。利用不同方向插针和三点固定原理，可较好地控制骨折端的旋转，成角。操作比较简单，既可顺行也可逆行打入。术前需要准备比较齐全的规格、型号，包括不同长度和直径的Ender针。切忌强行打入，否则可造成骨质劈裂和髓内针穿出髓腔。

第四节 肱骨髁上骨折

肱骨髁上骨折是指肱骨远端内外髁上方的骨折，以儿童(5～8 岁)最常见。据统计约占儿童全身骨折的 26.7%，肘部损伤的 72%。

与肱骨干相比较，肱骨髁上部处于骨松质与骨密质交界处，后有鹰嘴窝，前有冠状窝，两窝间仅有一层极薄的骨片，承受载荷的能力较差，因此，不如肱骨干坚固，是易于发生骨折的解剖学基础。肱骨内、外两髁稍前屈，并与肱骨干纵轴形成向前 30°～50°的前倾角，骨折移位可使此角发生改变(图 2-11)。肱骨滑车关节面略低于肱骨小头关节面，前臂伸直、完全旋后时，上臂与前臂纵轴呈 10°～15°外翻的携带角，骨折移位可使携带角改变而成肘内翻或肘外翻畸形(图 2-12)。

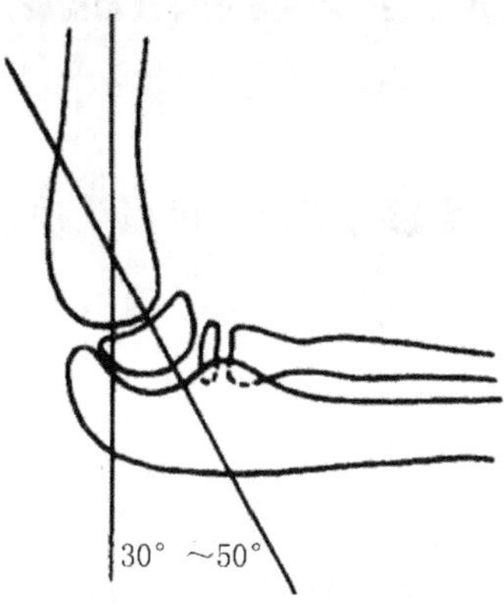

图 2-11 肱骨下端的前倾角

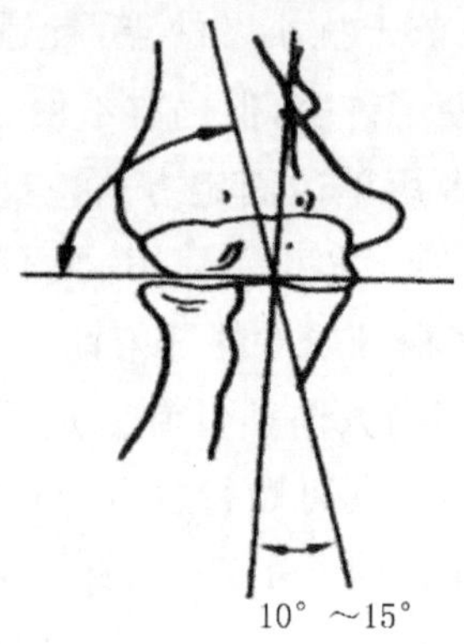

图 2-12 肱骨下端的携带角

肱动、静脉和正中神经从上臂的下段内侧逐渐转向肘窝部前侧，由肱二头肌腱膜下通过而进入前臂。桡神经通过肘窝前外方并分成深、浅两支进入前臂，深支与肱骨外髁部较接近。尺神经紧贴肱骨内上髁后方的尺神经沟进入前臂。肱骨髁上部为接近骨松质的部位，血液供应较丰富，骨折多能按期愈合(图 2-13)。

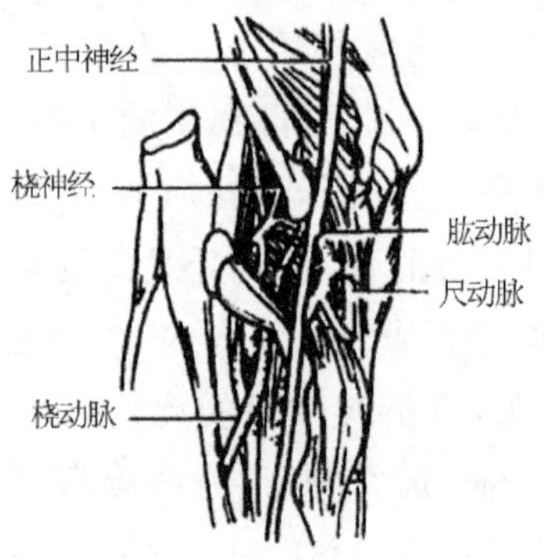

图 2-13 肘窝部的神经和血管

一、病因、病机

肱骨髁上骨折多由于间接暴力所致。根据受伤机制不同，肱骨髁上骨折可分为伸直型和屈曲型两种。

(一)伸直型

此型约占 95%，受伤机制为跌倒时手部着地，同时肘关节过伸及前臂旋前，地面的反作用力经前臂传导至肱骨下端，致肱骨髁上部骨折。骨折线方向由后上方至前下方斜行经过。骨折的近侧端向前移位，远侧端向后移位(图 2-14)，并可表现为尺偏移位，或桡偏移位，或旋转移位。尺偏移位为骨折远段向后、内方向移位。暴力作用除造成伸直型骨折外,还同时使两骨折端的内侧产生一定的压缩,或形成碎骨片,骨折近段的内侧有骨膜剥离。此类骨折内移和内翻的倾斜性大,易发生肘内翻畸形(图 2-15)。桡偏移位为骨折远端向后、外侧方移位,患肢除受上述暴力作用而致伸直型骨折外,还造成两骨折断端的外侧部分产生一定程度的压缩,骨折近段端的外侧骨膜剥离(图 2-16)。伸直型肱骨髁上骨折移位严重者,骨折近侧端常损伤肱前肌并对正中神经和肱动脉造成压迫和损伤。

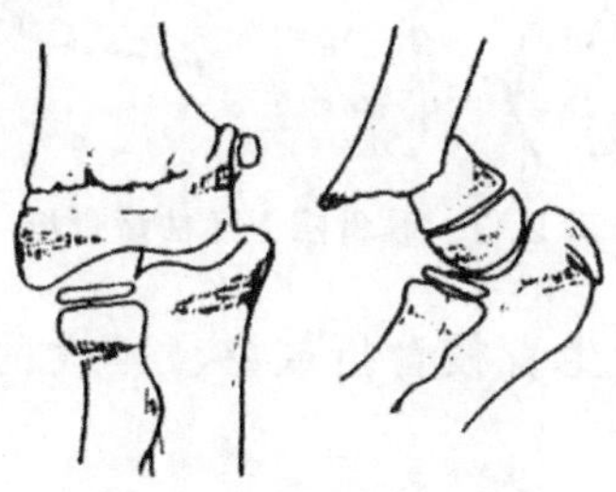

图 2-14 肱骨髁上骨折伸直型

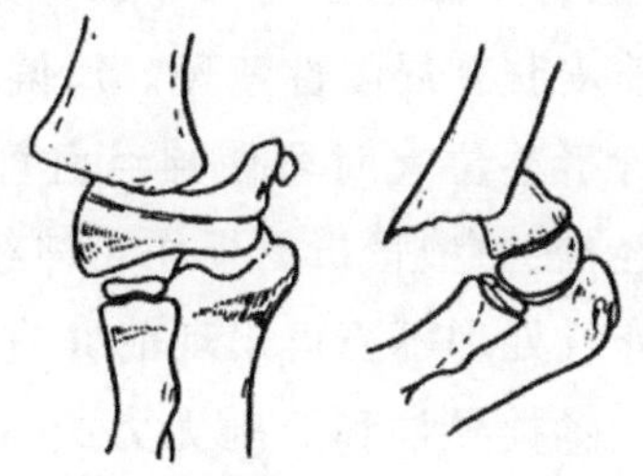

图 2-15 肱骨髁上伸直尺偏型骨折

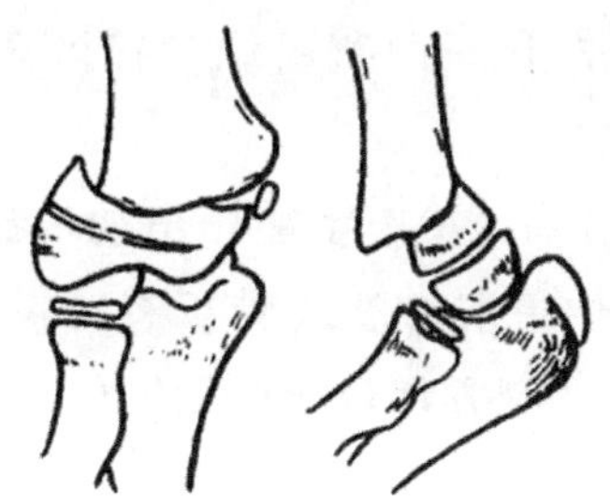

图 2-16 肱骨髁上伸直桡偏型骨折

(二)屈曲型

此型约占 5%,受伤机制是跌倒时肘关节处于屈曲位,肘后着地,外力自下向上，尺骨鹰嘴由后向前撞击肱骨髁部，使之髁上部骨折。骨折线自前上方斜向后下方，骨折远侧段向前移位，近侧段向后移位(图 2-17)。骨折远端还同时向内侧或外侧移位而形成尺偏型骨折或桡偏型骨折。

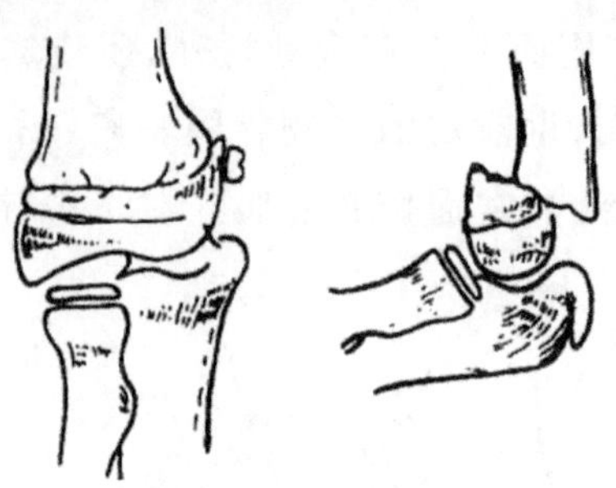

图 2-17　肱骨髁上屈曲型骨折

若上述暴力较小，可发生青枝骨折或移位不大的裂纹骨折，或呈轻度伸直型、屈曲型骨折。

二、诊断

伤后肘部弥漫性肿胀，肱骨干骺端压痛明显或有异常活动，患肢抬举与肘关节因痛活动受限。偶见肘前皮肤有局限性紫斑。尺偏型骨折或桡偏型骨折可造成肘内翻或肘外翻畸形。骨折移位大时可使神经血管挫伤或受压，伸直型骨折容易挫伤桡神经与正中神经，屈曲型骨折易损伤尺神经。

损伤严重患者延误治疗或处理不当可出现前臂缺血症状，表现为肢痛难忍、桡动脉搏动消失、皮肤苍白、感觉异常和肌肉无力或瘫痪，即所谓“5P”征。手指伸直引起剧烈疼痛为前臂屈肌缺血早期症状，很有参考价值，但若神经缺血同时存在则此征可为阴性。急性前臂屈肌缺血常因患肢严重创伤出血，或外固定包扎过紧使筋膜间室压力升高而致组织微循环障碍所致，又称筋膜间室综合征。

肱骨髁上骨折一般通过临床检查多能作出初步诊断，肘部正侧位 X 线检查有利于了解骨折类型和移位情况。裂纹骨折有时需照斜位片才能看清楚骨折线，如果两骨折端不等宽或有侧方移位而两侧错位的距离不等，则说明骨折远端有旋转移位。

有移位的肱骨髁上骨折，特别是低位伸直型肱骨髁上骨折，骨折远端向后上方移位，肘后突起，前臂相对变短，畸形类似肘关节后脱位，二者需鉴别(表 2-1)。

表 2-1 伸直型肱骨髁上骨折与肘关节后脱位的鉴别

鉴别要点	伸直型肱骨髁上骨折	肘关节后脱位
肿胀	严重	较轻
肘后三角	关系正常	关系紊乱
弹性固定	无	有
触诊	肘窝可触及不平的近折端	可触及光滑的肱骨下端
瘀斑及水疱	有	无
疼痛	严重	轻

三、治疗

肱骨髁上骨折的复位要求较高,必须获得正确的复位。儿童的塑形能力虽然较强,但肱骨髁上骨折的侧方移位和旋转移位不能完全依靠塑形来纠正,故侧方移位和旋转移位必须矫正。若骨折远端旋前或旋后,应首先矫正旋转移位。尺偏型骨折容易后遗肘内翻畸形,多由尺偏移位或尺侧骨皮质遭受挤压而产生塌陷嵌插,或内旋移位未获矫正所致。因此,复位时应特别注意矫正尺偏移位、尺侧倾斜嵌插及内旋移位,矫正尺偏移位时甚至宁可有轻度桡偏,不可有尺偏,同时使远折端呈外旋位,以防止发生肘内翻。不同类型的骨折可按下列方法进行治疗。

(一)整复固定方法

1.手法整复夹板固定

无移位的青枝骨折、裂纹骨折或有轻度前后成角移位而无侧方移位的骨折,不必整复,可选用超肘关节夹板固定 2～3 周即可;对新鲜有移位骨折,应力争在肿胀发生之前,一般伤后 4～6 小时进行早期的手法整复和小夹板外固定;对严重肿胀、皮肤出现张力性水疱或溃烂者,一般不主张手法整复,宜给予临时固定,卧床休息,抬高患肢,待肿胀消退后,争取在 1 周内进行手法整复;对有血管、神经损伤或有缺血性肌挛缩早期症状者,在严密观察下,可行手法整复,整复后用一块后托板作临时固定,待血运好转后,再改用小夹板固定或采用牵引治疗。

(1)整复方法:患者仰卧,前臂置于中立位。采用局部麻醉或臂丛神经阻滞麻醉。两助手分别握住上臂和前臂在肘关节伸直位(伸直型)或屈曲位(屈曲型)沿着上肢的纵轴方向进行拔伸,即可矫正重叠短缩移位及成角移位。

若骨折远端旋前(或旋后),应首先矫正旋转移位,助手在拔伸下使前臂旋后(或旋前)。然后术者一手握骨折近段,另一手握骨折远段,相对横向挤压,矫正侧方移位。

最后再矫正骨折远端前、后移位。如为伸直型骨折，术者以两拇指在患肢肘后顶住骨折远段的后方，用力向前推按。其余两手第 2～5 指放于骨折近端的前方，并向后方按压，与此同时，助手将患肢肘关节屈曲至 90°即可复位；如为屈曲型骨折，术者以两拇指在肘前方顶住骨折远端前方向后按压，两手第 2～5 指置于骨折近端的后方，并向前方端提，同时助手将患肢肘关节伸展到 60°左右即可复位。

尺偏型骨折复位后，术者一手固定骨折部，另一手握住前臂，略伸直肘关节，并将前臂向桡侧伸展，使骨折端桡侧骨皮质嵌插并稍有桡倾，以防肘内翻发生。桡偏型骨折轻度桡偏可不予整复，以免发生肘内翻。两型骨折复位后，均应用合骨法，即在患肢远端纵轴叩击、加压，使两骨折断端嵌插，以稳定骨折端。髁上骨折有重叠、短缩移位时，复位手法以拔伸法和两点按正法为主，不宜用折顶法，以防尖锐的骨折端刺伤血管神经。

(2)固定方法：肱骨髁上骨折采用超肘夹板固定。夹板长度应上达三角肌水平，内、外侧夹板下超肘关节，前侧夹板下至肘横纹，后侧夹板至鹰嘴下。夹板固定前应根据骨折类型放置固定垫。伸直型骨折，在骨折近端前侧放一平垫，骨折远端后侧放一梯形垫。兼有尺偏型的把一塔形垫放在外髁上方，另一梯形垫放在内髁部(图 2-18)。兼有桡偏型的把一塔形垫放在内髁上方，另一梯形垫放在外髁部。屈曲型骨折，在骨折近端的后方放一个梯形垫，因骨折远端的前方有肱动、静脉和正中神经经过，故只能在小夹板的末端加厚一层棉花以代替前方的平垫(图 2-19)，内外侧固定垫的放置方法与伸直型骨折相同。

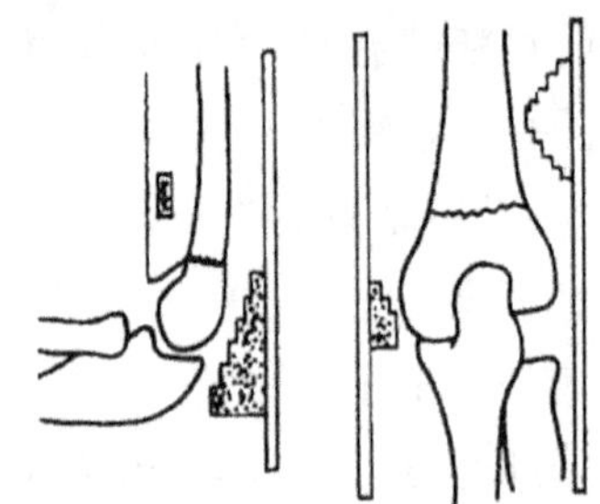

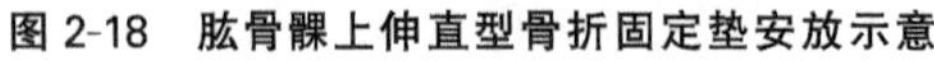
图 2-18 肱骨髁上伸直型骨折固定垫安放示意

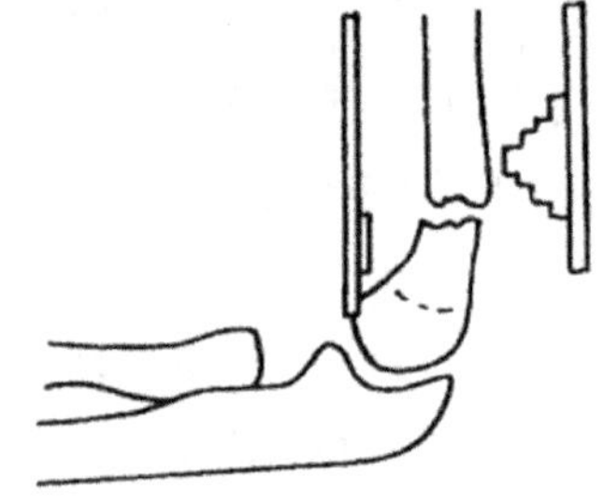

图 2-19 肱骨髁上屈曲型骨折前后加垫法

放置固定垫后，依次放好四块夹板，由助手扶持，术者扎缚固定。伸直型骨折应固定肘关节于屈曲 90°～110°位 3～4 周。屈曲型骨折应固定肘关节于屈曲 40°～60°位 2 周，而后再换夹板将肘关节改屈肘 90°位固定 1～2 周。

2.骨牵引复位固定

(1)适应证:对新鲜的有严重移位的骨折,因肿胀严重、疼痛剧烈或合并有血管、神经损伤,不宜立即进行手法整复者;或经临时固定,抬高患肢等治疗后,局部情况仍不宜施行手法复位者;或低位不稳定的肱骨髁上骨折,经手法复位失败者。

(2)方法:行患肢尺骨鹰嘴持续牵引固定(图 2-20)。2～3 天时肿胀可大部分消退,做 X 线检查,若骨折复位即可行小夹板外固定或上肢石膏外展架固定(图 2-21)。

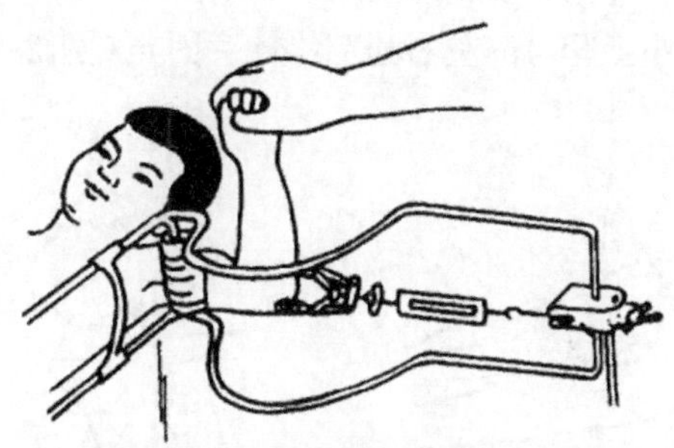

图 2-20　上肢尺骨鹰嘴牵引固定

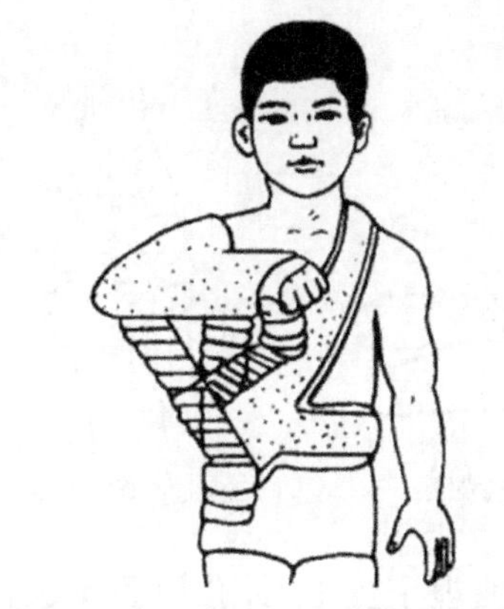

图 2-21　髁上骨折复位后外展架固定

3.闭合穿针内固定

(1)适应证:尺偏型或桡偏型不稳定性骨折。若合并血管神经损伤,或肿胀严重、有前臂高压症者则不宜使用。

(2)方法:手术操作在带影像 X 线监视下进行,常规无菌操作。仰卧患肢外展位,臂丛神经阻滞麻醉或全麻,两助手对抗牵引、纠正重叠畸形,术者根据错位情况,先纠正旋转、侧方移位,再纠正前后移位,而后给予穿针内固定。常用的穿针固定方法有4种。①经内、外髁交叉固定:用直径2 mm左右的克氏针于外髁的外后下经皮刺入抵住骨皮质,取1枚同样的克氏针从内髁的最高点(不可后滑伤及尺神经)向外上呈45°左右进针,与第1枚针交叉固定(图2-22)。②经外髁交叉固定:第1枚针进针及固定方法同上,第2枚针进针点选在距第1枚针周围0.5~1.0 cm处,进针后与第1枚针交叉穿出近折端内侧骨皮质(图2-23)。③经髁间、外髁交叉固定:第1枚针从鹰嘴外缘或正对鹰嘴由下向上经髁间及远、近折段而进入近折端髓腔,维持大体对位;第2枚针从肱骨外髁向内上,经折端与第1枚针交叉固定(图2-24)。④经髁间、内髁交叉固定:髁间之针同上,另取1枚针从内髁的最高点向外上呈45°左右进针,交叉固定(图2-25)。

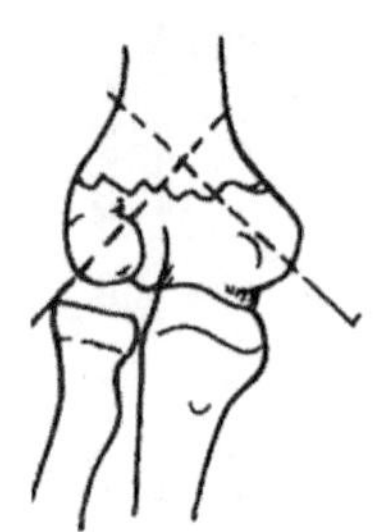
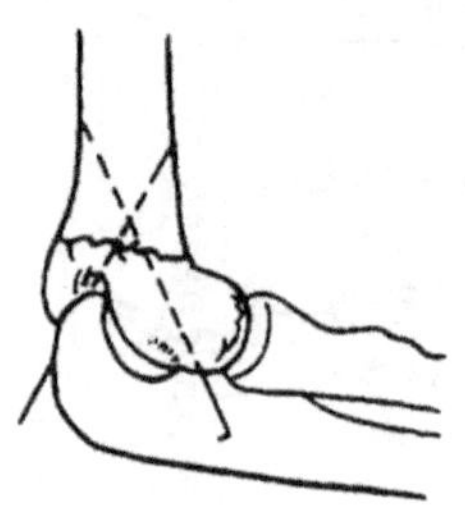
图2-22 经内、外髁交叉固定

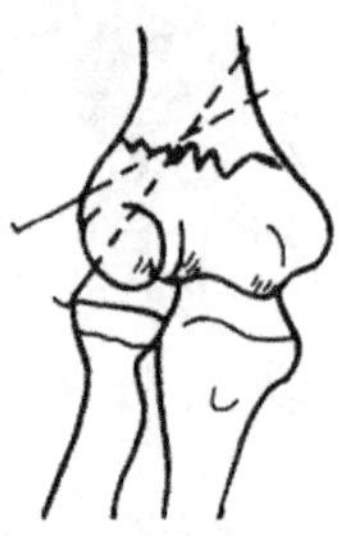
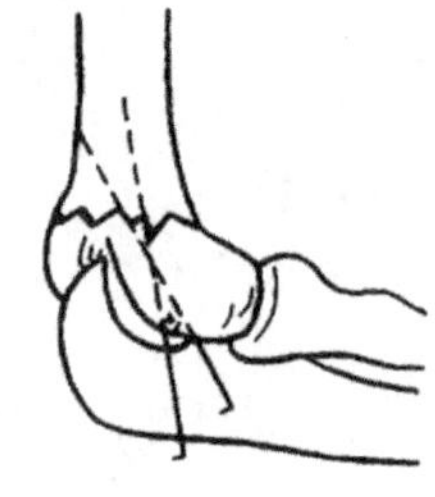
图2-23 经外髁交叉固定

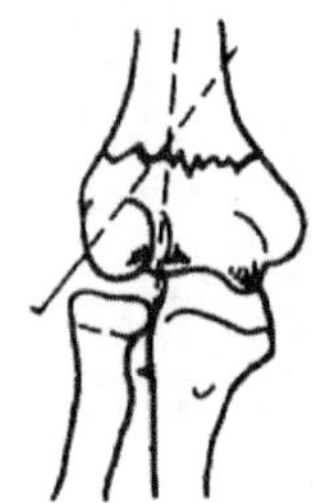
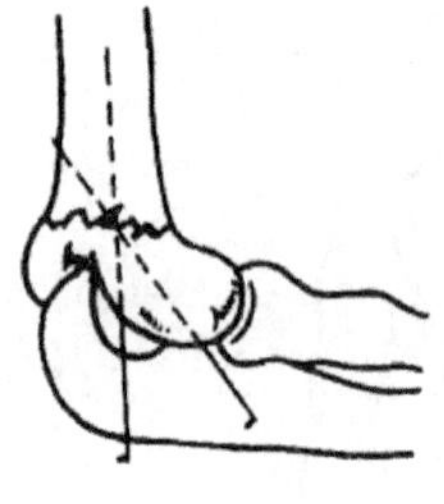
图2-24 经髁间、外髁交叉固定

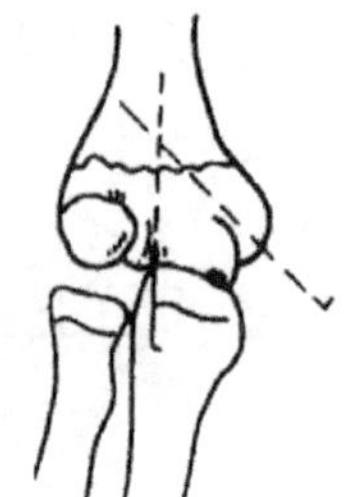
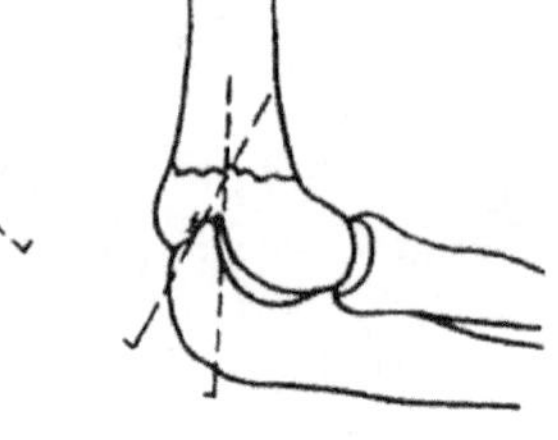
图2-25 经髁间、内髁交叉固定

固定满意后,将针尾弯曲埋于皮下,针孔用无菌敷料包扎。外用小夹板辅助固定,屈肘悬吊前臂。术后注意观察患肢血液循环情况,3周后拔钢针。对复位后较稳定者,可选择经内、外髁交叉固定。对严重桡偏型骨折,可选用经外髁交叉固定,或经髁间、外髁交叉固定。对严重尺偏移位者,可选用经髁间、内髁交叉固定。

4.切开复位内固定

(1)适应证:经手法复位失败者,可施行切开复位内固定。

(2)手术方法:臂丛神经麻醉,手术取外侧切口,暴露骨折端,将其复位,应用克氏针从内外侧髁进针贯穿骨折远端和近端,交叉固定,针尾埋于皮下,上肢石膏功能位固定,3～4 周拆除石膏,拔钢针后进行功能锻炼。

(二)药物治疗

骨折初期肿胀、疼痛较甚,治宜活血祛瘀、消肿止痛,可内服和营止痛汤加减。肿胀严重,血运障碍者加三七、丹参;并重用祛瘀、利水、消肿药物,如白茅根、泽兰之类。外敷跌打万花油或双柏散。如局部有水疱,可在刺破或穿刺抽液后,再外敷跌打万花油。中期宜和营生新、接骨续损,可内服续骨活血汤,合并神经损伤者应加补气活血、通经活络之品,如黄芪、地龙、威灵仙等。后期宜补气血、养肝肾、壮筋骨,可内服补肾壮筋汤。解除夹板固定后,用舒筋活络,通利关节的中药熏洗。

(三)功能康复

肱骨髁上骨折一经整复与小夹板固定后,即可进行功能锻炼。早期多做握拳、腕关节屈伸活动,在 7～10 天内不做肘关节的屈伸活动。中期(2 周后)除做早期锻炼外,可加做肘关节的屈伸活动和前臂的旋转活动;如为上臂超肘小夹板固定,可截除前、后侧夹板的肘关节以下部分,便于练功。但须注意,屈曲型骨折肘关节不能做过度屈曲活动,伸直型骨折不能做肘关节过度伸展活动,以防止骨折端承受不利的剪力,影响骨折愈合。后期骨折临床愈合后,解除外固定,并积极主动锻炼肘关节屈伸活动,严禁暴力被动活动,以免发生损伤性骨化,影响肘关节活动功能。

四、并发症的处理

(一)肘内翻

肘内翻是常见的并发症,肘内翻发生的原因有如下几种:①骨折时损伤了肘部骨骺,生长不平衡,认为是肱骨外上髁和肱骨小头骨骺受到刺激所致,肱骨外上髁生长速度增加而产生畸形;在生长发育过程中,无移位的骨折也会导致携带角改变;②尺偏移位致两骨折端的内侧被挤压塌陷或形成碎骨片而缺损,虽经整复固定,而尺偏移位倾向存在,从而导致迟发性尺偏移位;③骨折远端沿上臂纵轴内旋,导致骨折远端骑跨于骨折近端,再加骨折远端的肢体重力,肌肉牵拉和患肢悬吊于胸前时的内旋影响,使骨折的远端产生内倾内旋运动而导致肘内翻的发生;④正位 X 线片显示骨折线由内上斜向外下,复位时常易将骨折远端推向尺侧,导致尺偏移位。

肘内翻畸形以尺偏移位者发生率高，多发生在骨折后3个月内，可采取下列预防措施：①力争一次复位成功，注意保持两骨折端内外侧骨皮质的完整；②闭合复位后肢体应固定于有利骨折稳定的位置，伸直尺偏型骨折应固定在前臂充分旋后和锐角屈肘位；③通过手法过度复位使内侧骨膜断裂，消除不利复位因素；④不稳定骨折或肢肿严重不容许锐角屈肘固定者，骨折复位后应经皮穿针固定，否则牵引治疗；⑤切开复位务必恢复骨折正常对线，携带角宁可过大，莫取不足，内固定要稳固可靠。

轻度肘内翻无须处理，肘内翻超过15°畸形明显者可行髁上截骨矫正。通常用闭合式楔形截骨方法，从外侧切除一楔形骨块。

手术取外侧入路，在肱三头肌外缘切开骨膜，向前后适当剥离显露干骺端，按设计截骨。保留内侧楔尖皮质及皮质下薄层骨松质并修理使具有适度可塑性，缓缓闭合截骨间隙使远近截骨面对合，检查携带角是否符合要求，肘有无过伸或屈曲畸形，然后用两枚克氏针固定，闭合切口前拍正侧位片观察。术后长臂前后石膏托固定，卧床休息1～2周，然后下地活动，以免石膏下滑使携带角减小。

(二)前臂缺血性肌挛缩(Volkmanns缺血挛缩)

该病为髁上骨折最严重的并发症，可原发于骨折或并发血管损伤，发病常与处理不当有关。出血和组织肿胀可使筋膜间室压力升高，外固定包扎过紧和屈肘角度太大使间室容积减小或无法扩张是诱发本病的至关因素，由于间室内压过高直接阻断组织微循环，或刺激压力感受器引起反射性血管痉挛而出现肌肉神经缺血症状，故又称间室综合征。

前臂屈肌缺血症状多在伤后或骨折复位固定后24～48小时内出现，此间宜住院密切观察，尤其是骨折严重移位患者。门诊患者应常规交代注意事项，预6～12小时内返诊复查血运。

间室综合征出现是肌肉缺血挛缩的先兆，主要表现肢痛难忍，皮温低，前臂掌侧间室严重压痛和高张力感，继而手指感觉减退，屈肌力量减弱，脉搏可存在。一旦出现以上症状应紧急处理：去除所有外固定，伸直肘关节，观察30～60分钟。若无好转，使用带灯芯导管测量间室压力，临界压力为4.0 kPa(30 mmHg)，压力高于此值或高于健侧应考虑手术减压。无条件测压者也可根据临床症状作出减压决定，同时探查血管，为争取时间术前不必行常规造影，必要时可在术中进行。

单纯脉搏消失而肢体无缺血症状者，可能已有充足的侧支循环代偿，无须手术处理，只需密切观察。大多数患者脉搏可逐渐恢复。

（三）神经损伤

肱骨髁上骨折并发神经损伤比较常见，发生率为5%～19%。大多数损伤为神经传导功能障碍或轴索中断，数天或数月内可自然恢复，神经断裂很少见。移位严重的骨折闭合复位有误伤神经血管的危险，或使原有神经损伤加重，恢复时间延长和因瘢痕增生而致失去自然恢复机会。因此，许多学者对合并神经损伤的肱骨髁上骨折主张切开复位治疗。

神经损伤的早期处理主要为支持疗法，被动活动关节并保持功能位置。伤后2～3个月后临床与肌电图检查皆无恢复迹象应考虑手术探查松解。

第五节　尺桡骨干双骨折

尺桡骨干双骨折占全部骨折的10%～14%，在前臂骨折中居第2位，仅次于桡骨远端骨折。

一、损伤机制

最常见的致伤原因为运动损伤和前臂遭受直接打击，这些类型的骨折多见于年轻患者。老年人多因摔倒手掌撑地所致。尺桡骨干双骨折可由直接暴力、间接暴力、扭转暴力引起，有时导致骨折的暴力因素复杂，难以分析其确切的暴力因素。

（一）直接暴力

多数是被击伤或机器绞伤，软组织损伤比较重，骨折线常在同一平面，而且多数是横断或粉碎性（图2-26A）。

（二）间接暴力

跌倒时，手掌着地，地面冲力由下而上，使桡骨干中部或上部发生骨折，残余的暴力，通过骨间膜传到尺骨，使尺骨下端发生骨折。因此，骨折线不在同一平面上，桡骨骨折线较高，且多数是横断或锯齿状；尺骨骨折线较低，短斜面型；骨折移位较多，但软组织损伤比较轻（图2-26B）。

（三）扭转暴力

跌倒时，手掌着地，躯干过分向一侧倾斜，使前臂过度旋前或旋后扭转，造成尺、桡骨螺旋形骨折。尺、桡骨骨折线方向一致，多数是由内上方斜向外下方，但骨折线的平面不同，尺骨干骨折线在上，桡骨干骨折线在下(图 2-26C)。

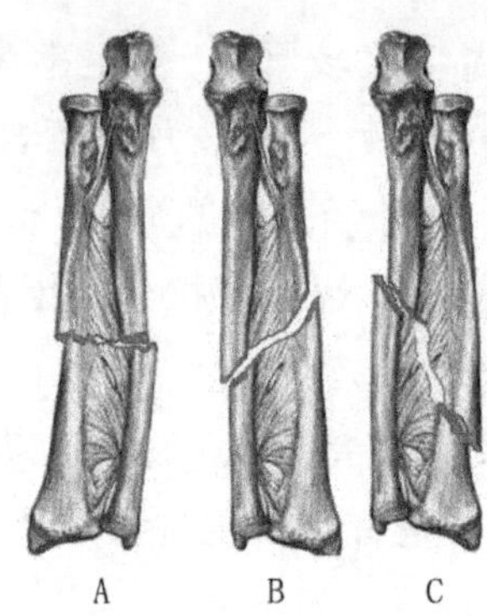

图 2-26 尺桡骨干双骨折损伤机制示意

A.直接暴力；B.间接暴力；C.扭转暴力

二、分型

一般采用 AO 分型，尺桡骨双骨折对应于该分型的 22-A3、22-B3 和 22-C1.2、C1.3、C2.2、C2.3、C3.2、C3.3 型。

三、诊断

(一)外伤史

较明确。

(二)临床表现

主要表现为急性疼痛，局部肿胀、压痛明显，可有骨擦音及异常活动，前臂可有短缩、成角和旋转畸形，前臂活动受限。闭合性骨折合并血管神经损伤罕见，但临床上也要注意检查，不要漏诊。

(三)影像学检查

通常需要包括前臂全长的正侧位 X 线片确诊，X 线片要包括肘腕两个关节。注意有无合并下尺桡关节或桡骨头脱位等情况。

四、治疗

儿童的尺桡骨干双骨折很少需要手术治疗。

对成人有移位的尺桡骨干双骨折，虽然用闭合复位的方法有可能取得成功，但一般认为切开复位和内固定是最好的治疗方法。而且，对前臂骨折的治疗，不应作为一般骨干骨折来处理，而应像对待关节内骨折一样来加以处理治疗。

目前治疗成人尺桡骨干双骨折的“金标准”为AO所推崇的切开复位钢板螺钉内固定(图2-27)。钢板通常选用3.5 mm动力加压钢板(DCP)或是有限接触加压钢板(LC-DCP),重建钢板和部分管型钢板强度不足以固定这类骨折。

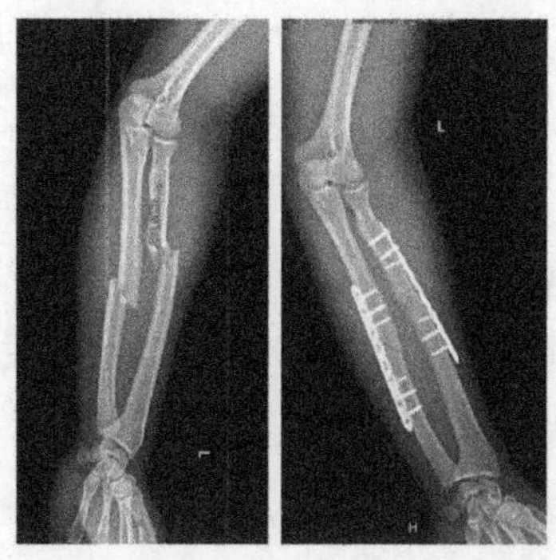

图2-27 尺桡骨干双骨折切开复位钢板内固定,术前(左)和术后(右)X线片

有些学者建议使用髓内钉固定。因为髓内钉固定切口小、不破坏骨膜、内固定取出后再骨折的风险很小,内植物相关并发症也很少。但早年髓内钉如克氏/斯氏针或Rush棒,由于缺乏轴向和旋转稳定性,髓内固定后骨不愈合的发生率很高。近年来随着交锁髓内钉的出现,髓内钉固定重新又受人关注,并且取得了一定的临床效果。

五、并发症

(一)前臂骨干骨不愈合

多个大样本临床试验报道,前臂骨折经过有效固定后,骨不愈合的发生率低于5%。骨不连的危险因素包括严重粉碎性骨折,开放骨折,以及医源性因素(如术中软组织剥离过大);单纯尺骨干或桡骨干骨折容易发生骨不连(图2-28)。

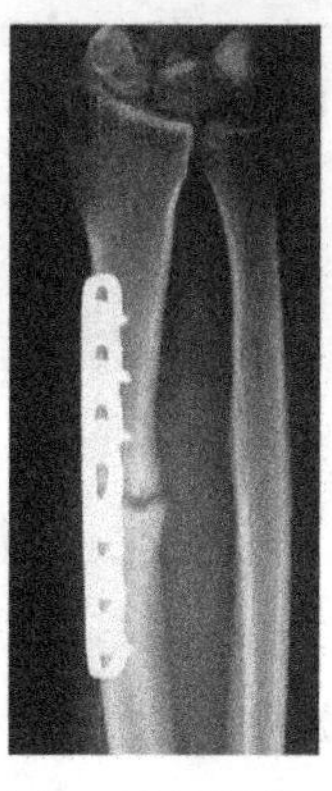

图2-28 单纯桡骨干骨折钢板固定后骨不连接

骨不连多需再次手术治疗。肥大性骨不连的骨端血运通常没有问题,不需要植骨,治疗的中心是增加固定的稳定性。萎缩性骨不连的骨端血供不足,成骨能力下降,通常在重建稳定性的同时需要植骨,合并骨缺损者尤甚,主张首选自体骨移植。缺损长度超过 6 cm 的甚至需要进行吻合血管的游离骨移植来修复缺损。

(二)畸形愈合

骨折畸形愈合包括旋转畸形、成角畸形,或者两者兼而有之。其结果是骨间膜张力增加,旋转时尺桡骨发生撞击,使前臂旋前-旋后功能受限甚至丧失;远侧尺桡关节不稳及疼痛;影响外观。

畸形愈合影响功能者需要截骨矫正,闭合楔形截骨或斜形截骨均可,取决于畸形的方式和部位。

(三)前臂急性骨筋膜间室综合征

遇前臂高能量损伤,尤其是年轻患者,需高度警惕骨筋膜室综合征的发生。诊断主要靠体检,重要的症状和体征包括与影像学不符的严重疼痛、手指严重的被动牵拉痛,以及手部感觉减退和异常。早期症状可能不明显,应密切观察,多作检查,以便早期确诊,及时采取治疗措施。

筋膜切开减压术是骨筋膜室综合征唯一的防治手段,应在肌肉缺血性改变尚可逆转之前即予实施(图 2-29)。

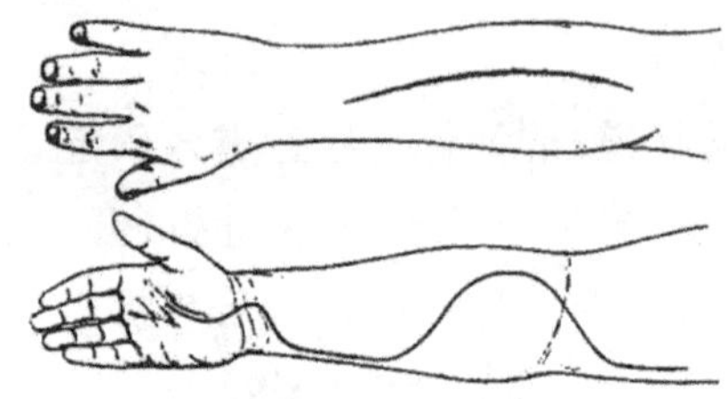

图 2-29　前臂深筋膜切开减压的经典的手术切口示意

(四)再骨折

钢板取出后前臂骨干有发生再骨折的风险。再骨折可发生在原来骨折的部位或螺钉钉道部位。危险因素包括原有高能量损伤、挤压伤或开放性损伤、使用过粗的螺钉、复位不佳、术后不到 1 年就取钢板,以及骨折部位存在持续的透亮线。为预防再骨折的发生,建议不常规取出前臂钢板,只有钢板位于皮下出现症状才考虑取出;即使需要,钢板最好等到术后 2 年再取,因为取的时间越晚,再骨折的可能越小;钢板取出后,须用石膏托保护前臂 6 周,告诫患者 6 个月之内别用力挤压和扭转前臂，因为发生再骨折的危险犹存。

（五）尺桡骨骨性连接

尺桡骨干双骨折，尤其是骨折位置处于同一水平或位于前臂近侧 1/3 者，无论保守治疗还是手术治疗都可能发生尺桡骨骨性连接。手术切除尺桡骨骨性连接部是唯一有效的治疗方法。术前 CT 检查确定骨性连接的位置和范围，术中切除骨块后要彻底止血，在骨间膜植入脂肪垫，术后镇痛鼓励患者早期功能锻炼，预防性使用吲哚美辛，采取综合措施防止术后再发生骨性连接。

（六）感染

感染一旦发生，建议实施充分的病灶清除和创面灌洗，辅以合适的抗感染治疗（基于细菌药敏试验结果）。是否取出内植物存有争议，一般认为，只要骨折块血供良好，固定确切无松动迹象，不建议常规取出钢板。因为内植物有助于创面护理、维持力线、促进骨愈合和允许患者早期功能康复。

（七）血管神经损伤

前臂血供丰富，单一桡动脉或尺动脉损伤不会造成肢体血液灌注障碍。只有在严重挤压伤合并多发血管损伤，前臂离断的情况下才需要修复血管。修复血管应该在骨折得以稳定后（钢板或外固定支架）才能进行。

前臂骨折可引起正中神经、尺神经和桡神经损伤，累及桡神经深支，即前臂骨间背神经者居多，尤其是 Monteggia 骨折-脱位。损伤多为神经挫伤，可自然恢复，不主张早期进行神经探查。

第六节　桡骨头颈部骨折

桡骨头颈部骨折是临床常见的骨折类型之一，约占全身骨折的 0.8%，属于关节内骨折。由于其解剖结构复杂，比一般骨折更难处理，治疗结果关系到肘关节的稳定性和前臂的功能，因此正确的临床治疗尤显重要。

一、病因、病机

桡骨头颈部骨折多见于青壮年，多由间接暴力所致，如跌倒时手掌着地，暴力沿桡骨向上传达，引起肘过度外翻，使桡骨头撞击肱骨小头，反作用力使桡骨头受到挤压而发生骨折。儿童由于桡骨近端薄弱，暴力作用可造成头骺分离或干骺端骨折，即桡骨颈骨折。如暴力继续作用，肘关节进一步外翻，则造成肘关节内侧副韧带支持结构的损伤——内侧副韧带损伤或肱骨内上髁撕脱骨折；而伸肘位时尺骨鹰嘴紧嵌于鹰嘴窝内可造成尺骨鹰嘴骨折；桡骨结节对尺骨的顶压可导致尺骨上段骨折；由于外翻暴力的影响，桡神经与桡骨头关系又极为密切，故容易受到挤压或牵拉而致伤；本病伤后还常合并肱骨内上髁骨折、尺骨鹰嘴骨折及桡神经正中神经、尺神经损伤。

二、临床表现

桡骨头处有明显疼痛感、压痛及前臂旋转痛。桡骨头处局限性肿胀，并可伴有皮下淤血。肘关节屈伸、前臂旋转活动障碍明显。还可伴有桡神经损伤。

依据影像学所见，一般分为以下四型。

(一)无移位型

无移位型指桡骨颈部的裂缝及青枝骨折，此型稳定，一般无须复位。多见于儿童。

(二)嵌顿型

嵌顿型多为桡骨颈骨折时远侧断端嵌入其中，此型亦较稳定。

(三)歪戴帽型

歪戴帽型即桡骨颈骨折后，桡骨头部骨折块偏斜向一侧，犹如头戴法兰西帽姿势。

(四)粉碎型

粉碎型指桡骨、颈和(或)头部骨折有3块以上碎裂者。

三、诊断与鉴别诊断

患者有明显的外伤史，局部疼痛、肿胀，前臂屈伸功能障碍，前臂旋转功能受限，以旋后运动受限明显。如合并伴有肘关节脱位，肘部明显畸形，肘窝部饱满，前臂外观变短，尺骨鹰嘴后突，肘后部空虚和凹陷，出现肘后三角关系破坏的表现。一般X线检查，可以确诊。

四、治疗

对于无移位或轻度移位骨折采用非手术保守治疗为主，移位明显者用切开复位内固定术。

（一）无移位及嵌入型

仅在肘关节用上肢石膏托或石膏功能位固定3～4周。

（二）轻度移位者

施以手法复位，在局部麻醉下，在助手的持续的牵引条件下，由术者一手拇指置于桡骨头处，另一手持住患者腕部在略施牵引情况下快速向内、外两个方向旋转运动数次，一般多可复位。

（三）移位明显者

先复位不佳者，可行桡骨头切开复位，必要时同时行内固定术。在桡骨头严重粉碎性骨折，无法重建修复桡骨头时，可行桡骨头切除术，也可在切除后内置人工桡骨头。14岁以下儿童不宜做桡骨头切除术。

五、预防与调护

复位成功后即可进行简单的手指及腕关节的屈伸活动，2～3周后，可以开始肘关节屈伸功能训练。合理的功能锻炼有助于最大限度恢复功能，采取循序渐进的原则，早期以被动活动为主，晚期则改为主动活动为主，并根据骨痂生长情况，给予适当的负荷锻炼，促进功能康复。

第七节　桡骨远端骨折

桡骨远端骨折是指距桡骨远端关节面3 cm以内的骨折，这个部分是松质骨和密质骨交界处，是解剖薄弱的区域，较易发生骨折，桡骨远端骨折常见，约占全身骨折总数的1/6。骨折无人种差异，呈双峰分布：5～14岁关节内骨折，60～69岁关节外骨折，男性∶女性＝1∶4。

尺桡骨远端三柱理论认为桡侧柱为桡骨远端外侧半，包括舟骨窝和桡骨茎突，对于桡侧的腕骨具有支撑作用，一些稳定腕关节的韧带也起自于此。中柱为桡骨远端的内侧半，包括关节面的月状窝（与月骨相关节）和乙状切迹（与尺骨远端相关节）。通常情况下，来自月骨的负荷经由月骨窝传递到桡骨。尺侧柱包括尺骨远端、三角纤维软骨和下尺桡关节，承载来自尺侧腕骨及下尺桡关节的负荷，具有稳定作用。

一、致伤机制

骨折多为间接暴力引起。跌倒时，手部着地，暴力向上传导，发生桡骨远端骨折。多发于中、老年人，与骨质量下降因素有关。而年龄大于 60 岁的老年人常合并骨质疏松，因此桡骨远端骨折多继发于摔伤等低能量损伤，年轻患者则多继发于交通事故、运动损伤等高能量损伤。

二、临床表现

(1)外伤史明确。

(2)患者伤后出现腕关节疼痛、活动受限。骨折移位明显时，桡骨远端骨折可出现典型的“餐叉手”“枪刺手”畸形。

(3)检查腕部肿胀，有明显压痛，腕关节活动明显受限，皮下可出现瘀斑，尺桡骨茎突关系异常，则提示桡骨远端骨折。如果腕部有骨擦音、异常活动，不要反复尝试诱发骨擦音，以免引起神经和血管损伤。

(4)腕部神经、血管、肌腱损伤发生率不高，但需充分重视。骨折向掌侧移位可能导致正中神经、桡动脉等损伤。骨折向背侧移位可能导致伸肌腱卡压。

(5)注意患者的全身情况及其他合并伤。

三、检查

(一)X 线表现

X 线表现是评估桡骨远端损伤的首选检查。多数骨折、脱位、力线不良、静态不稳定等，都很容易从标准的 X 线检查中鉴别。标准的前后位及侧位 X 线可测量出桡骨远端的掌倾角、尺偏角和桡骨高度等重要参数。

(二)CT 平扫及三维成像

CT 平扫及三维成像可以明确骨折块的移位方向、角度，明确关节面的塌陷程度，发现隐蔽的腕骨骨折，特别是普通 X 线难以诊断的涉及舟骨窝、月骨窝的桡骨远端骨折，对于桡骨远端骨折的诊断起着重要作用，可以提高诊断的准确率。而且 CT 检查对于桡骨远端三柱理论的应用，尤其是传统 X 线检查容易疏漏的中间柱损伤，包括月骨关节面损伤的诊断具有重要意义。

(三)MRI

MRI 在桡骨远端骨折的应用中也不可替代。MRI 检查是评估桡腕骨间韧带撕裂、三角纤维软骨(TFCC)损伤、软骨损伤及肌腱损伤的最准确评估手段。

此外，MRI 还对于腕关节创伤性或非创伤性疼痛、炎症性疾病、腕骨骨折、缺血性坏死等伤病的诊断均起至关重要的作用。

四、骨折诊断与分类

(一)Melone 分类法(按冲模损伤机制)

1984 年 Melone 认为与 Neer 的肱骨近端骨折分型相似，根据桡骨远端的骨干、桡骨茎突、背侧中部关节面及掌侧中部关节面这四个部分的损伤情况，将桡骨远端骨折分为 5 型：这一分型较好体现了桡骨远端关节面的月骨窝完整状态。

Ⅰ型：关节内骨折，无移位或轻度粉碎性，复位后稳定。

Ⅱ型：内侧复合部呈整体明显移位，伴干骺端粉碎和不稳定骨折(冲模骨折)。

ⅡA 型：可复位。

ⅡB 型：不可复位(中央嵌入骨折)。

Ⅲ型：同Ⅱ型，伴有桡骨干蝶形骨折。

Ⅳ型：关节面呈横向劈裂伴旋转，常见严重软组织及神经损伤。

Ⅴ型：爆裂骨折，常延伸至桡骨干。

(二)Cooney 分类法

Cooney 按 Gartland 和 Werley 分类法结合骨折发生于关节外或关节内、稳定或不稳定，将桡骨远端骨折分为 4 型。

Ⅰ型：关节外骨折，无移位。

Ⅱ型，关节外骨折，移位；ⅡA，可整复，稳定；ⅡB，可整复，不稳定；ⅡC，不能整复。

Ⅲ型：关节内骨折，无移位。

Ⅳ型，关节内骨折，移位；ⅣA，可整复，稳定；ⅣB，可整复，不稳定；ⅣC，不能整复；ⅣD，复杂性骨折。

(三)Frykman 分类法

1937 年 Frykman 根据桡骨远端骨折是关节内还是关节外、是否伴有尺骨茎突骨折将其分为 8 型。

Ⅰ型：关节外骨折。

Ⅱ型：关节外骨折伴尺骨茎突骨折。

Ⅲ型：桡腕关节受累。

Ⅳ型：桡腕关节受累伴尺骨茎突骨折。

Ⅴ型：下尺桡关节受累。

Ⅵ型：下尺桡关节受累伴尺骨茎突骨折。

Ⅶ型：下尺桡、桡腕关节受累。

Ⅷ型：下尺桡、桡腕关节受累伴尺骨茎突骨折。

(四)Frykman 分类

将桡腕关节和桡尺关节各自受累情况结合起来分类，其型数越高，骨折越复杂，功能恢复越困难。由于该分型缺乏显示骨折移位程度或方向、背侧粉碎程度及桡骨短缩，对预后并无帮助。

Fernandez 分类法（按损伤机制）Fernandez 提出基于力学特点的分类系统，以利于发现潜在的韧带损伤。

Ⅰ型：屈曲损伤，张应力引起干骺端屈曲型骨折（Colles 和 Smith 骨折），伴掌倾角丢失和桡骨短缩（DRUJ 损伤）。

Ⅱ型：剪切损伤，引起下尺桡关节面骨折（Barton 骨折、桡骨茎突骨折）。

Ⅲ型：压缩损伤，关节面压缩，不伴有明显的碎裂，包括有明显骨间韧带损伤的可能性。

Ⅳ型：撕脱损伤，由韧带附着引起的骨折（桡骨和尺骨茎突骨折）。

Ⅴ型：高能量所致Ⅰ～Ⅳ型骨折伴明显软组织复合伤。

(五)人名分类法

以人名命名的骨折目前仍在使用，但不能包含桡骨远端的各种骨折类型，且易引起混淆。

Colles 骨折：最常见的骨折，桡骨远端、距关节面 2.5 cm 以内的骨折，伴远侧骨折断端向背侧移位和向掌倾成角。1814 年由 Abraham Colles 详细描述，因此以他的名字命名为 Colles 骨折。骨折常涉及桡腕关节和下尺桡关节，常合并尺骨茎突骨折。

Smith 骨折：1847 年 Smith 首先详细描述了与 Colles 骨折不同特点的桡骨下端屈曲型骨折，又称为 Smith 骨折，也称反 Colles 骨折。

Barton 骨折桡骨远端关节面骨折，常伴有脱位或半脱位，1938 年由 Barton 首先描述，又称为 Barton 骨折。

Barton 骨折与 Colles 骨折、Smith 骨折的不同点在于脱位是最多见的。也有学者将 Barton 骨折归入 Colles 骨折，将反 Barton 骨折归入 Smith 骨折中的 Thomas Ⅲ型。

(六)AO 分类、分型

桡骨远端骨折共分 A、B、C 三大类,每类有 3 个组,每组又分 3 个亚组。

关节外骨折 A 型,包括 A1 型,孤立的尺骨远端骨折;A2 型,桡骨远端骨折,无粉碎、无嵌插;A3 型,桡骨远端骨折,粉碎、嵌插。

简单关节内骨折 B 型,包括 B1 型,桡骨远端矢状面骨折;B2 型,桡骨远端背侧缘骨折;B3 型,桡骨远端掌侧缘骨折。

复杂关节内骨折 C 型,包括 C1 型,关节内简单骨折(2 块),无干骺端粉碎;C2 型,关节内简单骨折(2 块),合并干骺端粉碎;C3 型,粉碎的关节内骨折。

五、并发症

桡骨远端骨折可累及位于腕关节周围的正中神经、尺神经和桡神经感觉支,引起相应的症状,有时会引起反射性交感神经营养不良(Sudeck 骨萎缩)。部分患者可出现肌腱的原始或继发损伤,其中以拇长伸肌腱发生率最高。老年患者长时间外固定后可出现肩手综合征。晚期各种原因造成复位不良或复位后再移位未能纠正,常导致腕关节创伤性关节炎。

不稳定的桡骨远端骨折还常出现畸形愈合,如果影响腕关节活动并导致疼痛,则需要手术治疗。手术方法包括桡骨远端截骨楔形植骨矫形术、尺骨小头切除术、尺骨短缩术等。

六、治疗

(一)非手术治疗

手法复位+外固定为主要的治疗方法。桡骨远端屈曲型骨折复位手法与伸直型骨折相反。由于复位后维持复位位置较困难,因此宜在前臂旋后位用长臂石膏屈肘 90°固定 5～6 周。复位后若极不稳定,外固定不能维持复位者,则需行切开复位接骨板或钢针内固定。

(二)手术治疗

对于复杂骨折类型且对功能要求较高的患者建议手术治疗。关节镜辅助复位+外固定或内固定,切开复位内固定术。手术治疗的目的是恢复下尺桡关节的正常解剖关系,恢复桡骨下端关节面的完整性。

(三)手术适应证

严重粉碎性骨折,移位明显,桡骨远端关节面破坏;不稳定骨折:手法复位失败,或复位成功,外固定不能维持复位以及嵌插骨折,导致尺、桡骨远端关节面显著不平衡者。

(四)内固定手术方式的选择

钉板系统内固定术:于桡骨掌侧置入单接骨板或掌背两侧置入双板或三板(附加桡骨茎突的单独板钉固定)固定骨折,尤其对于C3.2型复杂的粉碎性骨折,单板虽然能固定干骺端的骨折,但缺少对关节骨块的有效把持,骨块易发生向板对侧的移位,掌背侧联合固定,通过对板加强了对关节骨块的固定。

有限切开、克氏针联合外固定支架固定术的指征:①开放的桡骨远端骨折。②极度粉碎,内固定无法达到稳定固定的骨折。③临时固定。

七、康复治疗

无论手法复位或切开复位,术后均应早期进行手指屈伸活动。保守治疗者外固定后,每1～2周需复查X线片了解骨折是否再发生移位。如果未再移位,则继续石膏外固定;如果出现移位,则需要再次手法复位或进行手术复位。4～6周后可去除外固定后再复查X线片,逐渐开始腕关节活动。手术内固定稳妥者术后可不必再行外固定,早期进行腕关节的主动屈伸活动训练。骨折愈合后,桡骨远端因骨痂生长,或由于骨折对位不良,使桡骨背侧面变得不平滑,拇长伸肌腱在不平滑的骨面反复摩擦,导致慢性损伤,可发生自发性肌腱断裂,需作肌腱转移术修复。若骨折短缩畸形未能纠正,使尺骨长度相对增加,尺、桡下端关节面不平衡,常是后期腕关节疼痛及旋转障碍的原因,可做尺骨短缩术。

八、预后

一般患者预后较好,少数损伤较重且治疗不当而引起骨骺早期闭合者,数年后可出现尺骨长、桡骨短,手腕桡偏的曼德隆样畸形。此种畸形给患者带来不便和痛苦,可行尺骨茎突切除术矫正。

第八节　腕骨骨折

腕骨骨折是腕部损伤中最为常见的一种形式,它可发生于某一单独腕骨,也可同时发生于多块腕骨,甚至合并有腕部关节的脱位或韧带等软组织的损伤。虽然国内外学者对腕骨骨折发生率的统计不甚一致,但普遍认为舟骨骨折发生率最高，其次依次为三角骨、大多角骨、月骨、头状骨、钩骨、豌豆骨和小多角骨。

一、舟骨骨折

在腕骨骨折中，以舟骨骨折最为多见，占骨折的2%～7%，腕骨骨折的70%左右。由于舟骨血供特点和在腕骨排列中独特的解剖位置与功能，以及目前诊断技术、治疗方法的不规范，在临床诊断和治疗上国内尚存在很多问题，如新鲜舟骨骨折的漏诊率高和晚期舟骨骨折不连、骨坏死及多并发腕关节不稳定等，导致临床治疗的困难和治疗时间过长，常遗留腕关节的疼痛和不同程度的腕关节功能丧失，甚至发生创伤性关节炎，是临床亟待解决的重要课题。

(一)损伤机制

舟骨是近排腕骨之一，但排列于远近两排腕骨间，在功能解剖上发挥桥接作用，控制和协调桡腕和腕中关节的运动。因此，在腕关节外伤时易发生骨折。舟骨骨折多为间接暴力所致，因体育运动或交通事故等造成腕关节的非生理性过伸及内收(尺偏)，舟骨背伸，舟月间韧带断裂，舟骨呈水平位嵌于桡骨茎突与大、小多角骨之间，受嵌压应力和桡骨茎突背侧缘的挤压应力而发生骨折。由于舟骨中部细小，对暴力抗折性小，所以舟骨骨折以腰部最为多见，占70%，结节部及近端骨折相对少见，分别占15%。

(二)分类

舟骨骨折的分类应以治疗为目的，从而决定不同的手术适应证。一般根据部位、时间、骨折线的走行和骨折的稳定性进行分类，而目前国外的Herbert分类法则是依据以上因素制订而成，更具有临床的实用性。

(1)按部位分为结节部、腰部和近端骨折。

(2)按时间分为新鲜、陈旧性骨折和骨不连。

(3)按骨折线分为水平型、横形、垂直型、撕脱型和粉碎性骨折。

(4)按骨折的稳定性分为稳定型和不稳定型骨折。稳定型骨折包括舟骨结节部、腰部和近端的横行骨折，并且无移位，可保守治疗。不稳定型骨折：①4种不同体位的X线片(腕关节正位、侧位、旋前45°位和舟骨轴位)示有骨皮质的不连续，且骨折端移位≥1 mm。②近1/3部的骨折。③伴有中间体或镶嵌体背伸不稳定(DISI)的骨折，在侧位X线片上桡月角大于健侧10°。④腕高指数较健侧降低0.03以上的骨折。⑤舟骨长度较健侧缩短1 mm以上的骨折。⑥有游离骨折块或粉碎性骨折。⑦纵形骨折。⑧骨不连。⑨伴有月骨周围脱位的骨折。这些骨折有移位或骨不连，稳定性差，难以手法整复和外固定，必须手术治疗。

(三)诊断

早期正确的诊断,取决于以下几个方面:①理学检查方法的改善和开发。②X线摄影方法的改进和计测等的进展。③CT、MRI、骨扫描、腕关节镜和关节造影等先进诊断技术的应用。

1.临床表现

(1)鼻烟窝的肿胀、疼痛和压痛是新鲜舟骨骨折最典型的症状和体征。由于鼻烟窝的底为舟骨腰部,此体征较特异,可同时伴有舟骨结节的压痛但在陈旧性骨折患者,该体征往往不典型,新鲜骨折亦有体征轻微者,应双侧对比检查,以免漏诊。

(2)舟骨的纵向叩痛:沿第1、第2掌骨的纵向叩痛是诊断新鲜舟骨骨折的又一特有体征。其优点是在腕关节石膏托外固定后仍可检查,但陈旧性骨折多表现为阴性。

(3)腕关节功能障碍:以桡偏和掌屈受限为主,是新鲜舟骨骨折的非特异体征。

(4)舟骨漂浮实验(Watson试验):用于诊断不稳定型舟骨骨折和舟月分离症。将患者腕关节被动的尺偏,检查者用一只手握住患者手掌被动使腕关节桡偏。正常时检查者拇指可明显感觉到舟骨结节向掌侧突出,似有压迫拇指的感觉;异常时无此感觉,而产生剧烈的疼痛或弹响。

2.辅助检查

(1)X线检查:现常规采用4个体位摄影——腕关节正位、侧位、旋前45°斜位和舟骨轴位像。为了提高腕关节X线片的再现性和诊断的准确率,应采用由Palmer和Epner所提倡的标准正侧位像,即在肩外展90°、肘关节屈曲90°、腕伸直、手掌触片时进行正位拍摄,在肩关节0°位、肘屈90°、前臂中立位拍摄侧位。旋前45°斜位像和舟骨轴位像,可最大限度显示舟骨轴长,便于观察有无骨折,判断其与周围腕骨的关系。①正位:两侧对比判断舟骨的形状是否有短缩,有无骨折线、骨吸收、骨硬化,舟月间隙的大小和近排腕骨弧形连线有无异常。舟骨骨折可见到骨折线和舟骨的短缩。舟月分离时,可见舟月间隙超过3 mm和舟、月骨近端连线出现段差。②侧位:观察舟骨有无骨折、移位、驼背畸形和DISI。在侧位像,舟骨与月骨、三角骨和头状骨相重叠,判断舟骨骨折较困难,应在熟悉正常X线片后两侧对比阅读。在合并DISI时,可见月骨与舟骨近侧骨折背伸,舟骨结节则掌屈,向背侧成角畸形,测量桡月角在0°以下,舟月角在70°以上。③旋前45°斜位像:矫正了舟骨生理性的向掌侧45°、向桡侧30°的倾斜角,最大限度地展现舟骨全长,可清除重叠所致的骨折线不清。④舟骨轴位像:通过腕关节背伸和尺偏,以矫正舟骨在正位像向下、前、外的倾斜角,较大程度显示舟骨的轴长,同时可避免腕骨的重叠,以利于观察骨折线及判断有无移位。

在X线诊断上,只要能正确而熟练的阅片,上述4种体位可诊断97%的舟骨骨折。对疑有体征而X线片不明确的,应在3～4周后重复拍片,可因骨折端骨质坏死吸收、骨萎缩而间距增大,而显示清晰的骨折线,以明确诊断。

(2)腕关节造影:通过腕关节造影,可直接观察舟骨骨折的骨折线及有无连接,软骨有无损伤,舟骨与其他腕骨间韧带是否断裂,是否有滑膜炎及其程度与范围等。

(3)腕关节镜:在镜下可直接观察舟骨的骨折线,是否移位和缺损,关节软骨及骨间韧带有无损伤等,是一有价值的诊断方法。

(4)CT:由于CT能得到腕关节的不同横断面图像,对于舟骨骨折、移位和骨不连是一种有决定意义的诊断方法,在国外已作为常规进行的术前、术后检查。CT的最大优点是可在横断面观察舟骨,观察范围广,1 mm的骨折线或骨分离均可有良好的图像显示,并可沿舟骨长轴做横断像观察。

(5)MRI:MRI对腕骨的缺血性变化显示了非常敏感的反应,这种性质对舟骨骨折、骨坏死的临床诊断是非常有用的。在T_1加权像骨折线表现为低信号区,舟骨的缺血性改变亦为低信号区。而在T_2加权像远位骨折端表现为高信号时,表示为骨折的愈合期;近位骨折端的低信号表示骨的缺血性改变;点状信号存在于等信号区域表示缺血性改变有明显恢复。这些变化突破了X线诊断的界限,对舟骨骨折的早期诊断和骨折的转归判定有重要意义。

虽然目前在舟骨骨折的辅助诊断上主要依据X线片,但应用腕关节镜、CT、MRI等先进的诊断技术,可提高舟骨骨折的早期诊断率,对判定预后、防止漏诊和并发症的发生有重要意义。

(四)治疗

1.新鲜无移位的舟骨骨折的治疗

对于新鲜无移位的舟骨骨折,采取石膏外固定的治疗。只要固定可靠,时间充足,骨折基本都可以愈合。对此,国内、外学者达成共识,但对于石膏外固定的类型、固定的长度与时间、体位,以及有无必要固定腕关节以外的其他关节,意见不一。

2.不稳定舟骨骨折的治疗

新鲜舟骨骨折保守治疗发生骨不连的概率是比较高的,Dias对82例患者随访，骨不连的发生率是12.3%；Herbert报道骨不连发生率是50%，其主要原因是骨折的移位、DISI等不稳定骨折的存在。因此，对舟骨不稳定型骨折、晚期的骨不连和骨坏死均采用手术治疗。治疗方法大致有以下几种。

(1)单纯切开复位内固定：如克氏针、螺钉、骨栓内固定等，适于新鲜的不稳定骨折。

(2)内固定加游离骨移植技术：用于治疗骨不连。

(3)带蒂骨瓣移植术：用于晚期的骨延迟愈合、骨不连和近侧骨折端的缺血性坏死。

(4)桡骨茎突切除术：用于腰部骨折，切除桡骨茎突的1/4左右，以消除腰部的剪力。

(5)加压螺栓(Herbert螺钉)内固定术：1984年，由Herbert和Fisher首先报道，螺栓前后带有螺纹，材料选用钛合金。头端螺纹的螺距较宽，而尾端螺纹的螺距较窄。此方法具有内固定确切可靠、对骨折端有加压作用、可矫正舟骨骨折的畸形和移位等优点，从而促进骨折愈合，缩短治疗时间，有利于早期恢复功能和工作，临床治愈率达90%以上。近10余年来在国外推广应用，已成为舟骨骨折的主要治疗手段。

二、月骨骨折

月骨骨折在腕骨中较为少见，这与月骨的解剖特点、位置、功能密切相关。月骨位于由桡骨、月骨和头状骨组成的关节链的中央，在协调腕关节运动和维持腕关节稳定上，均起到重要的作用，其活动度及所承受的剪力均很大。由于约有20%的月骨是单一由掌侧或背侧供血的，这类单侧主干型供血的月骨，易发生骨折后的缺血坏死。

(一)损伤机制

月骨骨折可来自外力的直接打击，造成月骨的纵形劈裂、碎裂或部分骨小梁断裂。但多数患者为间接外力所致，均有腕关节过度背伸的外伤史，如滑倒坠落时以手掌支撑地面等。腕关节过度背伸的过程中，头状骨与月骨发生撞击，而发生月骨冠状面横断骨折，骨折线多位于月骨体的掌侧半。在负向尺骨变异时，月骨内、外侧面受力不均匀，而出现矢状面骨折。腕关节的过度屈伸时，起止于月骨的韧带受到紧张牵拉，易发生月骨的掌、背侧极撕脱骨折。月骨背侧极骨折，也可因桡骨远端背侧关节缘的撞击所致。同时，月骨在轻微外力的长期作用下，受到桡骨与头状骨的不断挤压，也可发生月骨疲劳性骨折及骨内微血管网损伤。

由于症状轻微,易被忽视,而发生月骨的缺血性坏死。

(二)临床表现

患者均有明显的腕部外伤史。腕部疼痛、月骨区有明显的肿胀、压痛,腕关节屈伸运动受限,甚至影响手指的屈伸运动。疲劳骨折多无外伤史,而且症状轻微。

(三)辅助检查

1.X 线片

正、侧位像均可见断裂的骨小梁和骨折线。侧位像因月骨和其他腕骨的重叠、有时难于诊断,需要加摄断层片。

2.CT

尤其是三维重建 CT,可以观察到月骨的 3 个断面,有利于明确诊断。

3.MRI

对月骨骨折后发生的缺血性坏死可早期诊断。

(四)治疗

月骨骨折可用短拇人字管型石膏外固定 4～6 周,掌侧极骨折固定腕关节于屈曲位,背侧极骨折固定在腕背伸位,无移位的月骨体骨折固定在功能位。有移位的月骨体骨折应切开复位,用克氏针内固定,在骨折固定期间应定期复查断层 X 线片或 CT,判断有无缺血性坏死的发生,以便及时更改治疗方案,月骨背侧极骨折可发生骨不愈合,而出现持续性腕部疼痛,将骨折片切除后,可缓解症状。

三、三角骨骨折

三角骨骨折是继舟骨骨折之后最常见的腕骨骨折,多合并有其他腕关节损伤。三角骨是腕关节中韧带附着最多的腕骨,在维持腕关节稳定与功能及传递轴向外力时具有重要作用。

(一)损伤机制

三角骨骨折多发生于腕关节过度背伸、尺偏和旋前位时遭受暴力所致,为月骨周围进行性不稳定的 1 期表现。远侧骨折段与月骨周围的腕骨一起向背侧移位,近侧段与月骨的对应关系不变,称经三角骨月骨周围性脱位。在腕关节过伸和尺偏时,可发生钩骨或尺骨茎突与三角骨撞击,导致三角骨背侧部骨折,或因韧带牵拉导致三角骨掌、背侧的撕脱骨折。直接暴力亦可导致三角骨体部的骨折。

(二)临床表现与诊断

(1)临床上患者多表现为腕关节尺侧半肿胀、疼痛,伴有挤压痛,腕关节运动障碍明显。

(2)X线片:腕关节正位像可清晰见到三角骨的骨折线和其与周围腕骨的关系;侧位像可明确背侧皮质骨折;旋后30°斜位像,可观察到三角骨掌侧面骨折线及与豌豆骨的对应关系,有无脱位。

(3)CT对临床症状明显、疑有三角骨骨折而普通X线片无异常时,可行CT或断层检查,以消除其他腕骨遮盖效应的影响,进一步明确诊断。

(三)治疗

无移位的横断骨折,可采用短拇人字管型石膏外固定4～6周即可。并发移位或脱位的骨折,先行手法复位、石膏外固定,手法复位失败者可行切开复位内固定。撕脱骨折虽常有骨不愈合的发生,但只要无不适可不需特殊处理;如有症状可行撕脱骨折片切除术,同时修补损伤的韧带。

四、豌豆骨骨折

豌豆骨是8块腕骨中最小的一块,多被认为是一个籽骨,骨折的发生率并不少见。豌豆骨位于三角骨的掌侧,与三角骨构成豆三角关节,也是尺侧腕屈肌的止点,参与腕关节的屈伸运动。同时豌豆骨又与远排腕骨的钩骨钩构成腕尺管,是尺神经和尺动、静脉的通道。

(一)损伤机制

直接暴力是骨折的主要原因,滑倒、坠落时腕关节呈背伸位,豌豆骨直接触地所致,分为线状和粉碎性骨折。多有腕部复合性损伤;如腕关节的突然强力背伸,尺侧腕屈肌会剧烈收缩以抗衡暴力作用,维持关节稳定,这种间接暴力可致豌豆骨的撕脱骨折。直接或间接暴力均可致豆三角关节发生脱位或半脱位。

(二)临床表现与诊断

1.临床表现

腕尺侧部疼痛、肿胀,豌豆骨处压痛明显,伴有屈腕功能障碍和牵拉痛。有时出现尺神经卡压症状,如无名指、小指的刺痛及感觉过敏等。

2.辅助检查

在旋后30°斜位像和腕管切位像,可清晰显示骨折线,亦可判断豌豆骨与三角骨的对应关系。同时腕关节正、侧位像可明确腕关节是否并发损伤。腕关节中立位时，豆三角关节间隙正常宽 2～4 mm，豌豆骨与三角骨关节面近乎平行，其夹角小于 15°。若怀疑豆三角关节半脱位，应做双腕对比检查，患侧可见豆三角间隙大于 4 mm；豆三角关节面不平行，夹角大于 20°；豌豆骨远侧部或近侧部与三角骨重叠区超过关节面的 15%。

(三)治疗

用石膏托将腕关节固定在微屈曲位 4～5 周，以减少尺侧腕屈肌对骨折端的牵拉，直至骨折愈合。对少数骨折未愈合，遗留有局部疼痛和压痛，影响腕关节功能或骨折畸形愈合，合并有尺神经刺激症状者，可切除豌豆骨，但必须仔细修复软组织结构，重建尺侧腕屈肌腱的止点。4 周后开始功能练习。

五、大多角骨骨折

大多角骨介于舟骨与第 1 掌骨之间，在轴向压力的传导上具有重要作用，分别与舟骨、小多角骨构成关节，尤以第 1 腕掌关节的鞍状关节至关重要，具有双轴运动，为完善拇指的重要功能奠定了解剖学基础。

(一)损伤机制

拇指遭受外力时，轴向暴力经第 1 掌骨向近侧直接撞击大多角骨而发生体部骨折。间接暴力亦可迫使腕关节背伸和桡偏，大多角骨在第 1 掌骨和桡骨茎突下发生骨折。结节部骨折既可来自直接暴力，如腕背伸滑倒，大多角骨与地面直接撞击所致；又可来自间接暴力，如腕屈肌支持带的强力牵拉等。

(二)临床表现与诊断

1.临床表现

临床上多表现为腕桡侧疼痛和压痛，纵向挤压拇指可诱发骨折处疼痛。

2.辅助检查

(1)X 线片：腕关节正位、斜位、腕管位平片检查可见骨折线存在。

(2)CT：对结节部骨折可明确诊断。

(三)治疗

对无移位的体部和结节部骨折，用短拇人字管型石膏外固定 4～6 周。对移位的体部骨折，可行切开复位、克氏针内固定，以恢复鞍状关节面的光滑和平整；有明显移位的结节部骨折，应做骨折块切除，以避免诱发腕管综合征。

六、小多角骨骨折

小多角骨体积小，四周有其他骨骼保护，内外介于大多角骨和头状骨之间，远近介于舟骨与第2掌骨之间。又因其位置隐蔽，与其他腕骨相比，鲜有骨折发生。并且小多角骨是远排腕骨中唯一与单一掌骨底形成关节的腕骨，由第2掌骨传递的轴向压力经小多角骨传向舟骨。由于其掌侧面狭窄、背侧面宽阔，轴向压力下易发生背侧脱位。

(一)损伤机制

小多角骨骨折极少发生，多并发第2、3掌骨基底骨折或脱位。在轴向暴力作用下，第2掌骨向近侧移位并与小多角骨相互撞击，导致骨折或小多角骨背侧脱位。陈旧性小多角骨脱位，因合并附着韧带及滋养动脉的撕裂，易发生缺血性坏死。

(二)临床表现与诊断

1.临床表现

临床上患者多有腕背小多角骨处的肿胀、疼痛和压痛，腕关节运动有轻度障碍，伴有活动痛。如骨折块向掌侧移位，可诱发腕管综合征。

2.辅助检查

X线片上通常可显示骨折线的存在，对可疑的骨折可通过CT明确诊断。

(三)治疗

无移位的小多角骨骨折采用石膏外固定4～6周。对有骨折移位或并发第2、3掌骨底骨折、脱位的小多角骨骨折，需切开复位、克氏针内固定，必要时作植骨、第2腕掌关节融合，以求得到一个稳定和无症状的第2腕掌关节。

七、头状骨骨折

头状骨骨折可单独发生，亦可与其他结构损伤同时存在。由于头状骨头部无滋养动脉进入，其血供来源与舟骨近端相似，由该骨体部的滋养动脉逆行分支供血。因此，头状骨头部和颈部的骨折，易损伤此逆行供血系统，一旦治疗不当，可造成头状骨骨折不愈合或头部的缺血坏死，而导致腕关节运动障碍。

(一)损伤机制

腕关节在掌屈位时，外力直接作用于头状骨，可造成头状骨体部的横折或粉碎性骨折；间接暴力多发生在腕关节桡侧损伤、舟月分离或舟骨骨折后，是腕关节过度背伸、头状骨与桡骨远端关节面背侧缘相互撞击的结果，多见于颈部骨折。骨折后的腕关节继续背伸，可导致骨折远、近侧段分离，无韧带附着的近侧段相对于远侧段约呈90°的旋转移位。暴力作用消失后，腕关节由过度背伸恢复到自然状态下的屈、伸体位，会加剧近侧端的旋转，使之呈180°旋转移位。因此间接暴力所致头状骨颈部骨折为不稳定型骨折，且移位的近侧端（头部）易发生缺血性坏死。

（二）临床表现与诊断

（1）临床上表现为头状骨背侧疼痛、肿胀及压痛，腕关节功能受限，伴有活动痛、畸形、异常活动及骨擦音不明显。

（2）常规腕关节正侧位X线片上可清晰显示骨折线和骨折端的移位。少数无移位的骨折X线平片难以显示，需通过CT确诊。

（三）治疗

治疗单纯无移位的骨折可采用石膏外固定6周。有移位的新鲜骨折，需切开复位、克氏针内固定；有移位的陈旧性骨折，在切开复位的同时，需切取桡骨瓣游离植骨。骨折近侧端（头部）发生缺血性坏死或创伤性关节炎时，可切除头部，做腕中关节融合术。

八、钩骨骨折

钩骨呈楔形，介于头状骨与三角骨之间，分别与之构成有关，有坚强的骨间韧带相连。钩骨钩介于腕管与腕尺管之间，分别有腕横韧带、豆钩韧带及小鱼际肌附着，钩的桡侧是屈肌腱，尺侧是尺神经血管束，尺神经深支绕过钩的底部进入掌深间隙，因此钩骨钩一旦骨折、移位，易造成屈肌腱断裂和尺神经卡压。由于钩骨供血来源多样，供血充分，骨内供血多极化，故不易发生缺血性坏死。

（一）损伤机制

钩骨体部骨折多见间接暴力，偶尔由直接暴力所致，可分为远侧部和近侧部骨折两类，以远侧部骨折较多见。钩骨钩骨折多见于运动性损伤，直接暴力可发生于球拍对钩骨钩的撞击，而导致钩骨钩基底的骨折。间接暴力为腕关节过度背伸时，腕横韧带和豆钩韧带对钩骨钩的牵拉所致钩骨钩尖端的骨折。

（二）临床表现与诊断

1.临床表现

腕掌尺侧肿痛，握拳时加重，局部深压痛明显，将小指外展时疼痛加重。钩骨钩骨折时压痛明显，并有轻度异常活动。有50%以上患者可出现腕尺管综合征。陈旧性钩骨骨折，也可出现无名指、小指屈肌腱自发性断裂。骨折移位及无名指、小指腕掌关节背侧脱位可导致腕关节尺背侧隆凸畸形、局部肿胀和压痛。

2.X 线片

钩骨体部骨折拍摄腕关节正位平片即可明确诊断。但钩骨钩骨折在腕关节正侧位 X 线片上难于诊断,需采用特殊体位摄影。

3.CT

通过观察腕骨的不同横截面,可直接显示出钩骨钩骨折的部位及移位程度。因此,在临床上怀疑钩骨钩骨折而单纯 X 线不能明确诊断时,应常规做 CT 检查。特别是三维 CT 可消除重叠腕骨的影响,从立体上判断骨折移位的方向,因而具有很高的诊断价值。

(三)治疗

(1)无移位的钩骨体部骨折,因其较稳定,也无并发症,采用石膏托外固定 4～6 周即可。

(2)体部骨折有移位或并发腕掌关节脱位,早期可行切开复位,克氏针内固定,晚期则在复位后做腕掌关节融合术,以消除持续存在的疼痛等症状。钩骨钩骨折对手的功能影响较大,并发症多,骨折片较小并且垂直于手掌,很难复位和外固定,因此一旦确诊,应立即手术治疗,可行切开复位、克氏针内固定或钩骨钩切除术。前者因内固定较困难,易并发尺神经卡压和屈肌腱损伤,而较少应用,后者手术操作简单,不破坏腕关节的稳定,术后无并发症,腕关节功能得以迅速恢复。术中应修复钩骨钩骨折断面、豆钩韧带,将腕横韧带的止点与骨膜一起缝合。合并尺神经卡压时应同时行尺神经松解术,屈肌肌腱断裂时也应修复。

第三章 骨盆与髋臼损伤的治疗

第一节 骨 盆 骨 折

一、骨盆的生物力学

骨盆为一个纯环形结构。很明显，如果环在一处骨折并且有移位，在环的另一侧肯定存在骨折或脱位。前方骨盆骨折可以是耻骨联合和单侧或双侧耻骨支骨折。

(一)骨盆的稳定

骨盆的稳定可以被定义为在生理条件下的力作用于骨盆上而无明显的移位。很明显，骨盆的稳定不仅依赖于骨结构，而且也依赖于坚强的韧带结构将3块骨盆骨连接在一起，即2块髋骨、1块骶骨。如果切除这些韧带结构，骨盆会分为3部分。

骨盆环的稳定依赖于后骶髂负重复合的完整(图3-1)，后部主要的韧带是骶髂韧带、骶结节韧带和骶棘韧带。

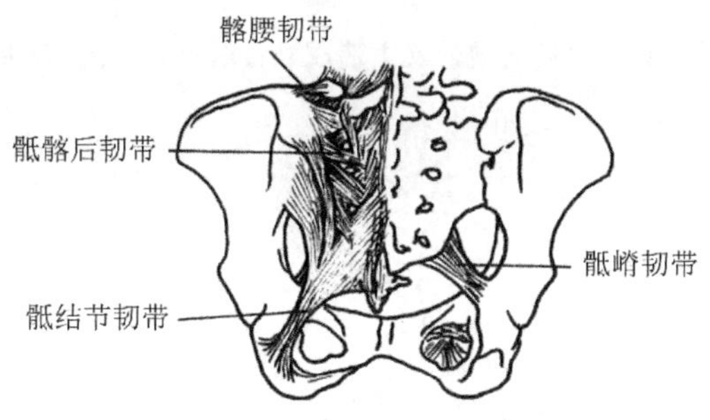

图3-1 骨盆环后方主要稳定结构(张力带)

复杂的骶髂后韧带复合是非常巧妙的生物力学结构，它可承受从脊柱到下肢的负重力的传导。韧带在骨盆后部稳定中扮演了重要的角色，因为骶骨在拱形中并不形成拱顶石的形状，它的形状恰恰相反。因此，骶髂后骨间韧带为人体中最坚固的韧带以维持骶骨在骨盆环中的正常位置。同样，髂腰韧带连接 L_5 的横突到髂嵴和骶髂骨间韧带的纤维横形交织在一起，进一步加强了悬吊机制。骶髂后复合韧带如同一个吊桥的绳索稳定骶骨。

粗大的骶棘韧带从骶骨的外缘横形止于坐骨棘，控制骨盆环的外旋。骶结节韧带大部分起于骶髂后复合到骶棘韧带和延伸至坐骨结节。这个粗大韧带在垂直面走行，控制作用于半骨盆的垂直剪力。因此，骶嵴韧带和骶结节韧带相互成 90°，很好地控制了作用于骨盆上的 2 种主要外力，即外旋外力和垂直外力，并以此种方式加强骶髂后韧带。

骶髂前韧带扁平、粗大，虽然没有骶髂后韧带强大，但可控制骨盆环外旋与剪力。

(二)致伤外力作用在骨盆上的类型

作用在骨盆上的大部分暴力为外旋、内旋(侧方挤压)和在垂直水平上的剪力。

1.外旋

外旋暴力常常由于暴力直接作用在髂后上棘致单髋或双髋强力外旋造成，并引起“开书型”损伤，即耻骨联合分离。如外力进一步延伸，骶嵴韧带与骶髂关节前韧带可以损伤(图 3-2、图 3-3)。

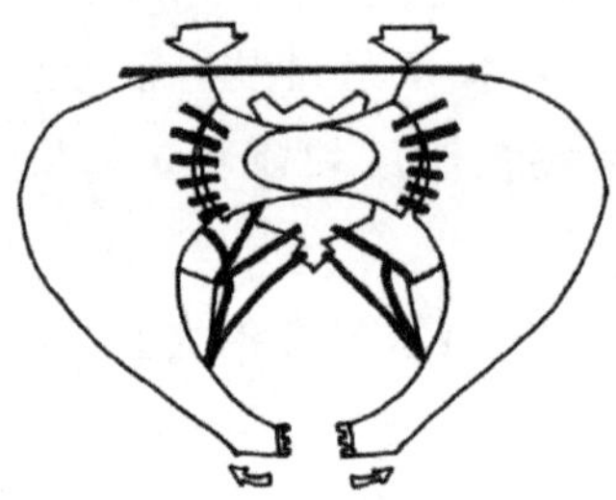

图 3-2　骨盆受到由后向前的暴力造成耻骨联合分离的“开书”样损伤

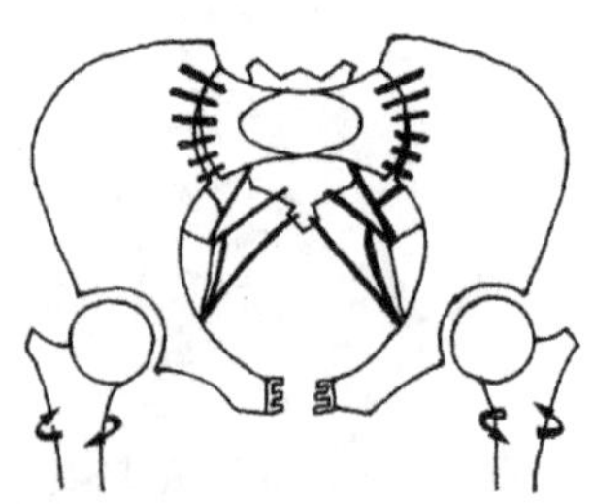

图 3-3　下肢的极度外旋也可造成“开书”样损伤

2.内旋(侧方挤压)

内旋外力或外侧挤压力可由暴力直接作用在髂嵴上而产生,常常造成半骨盆向上旋转或所谓“桶柄”骨折,或外力通过股骨头,产生同侧损伤(图 3-4、图 3-5)。

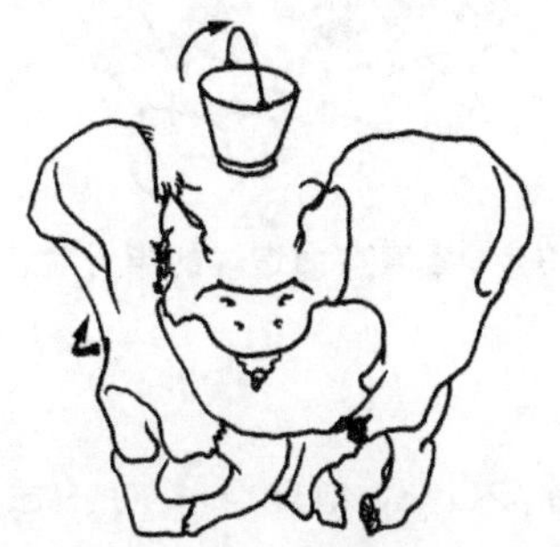

图 3-4 骨盆骨折“桶柄”样损伤

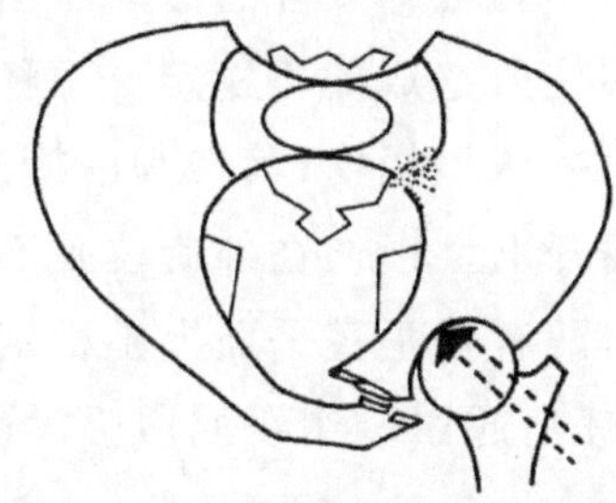

图 3-5 侧方暴力作用在大转子造成髋臼前柱骨折,同侧骶髂后复合也受到损伤

3.在垂直水平上的剪力

在垂直平面上的剪力通过后骶髂复合骨小梁,而侧方挤压力引起松质骨嵌压,通常韧带结构保持完整,此种情况在侧方挤压型骨折中由于注重耻骨支的骨折,较易使骶骨压缩性骨折漏诊(图 3-6)。剪式应力可造成骨的明显移位和广泛软组织结构移位(图 3-7)。这个力持续作用于骨盆,超出了软组织的屈服强度,可产生前后移位的骨盆环不稳定。

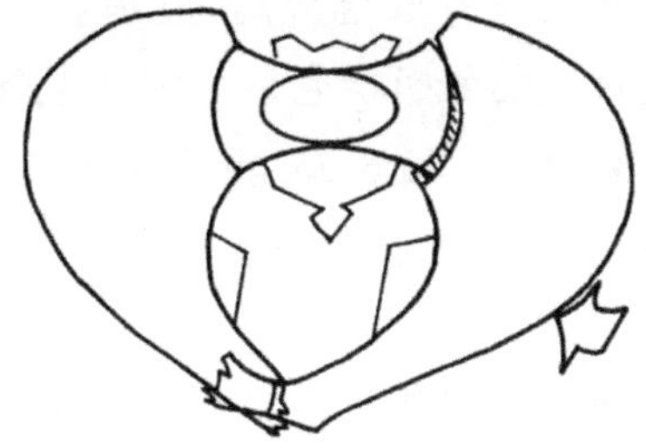

图 3-6 侧方暴力作用在髂嵴造成患侧半骨盆内旋,使骶骨压缩骨折和耻骨支骨折

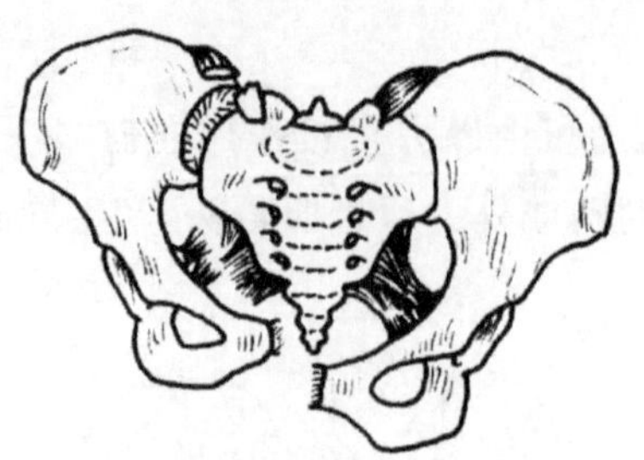

图 3-7 垂直剪力造成的半骨盆移位

二、骨盆骨折分类

骨盆骨折可分为稳定型、不稳定型和其他型。其他型又分为复杂类型骨折、合并髋臼骨折以及前弓完整的骶髂关节脱位。

不稳定的定义为骶髂关节和耻骨联合的活动超出了生理的活动范围，即后骶髂复合由于骨和韧带的移位所造成的不稳定。不稳定损伤有 2 种：其一为外旋外力造成的开书型或前后挤压型损伤；其二为内旋外力造成的侧方挤压型损伤。应牢记外旋外力造成的开书型损伤在外旋位是不稳定的，而侧方挤压型损伤在内旋时是不稳定的。但两者在垂直平面上是稳定的，除非存在剪式应力将后侧韧带结构撕裂。同样，任何超过软组织屈服强度的外力都会造成骨盆的不稳定。

Tile 骨盆骨折分型如下。

(一)骨盆环稳定型骨折

此种骨折多为低能量骨折。例如，髂前上棘和坐骨结节撕脱骨折，因骨盆环完整，称为骨盆环稳定型骨折。

(二)骨盆环部分稳定型骨折

1.开书型骨折(前后挤压型骨折)

外旋外力作用于骨盆造成耻骨联合分离，但是前部损伤亦可使耻骨联合附近的撕脱骨折或者通过耻骨支的骨折。它们分为 3 个阶段。

(1)第一阶段：耻骨联合分离<2.5 cm，可保持骨盆环的稳定。这种情况与妇女生产时不同，骶嵴韧带和骶髂前韧带完整(图 3-8)。因此，CT 扫描无骶髂关节前侧张开。

(2)第二阶段：外旋外力到达极限，后部髂骨棘顶在骶骨上。在这种特殊情况下，骶嵴韧带和骶髂前韧带断裂，骶髂后韧带完整(图 3-9)。因此，外旋时此种损伤是不稳定的，但只要外力不持续下去而不超过骶髂后韧带的屈服强度，通过内旋可使稳定性恢复。要充分认识到持续的外旋外力超过骶髂后韧带的屈服强度可导致完全的半骨盆分离。这不再是开书型损伤而是最不稳定的骨折(图 3-10)。

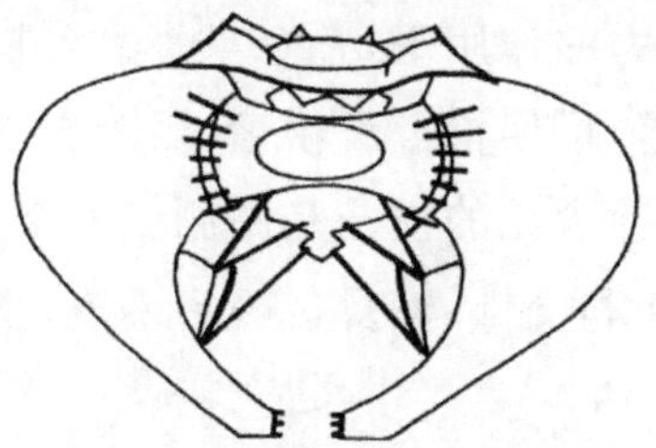

图 3-8 第一阶段开书型骨折

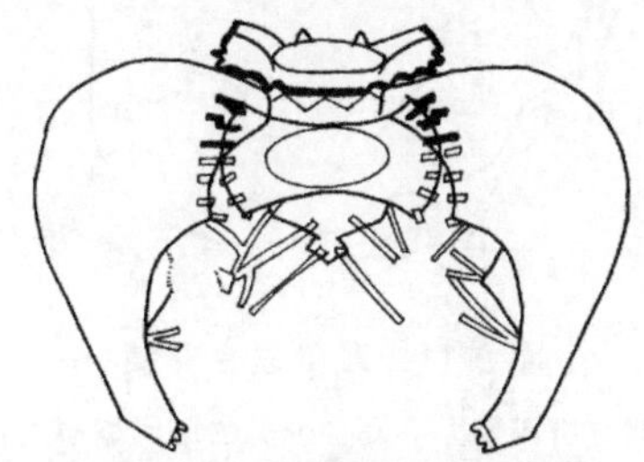

图 3-9 第二阶段开书型骨折

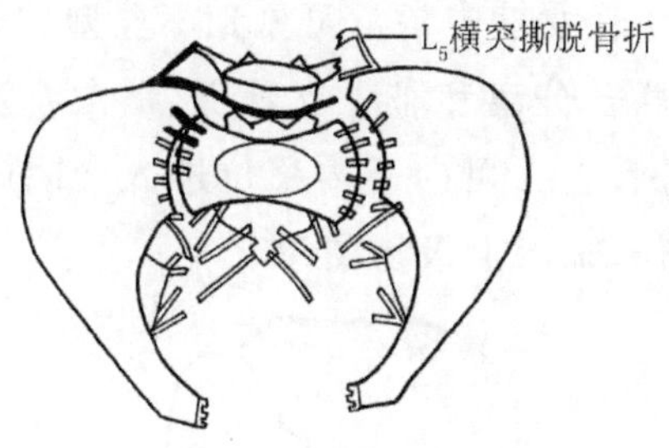

图 3-10 半骨盆分离

如果暴力继续加大,骶髂后韧带断裂,整个半骨盆失去稳定,此时在 X 线上可见 L_5 横突撕脱骨折

(3)第三阶段:耻骨联合分离并波及骨盆内软组织损伤,如阴道、尿道、膀胱和直肠。

2.侧方挤压骨折

根据损伤位置的前和后,侧方挤压损伤有几种类型。前或后部损伤可以在同侧(Ⅰ型),或者对侧,产生所谓“桶柄”型损伤(Ⅱ型)。“桶柄”型损伤有 2 种类型:前后相对的损伤或四柱或骑跨骨折,即双耻坐骨支均骨折。

Ⅰ型:同侧损伤。

(1)双支骨折:内旋暴力作用在髂骨或直接外力撞击大转子可造成典型的半骨盆外侧挤压或内旋骨折。上下支均骨折在骶髂关节前可造成挤压,通常骶骨后部韧带结构完整。在暴力的作用下,整个半骨盆可挤压到对侧,造成骨盆内膀胱和血管撕裂。组织的回弹可使检查者误诊,因为在X线上骨折无明显移位。

(2)耻骨联合交锁:这种少见的损伤是同侧侧方挤压类型的一种形式。当半骨盆内旋时,耻骨联合分离和交锁,使复位极为困难(图3-11)。

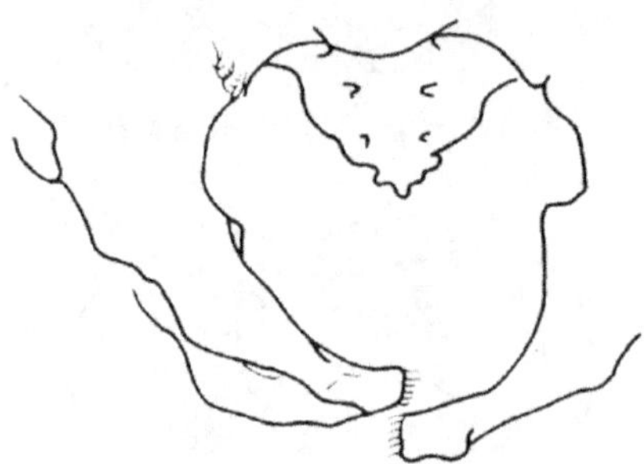

图3-11 耻骨联合交锁

在侧方挤压暴力下发生少见的耻骨联合交锁伴后方挤压,复位困难

(3)不典型类型:在年轻女性中常常可见到不典型的外侧挤压型损伤。当半骨盆向内移动发生耻骨联合分离和耻骨支骨折,常常波及髋臼前柱的近端。暴力继续使半骨盆内旋,耻骨上支可向下内移位进入会阴(图3-12)。此种损伤实际上是骨盆的开放性损伤,临床上极易漏诊。

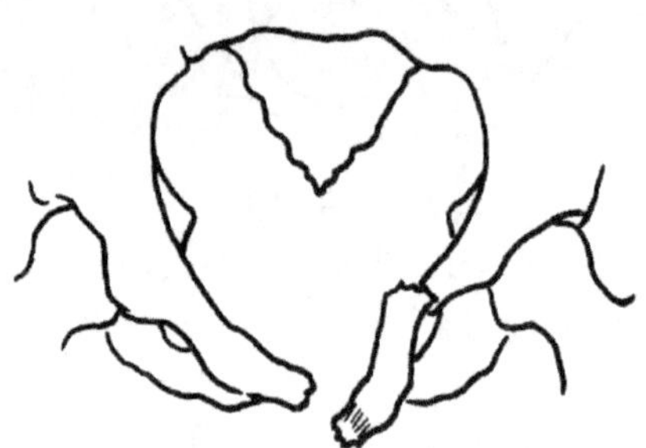

图3-12 侧方挤压造成耻骨上支的骨折

年轻女性常见,有时耻骨支刺破阴道造成骨盆开放骨折,临床上较易漏诊

Ⅱ型:桶柄型损伤。桶柄型损伤通常由直接暴力作用在骨盆上造成。前部骨折后常常伴对侧后部损伤或全部前侧四支骨折,也可存在耻骨联合分离伴两支骨折。这种损伤有其特殊的特征,患侧半骨盆向前上旋转,如同桶柄一样。

因此，即使后部结构相对完整，患者会存在双腿长度的差异。通常后侧结构嵌插，在查体时很易察觉畸形。在复位这种骨折时需要纠正旋转而不是单纯在垂直面上的牵引。

随着持续内旋，后侧结构受损，产生某些不稳定。但前方的骶髂嵌插通常很稳定，使复位极为困难。

3.完全不稳定型骨折

完全不稳定型骨折意味着骨盆床的断裂，其中包括后侧结构以及骶棘韧带和骶结节韧带。此种损伤可为单侧，波及一侧后骶髂复合或可为双侧都受累。X线显示 L_5 椎体横突撕脱骨折或骶嵴韧带附着点撕脱骨折。CT可进一步证实这种损伤。为明确诊断，建议所有病例都应用CT检查。

三、临床表现

骨盆环损伤的物理检查是非常重要的，无论是在急诊室或手术室，其基本判断是相同的。视诊可了解出血的情况，例如，腹股沟和臀部的挫伤及肿胀说明存在非常严重的损伤，其下方有出血。阴囊出血常伴前环的损伤。骨盆的触诊可揭示较大的出血或骨折脱位区域的损伤。骨盆骨折的潜行剥脱，Morel-Lavallee损伤（大转子部软组织损伤）在损伤初期并不明确，但随时间延长可变明显。骨盆前环损伤要高度怀疑尿道损伤。

在潜在骨盆环损伤患者的初诊，首先要证实潜在的不稳定和畸形。诊断骨性的稳定要用双手按两侧髂嵴给予内旋、外旋、向上及向下的应力，任何超量的活动均视为异常。患者清醒时由于疼痛检查时非常困难，最好在麻醉下或镇静剂下检查。一旦检查证实骨盆环存在不稳定，忌重复检查，因为反复检查可造成进一步出血。存在半骨盆不稳定而有活动性出血的患者，需尽快手术使其达到稳定，对清醒患者耻骨联合与骶髂关节的触诊可证实其真实损伤。同时还要检查畸形情况，包括肢体的长度差异和双侧髋关节旋转不对称。

不要漏诊开放的骨盆骨折。重视会阴和直肠部的软组织检查及骨盆后部的软组织缺损。对不稳定型损伤推荐使用肛镜，对妇女有移位的前环损伤有必要使用阴道镜检查。骨盆的开放骨折有很高的致残率和死亡率，早期积极治疗，即刻清创，稳定骨盆及开腹探查是治疗的基本原则。

APC-Ⅲ型损伤、垂直剪力、LC-Ⅲ型损伤为高能量损伤，常伴有其他脏器的损伤，75％的患者存在潜在出血，腹部损伤发生率达25％，腰丛损伤达8％～10％，并且60％～80％的患者合并其他骨折。因此对这些骨折要给予充分的重视。

波及骨盆带结构的骨折通常由交通事故或高处坠落伤所致。尽管这些损伤较少见，但其致残率和死亡率很高。由于骨盆骨折的临床体征不明显，所以X线诊断相当重要。X线诊断包括平片和CT，其他辅助技术如血管造影、膀胱造影、骨扫描及MRI等可用于判断伴随的软组织损伤及骨盆内器官的损伤。

作为全面了解骨盆损伤的正位X线片在急诊复苏时常用。然而单独依靠正位X线片可造成错误判断，因为骨盆的前后移位不能从正位X线片上识别。一个重要的解剖特点是在仰卧位时骨盆与身体纵轴成40°～60°倾斜。因此骨盆的正位片对骨盆缘来讲实际上是斜位。为了多方位了解骨盆的移位情况Pennal建议采用入口位及出口位X线片。

骨盆骨折标准的X线评估包括正位、入口位、出口位、Judet位和轴向CT。

(一)正位

正位的解剖标志为耻骨联合、耻坐骨支、髂前上棘、髂前下棘、髂骨嵴、骶骨棘、S_1关节、骶骨岬、骶前孔及L_5横突。前弓主要诊断耻坐骨支骨折，耻骨联合分离或两者并存。后弓则存在骶骨骨折、髂骨骨折及骶髂关节脱位，其骨折移位的程度可作为判断骨折稳定与否的指标。其他骨折不稳定的情况也应注意，如L_5横突骨折常伴有骨盆垂直不稳定。如存在移位的坐骨棘撕脱骨折，说明骶嵴韧带将其撕脱，骨盆存在旋转不稳定。正位相可评价双侧肢体长度是否一致，这可通过测量骶骨纵轴的垂线至股骨头的距离来判断。除此之外，亦可见骨盆的其他骨性标志，如髂耻线、髂坐线、泪滴、髋臼顶及髋臼前后缘。

(二)出口位

患者仰卧位，X线球管从足侧指向耻骨联合并与垂线呈40°。这种投射有助于显示骨盆在水平面的上移，也可观察矢状面的旋转。此位置可判断后半骨盆环无移位时存在前半骨盆环向上移位的情况。出口位是真正的骶骨正位，骶骨孔在此位置为一个完整的圆，如存在骶骨孔骨折则可清楚地看到。通过骶骨的横形骨折，L_5横突撕脱骨折及骶骨外缘的撕脱骨折亦可在此位置观察到。

球管向头侧倾斜45°，可很好显示闭孔、骶孔、L_5横突等骨性结构。

(三)入口位

患者仰卧位，X线球管从头侧指向骨盆部并与垂直线呈40°。为了充分了解入口位，认识S_1前方的骶骨岬(即隆起)非常重要。在真正的入口位，X线束与S_2、S_3的骶骨体前方在同一条线上。在此条线上S_2、S_3的前侧皮质重叠，在骶骨体的前方形成一条单独的线，此线在骶骨岬后方几毫米代表骶髂螺钉的最前限。

入口位显示骨盆的前后移位优于其他投射位置。近年来研究表明,后骨盆环的最大移位总是出现在入口位中。外侧挤压型损伤造成的髂骨翼内旋,前后挤压造成的髂骨翼外旋及剪式损伤都可以在入口位中显示。同时入口位对判断骶骨压缩骨折或骶骨翼骨折也有帮助。沿着骶骨翼交叉线细致观察并与对侧比较,可发现骶骨的挤压伤及坐骨棘撕脱骨折。

球管向足侧倾斜45°,可很好显示骶髂关节、坐骨棘耻骨支耻骨联合等骨性结构。

(四)骨盆骨折的CT检查

CT可增加诊断价值。例如,CT诊断后侧骨间韧带结构非常准确,这对于判断骨盆是否稳定非常有意义。CT对判断旋转畸形和半骨盆的平移也很重要。例如,骶骨分离、骶孔骨折及L_5～S_1区域损伤等只有在轴位CT上才能发现。骶髂关节前后皆分离的损伤可通过平片证实,但对于骶髂关节前方损伤而后方完整的开书型骨折情况,只能通过CT来诊断。CT检查亦可诊断伴随的髋臼骨折,如耻骨支骨折可影响髋臼下面的完整性。最后,CT检查对于识别骶骨翼骨折及嵌插骨折也有非常重要的意义。

四、骨盆骨折的治疗

对多发创伤患者的总体评估的详细讨论不在本部分的讨论范围之内。由于多发创伤合并骨盆骨折患者的死亡率为10%～25%,故而其治疗对于骨科医师来说具有很大挑战性的说法是不为过的。由此,对多发创伤患者制定治疗计划必要性的强调从来不会有过度的时候。患者从损伤初始直到骨折固定的治疗必须始终在适当的监护病房中进行。系统治疗计划的执行应在复苏抢救的同时而不是序列进行。

在基本内容里涉及气道、出血和中枢神经系统的问题应优先得到处理。迅速地复苏抢救应同时保持气道通畅和纠正休克。在骨盆创伤中,休克会因后腹膜动静脉出血而难以纠正。

基本复苏处理之后的进一步处理包括对气道、出血、中枢神经系统、消化系统、内分泌系统及骨折的进一步检查。

(一)急救

由于后腹膜出血和骨盆后出血是骨盆创伤的主要并发症,下面把讨论重点放在这个问题上。

伴发此并发症的患者需要大量液体输注。休克的早期处理应包括抗休克充气衣(PSAG)。PSAG的优点大于缺点,唯一较显著的缺点是无法进行腹部操作。充气衣不能立即放气。在逐步放气的同时应仔细监测血压。收缩压下降>1.3 kPa(10 mmHg)以上是进一步放气的禁忌证。其他重要指示包括充气时先充腿部后充腹部而放气时顺序相反。

骨折固定属急诊复苏期处理范畴之内。越来越多的证据表明应用简单的前方外固定架即可实现其他介入性疗法很难达到的减少骨盆后静脉出血及骨质出血的作用。因此应早期进行骨盆骨折的固定。希望此器械能通过使骨盆恢复正常容积从而发挥骨性骨盆的压塞效应以帮助停止静脉出血来减低死亡率。对于骨盆骨折早期固定的详细方法将在下面讨论。

Tile发现对此类患者的治疗方法中骨盆血管栓塞的价值很小。在他的创伤中心只限于出血主要来源于诸如闭孔动脉或臀上动脉等小口径动脉的患者应用此方法。此方法对于那些存在髂内血管系统中主要血管大量出血的血流动力学不稳定的患者无甚价值,因为血管栓塞并不能控制此种类型的出血并且患者可能在施行过程中死亡。同样,它对静脉性及骨性出血亦无价值。

当患者在应用上述措施如输液,抗休克充气衣和早期骨盆骨折固定后休克得以很好的控制,但当输液量减少时又重新回到休克状态时应考虑小口径动脉出血的可能。在这种情况下,当患者达到血流动力学稳定后将患者转移至血管中心进行动脉造影,若发现小口径动脉存在破裂则用栓塞材料栓塞。

直接手术方法控制出血一般很少应用并且常不成功。手术的主要适应证是骨盆开放骨折合并主要血管损伤而导致低血容量休克的极危重患者。

骨盆开放骨折的死亡率很高,但是骨盆开放骨折的类型,是后侧还是外侧对于预后的判断十分重要。由此骨盆开放骨折并不能如此笼统地放在一起讨论。必须看到一些骨盆骨折实际上相当于创伤性半骨盆切除,并且在极少数情况下完成此半骨盆切除可能挽救生命。

若患者处于重度休克状态[即血压低于8.0 kPa(60 mmHg)并对输液无反应],必须采取紧急措施以节省时间。若排除了胸腔、腹腔出血则应怀疑后腹膜出血。腹腔镜探查及镜下主动脉结扎可为进行正确方法的止血和血管修复争取时间。

(二)临时固定

临时固定只用于潜在增加骨盆容积的骨折,即宽开书型损伤或不稳定型骨盆骨折。对于占骨盆骨折总数60%的LC型损伤则很少需要临时固定。

可在急诊室应用骨盆钳(Ganz钳)以解决无法立即应用外固定架的问题。

否则必须应用前方外固定架以获取临时固定。应用前方外固定架可减少骨盆容积从而减少了静脉性和骨性出血。另一个优点是显著缓解疼痛并能使患者处于直立位而保持良好的肺部通气。鉴于这些患者的一般状况极差,简单的外固定架构型即足够经皮在每侧髂骨内置入 2 根互相成 45°的外固定针,1 根置于髂前上棘另 1 根置于髂结节内,在前方以直角四边形构型连接。

生物力学研究表明应用简单构型外固定架即可对开书型骨折提供可靠的稳定性。但是对于不稳定型骨盆骨折,若要使患者能够行走则不论应用多么复杂的外固定架也不能完全地固定骨盆环。复杂的外固定架需要对髂前下棘做过多的解剖显露,而这与急诊期处理原则相抵触。它们在生物力学上有一些优点,但不足以抵消由于手术操作而带来的风险而不值一用。

(三)最终固定

对肌肉骨骼损伤的最终固定依靠对骨折构型的准确诊断。对于稳定的和无移位或微小移位的骨盆骨折,不论骨折类型如何只需对症治疗。此型损伤患者可短期内恢复行走功能,骨盆骨折的影响可以忽略。但有移位的骨盆骨折则需要仔细检查和考虑,如下述。

1.稳定型骨折

(1)开书型(前后挤压型)骨折。

Ⅰ型:开书型骨折Ⅰ型中耻骨联合增宽<2.5 cm 时不需特殊治疗。一般此型损伤患者无后方破坏并且骶棘韧带保持完整。因此这种情况与怀孕时耻骨联合所发生的变化相似。在诸如卧床休息等对症治疗后骨折常能彻底愈合并且极少残留任何症状。

Ⅱ型:当耻骨联合增宽>2.5 cm 时,医师面临以下几种选择。

1)外固定:如上文所述推荐应用简单的前方外固定架固定骨盆。保持外固定针 6~8 周;然后松开外固定架摄骨盆应力相以判断耻骨联合是否愈合及其稳定性。若已完全愈合则在此阶段去除外固定针。若未愈合则再应用外固定架固定 4 周。若不合并垂向移位则患者可很快恢复行走。

可通过在侧卧位或仰卧位时令双下肢充分内旋以达到复位。

2)内固定:若患者合并内脏损伤而需进行经正中旁或 Pfannenstiel 切口(耻骨上腹部横形半月状切口)行手术时,应用 4.5 mm 钢板即可维持稳定性。这一步骤需在结束腹部手术后关腹之前进行。在这种情况下,应用被推荐用于在不稳定骨折中固定耻骨联合的双钢板并非必需,因为开书型损伤存在与生俱来的稳定性。

3)髋人字石膏或骨盆吊带：开书型损伤患者亦可通过应用双腿内旋状态下的髋人字石膏或骨盆吊带来治疗。这 2 种方法较适用于儿童及青少年，Tile 主张应用外固定架作为最终治疗方法来治疗此型骨折。

(2)外侧挤压型骨折(LC 型骨折)：外侧挤压型骨折一般较为稳定，故一般不需手术切开固定，而只应用于需要纠正复位不佳或纠正下肢不等长的情况。由于此型损伤常导致后方结构的压缩及一个相对稳定的骨盆，只有在患者的临床情况允许的情况下才能进行去压缩和复位。这会因患者的年龄，总体情况，半骨盆旋转的程度及下肢长度变化的多少的不同而各不相同。对于年轻患者，下肢长度不等＞2.5 cm可作为外侧挤压型损伤复位的适应证。这尤其适用于桶柄状损伤。但是必须再次强调大部分外侧挤压型损伤可通过单纯卧床治疗而不需任何外固定或内固定治疗。

如果由于上述原因而需要复位，则可通过用手或借助置入半骨盆内的外固定针使半骨盆外旋来完成。通过安装在连接杆上的把手施与外旋外力，可使桶柄状骨折通过向外侧和后方的去旋转而使后方结构去压缩，从而使骨折得以复位。在一些情况下无法获得满意复位，医师必须决定是否需要选择切开复位这个唯一可选择的手段。

如果在外固定针的帮助下获得复位，则应该在复位后应用一个简单的直方形前方外固定架来维持半骨盆的外旋位置。

内固定方法极少用于治疗外侧挤压型损伤，但在骨折突入会阴部(尤其见于女性)的非典型类型的情况下除外。在此特殊情况下，应用一个小的 Pfannenstiel 切口即可实现上耻骨支的去旋转，并能通过应用带螺纹针而达到充分的固定。在稳定型损伤中此针可于 6 周后拔除。

注意：外侧挤压型和垂向剪式不稳定损伤是应用骨盆吊带的禁忌证，因为它会导致进一步的骨折移位。

2.不稳定型骨折

应用简单的前方外固定架作为治疗不稳定剪式骨折的最终固定方法是不够的，因为这会在患者试图行走时导致再次移位。因此有 2 种选择摆在医师面前：一是附加股骨髁上牵引；二是内固定。

(1)骨牵引加外固定：单纯的不稳定型剪式损伤可通过应用前方外固定架固定骨盆并附加股骨髁上牵引的方法而得到安全而充分的治疗。通过临床回顾调查发现，对患者特别是那些存在骶骨骨折，骶髂关节骨折脱位或髂骨骨折的患者应用此方法治疗得到了满意的长期随访结果。即使发生骨折再移位也是很微小并常无临床意义。由于对后方骨盆结构采用内固定的治疗方法会导致很多并发症,所以对于骨科医师处理骨盆创伤特别是单纯骨盆创伤应用此方法要比设计错误的切开复位手术方法安全得多。

牵引必须维持 8～12 周并应用前后位平片和入口相,以及必要时的 CT 扫描来监测患者骨折情况。过去主要的问题是过早的活动,这类患者需要更长时间的卧床以获得坚固的骨性愈合。

(2)切开复位内固定:实际上在 1980 年以前没有对骨盆骨折尤其是后方骶髂结构应用内固定方面的报道,并且除了零星的个例报道外,几乎没有有关这方面的论著。曾有应用钢板和钢丝固定前耻骨联合的报道,但对后方结构的处理方面的报道几乎没有。过去的十几年中骨盆骨折切开复位内固定的方法风行一时,因此必须检查其是否合理。从自然病史来看占病例总数 60%～65%的稳定型骨折几乎没有应用内固定治疗的适应证。对于不稳定型骨折,很多患者可通过外固定和牵引的方法得到安全而充分的治疗。由此可见,骨盆后方内固定的方法不应如此频繁应用,而只在显示出明显适应证的病例中应用。从另一角度看,骨盆骨折多为高能量损伤,除四肢多发损伤外往往合并内脏损伤。在急诊病情不稳定的情况下很难完成内固定手术,而病情稳定后因时间过长或腹部造瘘管的污染又很难实施二期手术。因此,骨盆骨折的内固定的前提是必须具备高素质、高水平的急救队伍。

1)骨盆骨折内固定治疗的优点:①解剖复位与坚固固定可维持良好的骨盆环稳定性,从而使多发创伤患者的无痛护理更容易进行;②现代内固定技术(尤其是加压技术)应用于骨盆大面积松质骨面上可帮助防止畸形愈合和不愈合。

2)骨盆骨折内固定治疗的缺点包括如下。①压塞作用丧失和大出血可能:骨盆创伤常伤及臀上动脉(其也可能在手术探查时再次损伤),但由于动脉内血凝块形成而未被发现。由于此类患者需大量输血,因此术后第 5 天至第 10 天时会出现凝血机制缺陷。术中探查骨折时若再次伤及此动脉,到时会导致大出血。②急性创伤期采用后侧切口常导致不能接受的皮肤坏死高发生率,尽管未采取后侧切口,也在很多严重的垂向剪式不稳定损伤患者中发现皮肤坏死。由于手术中将臀大肌由其附着点上剥离,从而破坏了皮肤下方筋膜等营养皮肤的组织。尽管采取精细的手术操作,供给患者充足的营养及术前抗生素应用,皮肤坏死的发生率仍很高。③神经损伤:固定骶髂关节的螺钉可能误入骶孔造成神经损伤。因此后方跨越骶髂关节的螺钉的置入一定要十分精确以防止此类并发症的出现。

3)前方内固定适应证。①耻骨联合分离:如果一个合并耻骨联合损伤的患者先由普外科、泌尿外科或创伤骨科医师进行了腹腔镜手术或膀胱探查术,此时应用钢板固定已复位的耻骨联合的处理过程将大大简化。对于稳定型的开书型骨折,在耻骨联合上方平面应用短 2 孔或 4 孔钢板固定即可获得稳定。如果耻骨联合损伤是不稳定骨盆骨折的一个组成部分,应用双钢板固定以避免垂向与矢状面上移位的方法是可取的。当其与外固定架固定结合则可保持骨折的稳定性。但是在有粪便污染或有耻骨联合上管置入的情况下不宜应用钢板固定,此时采取外固定。②会阴区的有移位骨折:对于在外侧挤压型损伤的非典型类型中那些上耻骨支旋转经耻骨联合进入会阴区的损伤,经一个局限的 Pfannenstiel 切口进入将骨折块去旋转复位并用带螺纹固定针固定骨折直至骨折愈合。也可采用长 3.5 mm 系列螺钉从耻骨结节逆行向前柱方向固定,但操作要在透视下进行,以免螺钉进入关节。③合并前柱的髋臼骨折:如果合并髋臼前柱骨折或横形骨折合并耻骨联合破坏,骶髂关节脱位或髂骨骨折,则可采取髂腹股沟入路以固定骨折的各个组成部分。

4)后方骨折内固定适应证。①后骶髂结构复位不良:有时对后方骶髂结构(尤其是单纯骶髂关节脱位的患者)的闭合复位不能达到满意而常会导致后期慢性骶髂关节疼痛。但是其中有些患者是由于骨折特点而无法闭合复位,因此需要切开复位。②多发创伤:现代外科治疗要求对多发创伤患者的护理在直立体位进行以便改善肺部通气。如果骨盆骨折的不稳定性使之无法满足此要求,切开复位可作为创伤后处理的辅助治疗手段。由于应用前方外固定架固定骨盆可以在最初的几天满足直立体位护理的要求,此适应证应为相对性而并非绝对性。③开放的后方骨盆骨折:对于那些后骶髂结构破坏并且后方皮肤由内向外撕裂的少见损伤类型,适用于其他开放性骨折的处理方法亦在此适用。对于已存在开放伤口的损伤,医师应选择时机按本部分后面所描述的方法固定后方结构。有时根据情况可开放伤口等待二期闭合。但是如果伤口位于会阴区,则是所有类型内固定的禁忌证。必须仔细检查直肠和阴道有无皮肤裂伤以排除潜在的开放骨盆骨折。涉及会阴区的开放骨盆骨折是非常危险的损伤并且死亡率很高。开放骨盆骨折的治疗应包括彻底仔细的清创及开放伤口换药。骨折应首先应用外固定架固定。实施结肠造瘘、膀胱造口以进行肠道、膀胱分流亦是基本的治疗方法。④骨盆骨折合并后柱的髋臼骨折:切开复位固定骨盆后方结构及髋臼对于一部分骨盆骨折合并横形或后方髋臼骨折的患者来说是适应证。这要求谨慎的决定和周密的术前计划。只有在骨盆骨折复位后才能将髋臼骨折解剖复位。

⑤手术时机：一般来讲应等待患者的一般情况改善后，即伤后第 5 天与第 7 天之间行骨盆切开复位。在这个初始阶段应用外固定架来维持骨盆的相对稳定性。例外的情况是已经进行了腹腔镜或膀胱探查术而显露了耻骨联合；此时应进行一期内固定。另外，在骨盆骨折合并股动脉损伤需要进行修补的少见患者，骨科医师应与血管外科医师协作仔细商讨切口的选择使之能在修补血管的同时亦能进行前方耻骨支的固定。正如上文所提及的，后方的开放骨盆骨折可能是切开复位内固定的一个不常见的适应证。⑥抗生素应用：对这些手术患者因手术较大常规术前预防性应用抗生素是必要的。一般在术前静脉注射头孢菌素并持续 48 小时或根据需要持续更长时间。

(3)内固定物的应用。

1)钢板：由于普通钢板很难被预弯成满足骨折固定所需的各个方向上的形态，推荐 3.5 mm 和 4.5 mm 的重建钢板进行骨盆骨折固定。这种钢板可在 2 个平面上塑型并且是最常用的。一般对大多数女性和体格较小的男性应用 3.5 mm 钢板，而对体格较大的男性应用 4.5 mm 钢板。对于前柱骨折可应用预定形重建钢板。

2)螺钉：与 2 种型号的标准拉力螺钉(4.0 mm 和 6.5 mm)一样，3.5 mm 和 6.5 mm 全螺纹松质骨螺钉亦是骨盆骨折固定系统的基本组成部分。骨折固定过程中还需要超过 120 mm 的特长螺钉。

3)器械：手术中最困难的部分就是骨盆骨折块的复位，因此需要特殊的骨盆固定钳。这些包括骨折复位巾钳和作用于两螺钉间的骨折复位巾钳。还有一些其他特殊类型的骨盆复位巾钳，可弯曲电钻和丝攻及万向螺丝刀在骨盆骨折切开复位内固定手术中也是必需的。这些器械扩大了操作范围，尤其方便了对肥胖患者的耻骨联合作前方固定时的操作。需要强调的是如果没有骨盆骨折内固定的特殊器械，手术必须慎重。

(4)前方骨盆固定。

1)耻骨联合固定。①手术入路：如果已进行了经正中线或旁正中线切口的腹部手术，则可简单地通过此切口对耻骨联合进行固定。如果在进行耻骨联合固定手术之前未进行其他手术，采用横形的 Pfannenstiel 切口可得到良好的显露。在急诊病例中腹直肌常被撕脱而很容易分离。医师必须保持在骨骼平面上进行操作以避免损伤膀胱及输尿管。②复位：急诊病例的耻骨联合复位常较容易。应显露闭孔内侧面而后将复位钳插入闭孔内以达到解剖复位。夹紧复位钳时要小心避免将膀胱或输尿管卡在耻骨联合间。③内固定：对于稳定的开书型骨折，在耻骨联合上方平面应用两孔或四孔 3.5 mm 或 4.5 mm 的重建钢板即可得到良好的稳定性。对此类型损伤不需应用外固定架。

对于耻骨联合损伤合并不稳定型的骨盆损伤推荐应用双钢板固定技术。通常用 4.5 mm 的 2 孔钢板置于耻骨联合上方平面，在靠近耻骨联合两侧用 2 个 6.5 mm松质骨螺钉固定耻骨联合。为防止垂向移位的发生，常在耻骨联合前方应用钢板(在女性应用 3.5 mm 重建钢板，在男性应用 4.5 mm 重建钢板)，以及相应的螺钉固定会增强稳定性。保持这个前方的张力带，当夹紧复位钳时外旋半骨盆可使原先应用的前方外固定架对后方结构产生加压作用。由此可获得良好的稳定性并使患者能够采取直立体位。

2)耻骨支骨折：尽管存在技术上的可行性，但不提倡对耻骨支骨折的直接固定。如果骨折位于外侧，固定此骨折常需采用双侧髂腹股沟入路进行分离显露。假如耻骨支骨折合并了后方骨盆损伤有学者认为采用后侧入路更为恰当，固定此部位骨折的水平要比前方固定的水平高。因此在这种情况下很少进行耻骨支骨折的固定。

(5)后方骨盆固定：后骶髂结构可通过经骶髂关节前方或后方的入路得以显露。目前选择哪种入路仍存在很多争论，但以下几项原则可供参考。第一，采取后方切口的患者在创伤后阶段并发症的发生率很高。在处理的患者中尤其是挤压伤的患者，伤口皮肤坏死的发生率是不能接受的。后方部位的皮肤常处于易损状态下，即使未行手术也可因为下方臀大肌筋膜的撕脱而导致皮肤坏死。因此目前有对骶髂结构进行前方固定的趋势。从前方应用钢板固定可以维持骨盆的稳定性。目前这一更为生理性的入路被越来越多的医师所采用。

因此推荐对于骶髂关节脱位和其他一些骨折脱位采用前侧入路进行内固定，对于一些髂骨骨折和骶骨压缩采用后侧入路进行固定。

(6)前方固定骶髂关节：手术入路由髂嵴后部至髂前上棘上方作一长切口。显露髂嵴后沿骨膜向后剥离髂肌以显露包括骶骨翼在内的骶髂关节。若要进行进一步的显露，可将切口沿髋关节手术的髂股切口或 Smith-Peterson 切口扩展。为保护坐骨神经必须清晰地显露坐骨大切迹。

L_5 神经根由 L_5 和 S_1 之间的椎间孔内穿出并跨越 L_5～S_1 间盘到达骶骨翼，与由 S_1 椎间孔穿出的 S_1 神经根汇合。手术过程中易伤及这些神经，因此在应用复位巾钳或骶骨部分所用钢板超过两孔时要特别小心。

由于此部位十分靠近神经因此该手术方法不适于骶骨骨折，而只用于治疗骶髂关节脱位或髂骨骨折。复位可能十分困难，可在纵轴方向上牵引以及用复位巾钳夹住髂前上棘而将髂骨拉向前方的帮助下进行。应在坐骨大切迹处由前方检查复位情况。

应用 2 孔或 3 孔 4.5 mm 钢板及 6.5 mm 全螺纹松质骨螺钉固定即可获得良好的稳定性。轻度的钢板过度塑形会对复位有帮助,因为外侧螺钉的紧张有使髂骨向前复位的趋势。在耻骨联合未做内固定时可应用直方形外固定架作为后方结构固定的辅助。关闭伤口并作引流。

如果患者较年轻且骨折固定的稳定性良好,则可采取直立体位但在骨折愈合之前避免负重,大约需6 周时间。

(7)后方固定骶髂关节:如前所述,骶髂关节的后侧入路较为安全和直观但易出现诸如伤口皮肤坏死及神经损伤等并发症,因此在操作时应十分小心。其指征包括未复位的骶骨压缩、骶髂关节脱位和骨折脱位。鉴于目前对采用骶髂关节前侧还是后侧入路并无明确的适应证,医师可根据个人喜好做出选择。

手术入路:在髂后上棘外侧跨越臀大肌肌腹作纵向切口。医师在选择切口时应避开骨骼的皮下边缘,尤其是在这个区域。经切口显露髂后上棘及髂嵴区。臀大肌常存在撕脱,沿骨膜下剥离之显露臀上切迹。必须保护经此切迹穿出的坐骨神经。在不稳定型骨折中应用此切口时可用手指经此切迹探查骶骨前部。只有通过此方法才能证实是否获得解剖复位。C 形臂机的作用非常重要,尤其对使用跨骶髂关节螺钉时和避免螺钉误入骶孔方面帮助很大。

(8)髂骨骨折:髂骨后部骨折或骶髂关节的骨折脱位适于应用切开复位一期内固定的标准手术操作,即在骨折块间使用拉力螺钉固定后再应用作为中和钢板的 4.5 mm 或 3.5 mm 的重建钢板固定骨折。通常应用 2 块钢板固定以防止发生移位。

(9)骶髂关节脱位:应用螺钉作跨越骶髂关节的固定可获得可靠的固定。螺钉可单独使用也可经过充当垫片作用的小钢板使用(尤其适用于老年患者)。应用螺钉固定骨折的操作必须十分精细,否则因误入脊髓腔或 S_1 孔而损伤马尾神经的情况十分常见。此方法应在 C 形臂机两平面成像的辅助下进行。

上方的螺钉应置入骶骨翼内并进入 S_1 椎体内。先用 1 根 2 mm 克氏针暂时固定并在 C 形臂机下检查复位情况。当需要做跨越骶髂关节的固定时应使用 6.5 mm 松质骨拉力螺钉固定。

对于骶髂关节脱位,螺钉长度 40～45 mm 即足够。但对于骶骨骨折或骶骨骨折不愈合来说,螺钉长度必须足以跨越骨折线并进入 S_1 椎体。在这种情况下必须应用 60～70 mm 的长螺钉,因此螺钉的位置变得至关重要。术者必须将手指跨越髂嵴顶部并置于骶骨翼上作为指导,电钻和导针的方向、位置必须在C形臂机透视下得以明确。

第2枚螺钉在C形臂机指导下应在S_1孔远端置入。为避免损伤孔内的神经结构,尽管因骨质较薄而致操作极为困难,最后这枚螺钉仍需置于S_1孔远端。此孔可通过C形臂机下显影或可因后方结构破坏和解剖显露而能直接观察到。常用的方法是近端2枚螺钉远端1枚螺钉。

(10)骶骨压缩骶骨棒固定:对于急性骶骨压缩需要经后侧入路行切开复位时,应用骶骨棒可获得既安全又充分的固定。由于固定物并不穿越骶骨而不会导致神经结构的损伤。应用2根骶骨棒固定后方结构可维持良好的稳定性。附加应用前方外固定架会使固定更充分。

切口的选择如上文所述在髂后上棘的外侧。显露一侧后嵴后在其上钻滑动孔,将带螺纹的骶骨棒穿入直至抵到对侧髂后上棘。利用骶骨棒的尖端插入后嵴直至透过髂嵴外板。安装好垫圈和螺帽后将骶骨棒尾部齐螺帽切断。在远端置入第2根骶骨棒。此方法的绝对禁忌证是髂后上棘区域存在骨折。若不存在此损伤,则通过固定可对骶骨压缩产生加压作用而无损伤神经结构的危险。对于需要治疗的骶骨压缩推荐应用此方法。

双侧骶髂关节损伤:对于双侧骶髂关节损伤不能应用骶骨棒固定,除非用螺钉固定至少一侧骶髂关节以防止后方移位的发生。

五、术后处理与康复

术后处理完全依骨质情况和骨折固定情况而定。假如骨质良好并且骨折固定稳定,在双拐帮助下行走是可能的。但是从大多数患者来看,术后一定时期的牵引是明智的并且能防止晚期骨折移位的发生。

骨折不愈合与骨盆骨折畸形愈合并不罕见,发生率约为3%,因此对这一难题运用上述方法来处理可能是有效的。医师在治疗骨折不愈合之前尤其是那些骨折复位不良的患者,应熟悉上述所有方法。处理这些复杂的问题需要因人而异,而且应认真制定术前方案。纠正垂向移位可能需要行后方髂骨截骨术。若所需矫正的畸形很大(超过2.5 cm),可分步进行。第一步治疗包括清理不愈合的骨折端及前方或后方的矫正性截骨。而后予患者重量为14~18 kg的股骨髁上牵引。在患者清醒的状态下运用放射学方法监测矫正进程。在清醒状态下亦检查有无坐骨神经的问题。在第一次手术后的2~3周行第二次手术固定骨盆。

Matta采用一次手术三阶段方法治疗骨折畸形愈合。首先仰卧位松解骨盆前环的耻骨联合，然后俯卧位使骶髂关节复位固定之，再使患者仰卧位固定耻骨联合，达到较好的效果。

骨盆骨折是一种死亡率很高的严重损伤。其早期处理按多发创伤的处理原则进行。此损伤的并发症很多，包括大出血，空腔脏器破裂尤其是膀胱、输尿管和小肠，以及会阴区的开放伤口。在损伤处理的过程中不应抛开肌肉骨骼系统损伤的处理，而应与其他损伤的处理同时进行。创伤科或骨科医师应认真制定包括骨盆骨折固定在内的早期治疗计划。了解骨盆骨折的各种类型是作出合理决定的基础。

骨折外固定在不稳定骨盆骨折时作为临时固定方法是挽救生命的手段。应迅速而简单地运用之。外固定亦可作为稳定型开书型骨折(前后方向挤压)和外侧挤压损伤中需要通过外旋复位的骨折类型的最终固定方法，并可与股骨髁上牵引或切开复位内固定联合应用。

由于大多数骨盆骨折应用简单牵引的方法即可得到良好的结果，所以内固定的作用并不十分明确。但是的确存在经前侧或后侧入路对前方的耻骨联合及后方的骶髂关节结构应用内固定的适应证。对于骶髂关节脱位和髂骨骨折可采用前侧入路显露骶髂关节，而对髂骨骨折和其他一些骶髂关节的骨折脱位采用后侧入路。应用两根位于后方的骶骨棒固定骶骨骨折，在前方应用钢板固定治疗骶髂关节脱位，应用拉力螺钉和钢板固定的标准操作技术固定髂骨骨折。

最重要的是合并这些骨折的患者多为非常严重的多发创伤患者，并且骨折情况极为复杂。因此不应教条地处理问题而应因人而异。

第二节 尾骨骨折

尾骨骨折常发生于滑倒臀部着地或坐位跌下时，在临床上以女性为多见，往往因为忽视治疗而遗留长时间的尾痛症。尾骨在人类的发生学上是一个退化的骨头，在婴幼儿时期尾骨由4～5块骨组成，后随发育最后融合成一块尾骨，也可能为3节。尾骨在坐位时并不负重，而是由坐骨结节负重，尾骨上端为底、较宽，有卵圆形的关节面和骶骨相关节，其间有纤维软骨盘，尾骨后上部的凹陷和骶骨相连的部分为骶尾间隙。在关节面的后部有一个尾骨角，相当于第1尾骨的椎弓和上关节突,尾骨的侧缘是韧带和肌肉的附着处。尾骨的形状可以有很多的变异,长短不一,两侧可以不对称,其曲度可以前弯,可以侧屈,尾骨的各节可以成角。尾骨尖一般为圆形,可以呈分歧状,尾骨可以改变骨盆出口的形状,在妇女分娩的时候有重要意义。骶尾关节可以发生融合,而使尾骨和骶骨愈合成一块骨骼。

一、病因、病理

多由于不慎跌倒时,臀部着地,尾骨尖直接撞击于坚硬的物体,致使尾骨骨折或是脱位,并由于提肛肌和尾骨肌的牵拉作用,使骨折端向前方或是侧方移位。

二、临床表现与诊断

有明显的外伤史,伤后局部的疼痛剧烈,尤其是坐位时疼痛加重,由于臀大肌的部分纤维附着于尾骨上,故患者在坐位、站位或者是在行走、跨台阶时,由于肌肉的牵拉而出现疼痛加重。检查时局部有明显的压痛,但是肿胀不明显,肛诊时可以触及尾骨的前后错动。尾骨骨折脱位后,由于附着于其上的提肛肌、尾骨肌和肛门外括约肌及韧带的张力发生变化,患者往往出现肛门的坠胀感,里急后重等症状。X线片可以确诊,侧位片可以看到尾骨向前移,正位片上可以见到尾骨的远端向侧方移位。

三、治疗

(一)非手术疗法

1.中药治疗

早期可以内服七厘散、元胡伤痛宁等消肿止痛药物,中后期可以口服接骨丹,配合外敷膏药。

2.手法复位

对于骨折无移位或是有移位但是没有肛门坠胀感和大便异常者,不作特殊的处理,仅需卧床1～2周,坐位时可以用气垫保护;对于移位较多而且伴有肛门坠胀和大便次数改变者,要用肛内手法复位加胶布固定。

具体方法:患者取胸膝位或者是侧卧位,医师戴手套,一手的示指或中指插入肛门,抵住骨折或是脱位的远端向后顶挤,另一手用示指和拇指向前挤按骨折或是脱位的近端,双手协作配合,即可复位。复位后可以用宽2～3 cm,长20～30 cm的胶布,一端从中间劈开,劈至离另一端约10 cm,将未劈开的一端固定于尾骨尖和骶骨部，劈开的两条分别向后外上方绕过臀部拉向双侧髂前上棘加以固定，固定后患者休息 2～3 周，避免骶尾部的直接坐位，疼痛缓解后应用舒筋活血中药坐浴熏洗。少数患者日后可遗留顽固的尾痛症，可用醋酸泼尼龙 25 mg，加透明质酸酶 1 500 U 及适量利多卡因行局部封闭，也可以行骶管封闭，每周 1 次，3～4 次为 1 个疗程。

(二)手术疗法

病情严重者可以采取尾骨切除术。患者俯卧位，骶尾处的纵行或是“人”字形切口，注意显露骶尾韧带并切断，用骨膜剥离器剥离尾骨，用长钳持住，取出尾骨。术中注意保护肛门周围的括约肌和它的支配神经不受损伤。

四、并发症

尾骨骨折的主要并发症是直肠的损伤，往往有会阴部的坠胀感，肛门指诊可见到手套的血迹及饱满感，应采取直肠修补和造瘘，以防并发弥漫性腹膜炎，引起中毒性休克。

第三节　骶尾关节脱位

骶尾关节由骶骨尖与尾骨底组成微动关节，其间有甚薄的椎间盘。骶尾关节前侧有前纵韧带，附着于骶骨和尾骨盆面，骶骨后韧带为脊柱后纵韧带和棘上、棘间韧带及骶棘肌筋膜延续部分，位于两侧的骶尾韧带，相当于横突间韧带，骶尾角之间还有骨间韧带相连。

该关节通常有轻微的屈伸活动，其活动度取决于肛提肌的紧张与松弛，有部分正常人也可由于骶尾关节骨性融合而不活动。临床上骶尾关节脱位常见于女性。单纯脱位较少，常合并骶尾交界处的骨折脱位。

一、病因、病理

骶尾关节脱位与直接暴力、产伤有密切关系。

(一)直接暴力

滑倒仰坐摔伤，尾骶部直接撞击坚硬的地面或硬物，引起骶尾关节脱位。如摔坐楼梯台阶边沿、椅凳角上，尾骨往往因受背侧暴力的作用和肛提肌、尾骨肌的收缩而向前脱位。如伴有侧向暴力时,可合并侧方脱位。有的暴力来自尾尖垂直方向,可发生后脱位或骨折脱位。

(二)产伤

胎儿大、育龄高、产程长,可引起骶尾关节脱位。胎儿过大、胎头径线大、过熟,胎儿颅骨较硬头不易变形,形成相对头盆不相称,兼有育龄高,韧带松弛退变,激素分泌异常,韧带松弛弹性变差,加之产程长,造成分娩时韧带撕裂,发生骶尾关节后脱位。

二、分类

按脱位的时间分为新鲜脱位和陈旧性脱位;按尾骨脱位的方向可分为前脱位、后脱位和侧方脱位,前脱位较多见。

三、诊断

患者有滑倒仰坐摔伤史和产伤史。患者骶尾部疼痛,不能坐位,常以半侧臀部坐在椅凳上,弯腰下蹲等活动受限,甚则疼痛。骶尾部局部软组织肿胀,皮下瘀血及压痛明显。骶尾交界区有台阶样感,或凹陷感。按压尾骨尖时,骶尾区有过度的伴有疼痛的异常活动。肛诊时前脱位可触及骶尾前侧有凸起,压痛。后脱位可触及尾骨向后凹陷,压痛。X线侧位片可显示尾骨向前脱位,或向后脱位,或骨折脱位。正位片可能显示有侧向移位,但应除外变异。

四、治疗

(一)复位方法

1.肛内复位法

患者侧卧位屈膝屈髋,或胸膝位,在局部麻醉或不需麻醉下,术者戴手套,以示指或中指伸入肛门内,于骶尾前方触及高起的压痛区,施以向背后挤压力,与此同时,术者拇指抵于骶尾末端,给予与中指或示指相对的推压力,使骶尾交界区变得光滑,且疼痛明显减轻或消失,即告复位。此法适用于骶尾关节前脱位。

2.肛外复位法

患者术前准备同肛内复位法,术者戴手套,用拇指在尾骨后凸的压痛区,向前挤压脱位的尾骨,此时可感到有向前的滑动感,复位即成功。此法适用于骶尾关节后脱位。

3.过伸复位法

患者俯卧于床,双膝关节并拢尽量屈曲,术者位于患者左侧,左手按于骶骨尖处向下压，右手臂托持膝部和小腿向上搬提同时用力使髋关节向后过伸，连续 3～5 次。体质肥重者，可让一助手站在远端，双手握住患者双踝向上提拉双下肢，术者用拇指或手掌小鱼际向下按压骶骨尖处，使髋关节向后过伸，连续 3～5 次。术后让患者站立，做下蹲站起动作，如疼痛缓解，复位成功。1 周后可用此方法再治疗 1 次。此法适用于骶尾关节前脱位，且不宜行肛内复位者。

(二)固定方法

复位后，可局部贴用膏药，并用宽胶布将两臂部靠拢贴牢，并嘱卧床休息 2～3 周。

(三)药物治疗

固定期间除局部贴用活血止痛膏外，在解除固定后，应用活血祛瘀中药熏洗或坐浴，如仍有疼痛，可配合局部封闭。

(四)其他疗法

对仍有移位但无症状，可不予以处理；如有顽固性尾痛症状，经保守治疗无效时，可考虑尾骨切除术。

第四节　髋关节脱位

髋关节脱位是一种高能量创伤，常见致伤原因为车祸伤，好发于青壮年，以往常被认为是较为少见的损伤。近十年来随着我国家庭轿车使用的日益增多，髋关节脱位也逐渐成为一种常见的严重创伤。该类创伤应严格按急诊处理，否则将诱发创伤性休克或增加股骨头缺血坏死等并发症。

髋关节脱位常合并股骨头、髋臼后壁或股骨颈骨折，以及其他部位骨骼和重要脏器损伤。骨盆、脊柱及膝部的合并损伤，可改变脱位后的典型体征，容易漏诊。髋关节复位后，关节内残留的碎骨片容易漏诊，并可导致创伤性关节炎甚至髋关节活动受限等严重并发症。髋关节常分为前脱位、后脱位及中央型脱位。

一、髋关节前脱位

髋关节前脱位较少见，约占髋脱位的 10%。

(一)损伤机制

当股骨暴力下外展外旋时,大转子或股骨颈以髋臼上缘为支点,迫使股骨头穿破前关节囊而脱位。此时若髋关节屈曲较大,则常脱位于闭孔或会阴处,若髋关节屈曲度小,则易脱于耻骨横支处。

(二)骨折分类

(1)Ⅰ型:高位型(耻骨型)。Ⅰ型又分为3型。

ⅠA型:单纯前脱位于耻骨横支。

ⅠB型:前脱位伴有股骨头骨折。

ⅠC型:前脱位伴有髋臼骨折。

(2)Ⅱ型:低位型(闭孔型)。Ⅱ型又分为3型。

ⅡA:单纯前脱位于闭孔或会阴部。

ⅡB:前脱位伴有股骨头骨折。

ⅡC:前脱位伴有髋臼骨折。

(三)临床表现与诊断

髋关节前脱位具有明确外伤史。患肢剧烈疼痛,髋活动受限。患肢常处于外旋、外展及轻度屈曲位,有时较健肢稍长。

应强调复位后再次拍片,以明确是否合并骨折,CT检查可以发现关节内接近2 mm的碎骨块,MRI则可帮助判断关节唇的完整性及股骨头的血供情况。

(四)治疗

早期诊断和急诊复位是十分重要的,全麻或腰麻可放松髋部强大的肌肉,避免暴力复位时对股骨头关节软骨的进一步损伤。试行闭合复位次数应限定在3次以内,否则会加重软组织损伤而影响愈后。

闭合复位方法与髋关节后脱位大致相似,主要有以下3种。

1.Stimson法

令患者上半身俯卧于检查床一端,患髋及膝各屈曲90°,一助手通过下压骶骨或抬伸健肢而固定骨盆。术者一手握持患者足踝部,并轻度旋转股骨,一手用力下压小腿近端后部而复位。此法不适用于患髋处于伸展位的耻骨前脱位。

2.Allis法

患者仰卧于低床或地上,一助手面向患者足侧蹲位,用一手和前臂向下按牢患者骨盆,另一手于患肢股骨近端向外侧持续牵拉股骨。术者面对患者头侧,使患侧髋和膝屈曲接近90°,将患者足踝抵于术者会阴部,用双手或前臂合抱患肢小腿近端，利用腰背肌伸直力量向上提拉患髋，再适度内、外旋股骨复位。

3.Bigelow 法

患者仰卧，术者面对患者头侧，适度屈曲患者髋和膝关节，双手合抱患肢小腿近端。先沿大腿纵轴方向持续牵引，同时将患髋依次内收、内旋和屈曲，然后再外展、外旋并伸直。此复位轨迹类似于一个问号，在复位过程中，如感到或听到弹响，患肢伸直后畸形消失，则已复位。此法应注意极度内收、内旋时应循序渐进，持续牵引并适度用力，否则易造成股骨颈或股骨头骨折。复位前、后均应拍 X 线片，必要时行 CT 检查，以便发现复位前的无位移骨折或复位后关节内较小的骨折块。

如在麻醉下闭合复位失败 2 次以上，应急诊行切开复位。可选择 Watson-Jones 等手术入路。若合并有移位的股骨颈骨折，可直接行切开复位内固定。若合并股骨头骨折，骨块较小及不在负重区时，可选择闭合复位后观察，或切开复位时切除骨折块；若骨块大于股骨头的 1/3 或处于负重面，应行切开复位内固定。

闭合复位成功后应行 3～4 周的皮牵引，对合并股骨颈或股骨头骨折的病例可在手术后牵引 4～8 周。

(五)并发症

1.早期并发症

早期并发症主要为合并神经血管损伤及闭合复位失败。前者主要为Ⅰ型前脱位或开放损伤时股骨动静脉或股神经损伤，此时最有效的治疗方法为立即复位髋关节脱位。造成后者的原因为闭孔处的骨性阻挡，或为股直肌、髂肌和髋关节前关节囊的阻挡，对此切开复位是必要的。

2.晚期并发症

大多数髋关节前脱位病例的最终治疗结果是满意的，但最新研究表明有约 1/3 的病例因发生创伤性关节炎而疗效欠佳，这主要集中在合并股骨头颈骨折、髋臼骨折或发生股骨头缺血坏死的病例。对创伤性关节炎的治疗仍应以预防为主，即解剖复位和对髋关节内较小骨折块的切除术等。

单纯性髋关节前脱位病例的股骨头无菌性坏死率稍低于后脱位者，约为 8%。其发生主要是由原始损伤的程度所决定的，且与延迟复位和反复多次闭合复位密切相关，可在脱位后 2～5 年内发生。早期负重未增加其坏死率，但因股骨头塌陷等原因加重症状，所以在复位后的 2～6 个月中行 MRI 检查，可早期诊断并及时对症治疗。

二、髋关节后脱位

髋关节后脱位占急性髋关节脱位的绝大多数，且随着车祸等高能量损伤的增多而变的较为常见。

（一）损伤机制

最常见的创伤机制为髋及膝关节均处于屈曲位时，外力由前向后作用于膝部，再经股骨干而达髋部。如高速行驶的汽车突然刹车，乘客膝部暴力撞击仪表板而脱位，此时屈曲的股骨干若处于内收位或中立位，常发生单纯后脱位，若处于轻度外展位，则易发生合并髋臼后上缘骨折的后脱位。

另一种创伤机制为外力由后向前作用于骨盆，使股骨头相对后移而脱位。如弯腰劳动时被塌方的重物砸击骨盆。

（二）骨折分类

临床上多采用 Thompson 和 Epstein 分型，共分 5 型。

Ⅰ型：单纯后脱位或合并裂纹骨折。

Ⅱ型：髋关节后脱位，合并髋臼后缘较大的单一骨折块。

Ⅲ型：髋关节后脱位，合并髋臼后唇粉碎性骨折，有或无一个主要骨折块。

Ⅳ型：髋关节后脱位，合并髋臼唇和顶部骨折。

Ⅴ型：髋关节后脱位，合并股骨头骨折。

经上述分型，判断髋关节复位后的稳定性无疑是十分重要的。通常Ⅲ型以上骨折脱位可发生不稳定，判定的方法除根据复位前 X 线片显示骨折块大小和复位后头臼的位置关系外，还应依据复位中及复位后术者的手感而定。

（三）临床表现与诊断

典型患者有明确创伤史，患肢呈现屈曲、内收、内旋和短缩畸形。可触及大转子上移和臀后部隆起的股骨头，髋关节主动活动丧失，被动活动时常出现剧痛。但有报道，当合并股骨头骨折时，股骨头嵌顿于髋臼后缘，未出现患肢的短缩、内收和内旋畸形。特别是合并同侧股骨干骨折时，常因症状不典型而容易漏诊。

髋关节后脱位中合并坐骨神经损伤的患者占 10%～14%，同时合并股骨头、股骨干骨折及膝关节韧带损伤的患者也不少见，所以在急诊检查时应除外上述合并伤的可能。

患者除拍摄患髋正位及侧位外，还应常规拍摄骨盆轻度前倾的侧位，其方法为拍摄患侧卧位，身体前倾 15°的侧位片。此法可除外健侧髋臼的干扰，较为清楚地观察患髋的髋臼及坐骨切迹。方法为骨盆前倾 15°侧位。患侧紧贴 X 线片盒，患者向前倾斜 15°，管球垂直片盒投照。

即使患者因疼痛难以拍侧位片，也应在麻醉后及复位前拍片，详细观察是否存在股骨头骨折及髋臼骨折，以及可能在复位时移位的股骨颈无位移骨折。

复位后应立即拍摄双髋正位及患髋侧位，以便了解复位的程度，关节内是否残留骨折块及髋臼及股骨头骨折是否需要进一步手术。有多位学者认为当髋关节间隙较健侧可疑增宽时，应行 CT 检查，其原因在于此类患者多数存在能被 CT 发现的髋臼及股骨头骨折。

(四)治疗

1. Ⅰ型骨折脱位

以急诊闭合复位为主，近年文献强调：①麻醉下复位以减少进一步的损伤；②12 小时内复位并发症发生率低。其闭合复位方法仍以 Stimson 法、Allis 法和 Bigelow 法为主。

(1)Stimson 法：患者上半身俯卧于检查床一端，患髋及膝各屈曲 90°，一助手通过下压骶骨或抬伸健肢而固定骨盆。术者一手握持患者足踝部，并轻度旋转股骨，一手用力下压小腿近端后部而复位。

(2)Allis 法：患者仰卧于低床或地上，一助手面向患者足侧蹲位，用双手向下按压患者骨盆。术者面对患者头侧，使患侧髋和膝屈曲接近 90°，将患者足踝抵于术者会阴部，用双手或前臂合抱患肢小腿近端，利用腰背肌伸直力量向上提拉患髋，再适度内、外旋股骨复位。

(3)Bigelow 法：患者仰卧，助手面向患者足侧蹲位，用双手向下按压患者双侧髂前上棘。术者面对患者头侧，使患侧髋和膝屈曲接近 90°，适度屈曲患者髋和膝关节，双手合抱患肢小腿近端。先沿大腿纵轴方向持续牵引，同时将患髋依次内收、内旋和屈曲，然后再外展、外旋并伸直。此复位轨迹类似于一个问号，在复位过程中，如感到或听到弹响，患肢伸直后畸形消失，则已复位。此法应注意极度内收、内旋时应循序渐进，应持续牵引并适度用力，否则易造成股骨颈或股骨头骨折。复位前、后均应拍 X 线片，必要时行 CT 检查，以利发现复位前的无位移骨折或复位后关节内较小的骨折块。

复位后应行影像学检查，并行 3 周左右皮牵引，以利关节囊恢复并避免再脱位的发生。开始负重的时间虽有争议，且延长非负重时间至半年以上并不能减少缺血坏死，但一般应在复位 4 周后，疼痛及痉挛消失，关节活动大致正常时开始,必要时可延长至 12 周再完全负重。

2.Ⅱ～Ⅳ型骨折脱位的治疗

在Ⅱ～Ⅳ型骨折脱位的治疗上争议较大,大多数学者同意闭合整复是多数患者的首选,但强调只能在麻醉下试行 1 次,以避免多次整复造成股骨头的进一步损伤。

有学者认为一期切开复位内固定(ORIF)的疗效明显好于闭合复位者、先闭合复位再 ORIF 者及延期复位者,且先闭合复位再 ORIF 者又优于单用闭合复位者。因此建议对Ⅱ～Ⅳ型病例采取急诊切开复位内固定术。其主要理由:①91%以上的Ⅱ～Ⅳ型病例存在关节镜下的关节腔内碎骨片或经软骨骨折,切开复位可去除碎骨;②对有髋臼后壁较大骨块的病例可重建关节稳定性;③可确保精确复位,降低创伤性关节炎的发生率。

多数学者认可的 ORIF 的指征主要包括髋臼后壁骨折块较大等原因引起的髋关节不稳定,CT 等证实复位的关节腔内有碎骨块残留,髋臼或股骨头骨块可能阻挡闭合复位者。

临床上如何判断复位后关节的稳定性十分重要。除依据主治医师经验及复位时的手感外,复位后的髋关节一般应满足内收位屈髋 90°而不脱位。有学者试验后认为骨折块小于髋臼后壁面积的 20%时,髋关节稳定,而>40%时,髋关节不稳定。所以采用螺旋 CT 估计后壁骨折块的大小对判定关节的稳定性或有帮助。

尽管有学者认为髋关节前方入路并不增加股骨头缺血坏死率,但通常选用髋关节后侧入路,切断近端外旋肌进入。其原因主要是髋后脱位的损伤主要集中在后侧,既避免进一步的软组织及血供的损伤,又利于Ⅱ～Ⅳ型骨折髋臼后壁的复位及固定。

手术中应强调彻底清除髋关节腔内的骨折块,准确复位股骨头及髋臼骨折块,尽可能保护周围软组织。对Ⅱ型骨折可采用直径 4 mm 的半螺纹松钉或皮质骨钉固定并辅以支撑接骨板固定;皮牵引 3 周后练习髋、膝活动,术后 6 周逐渐负重。对内固定欠牢固或保守治疗的患者应牵引 6～8 周,再开始练习髋关节活动及逐渐负重。Ⅲ型骨折 ORIF 牢固者治疗与Ⅱ型骨折基本相同,较大面积的粉碎性骨折除部分可应用克氏针、重建接骨板及弹性接骨板固定外,对无法有效固定者可取整块髂骨重建髋臼后壁。总之,获得一个稳定的髋关节对Ⅲ骨折的最终疗效往往是至关重要的。

Ⅳ型骨折一般可试行闭合复位 1 次,复位后行 X 线或 CT 检查以了解髋臼骨折情况,必要时,采用 ORIF 治疗,由于骨折位于髋臼顶部,通常需要行大转子截骨才能充分显露骨折并固定。该型骨折愈后较差。

三、髋关节后脱位合并股骨头骨折(Ⅴ型)

髋关节后脱位合并股骨头骨折是一种少见的损伤。在 1869 年 Birkett 通过尸体解剖首次报告了此种损伤,此后由于病例数量少,分类不统一,极容易漏诊及误诊,在 1980 年以前的英文文献中仅报告了 150 个病例。近年来,随着高速交通的发展,此类患者明显增多,但其治疗对大多数骨科医师而言仍是一个颇为棘手的问题。

(一)损伤机制

髋关节后脱位合并股骨头骨折是一种高能量损伤,多与车祸有关;尤其在撞车时未使用安全带、屈髋屈膝撞击引起。其次为摔伤,也有报告说对大转子的直接暴力会引起此种损伤。

创伤作用机制为暴力沿股骨干长轴传导,股骨头向后上移位,此时屈髋 90°,造成髋关节后脱位;屈髋 60°,坚硬的髋臼后缘对股骨头产生剪式应力,造成骨折。PipkinⅠ型为内收型骨折,PipkinⅡ型为外展位损伤;当股骨头骨折后,与颈相连的部分成锐性边缘,在暴力继续作用下,向近端从骨膜下剥离,有时甚至达髂嵴,此时股骨头在骨膜下固定,持续的脱位暴力造成股骨颈骨折为PipkinⅢ型损伤。

当屈髋>60°时,髋臼易骨折,髋臼及股骨头的关节软骨破坏,Ⅱ期形成变性,愈后差。

(二)分类

Thompson 分型的第Ⅴ型为髋后脱位合并股骨头、颈的骨折,之后 Pipkin 又将第Ⅴ型分为4 个亚型。

Ⅰ型:髋关节后脱位伴股骨头陷凹中心远侧的骨折。

Ⅱ型:髋关节后脱位伴股骨头陷凹中心近侧的骨折。

Ⅲ型:Ⅰ或Ⅱ型伴股骨颈骨折。

Ⅳ型:Ⅰ或Ⅱ型伴有髋臼骨折。

从上述分类方法,基本能判断出损伤的严重程度和预后;该分类体系得到了大多数医师的认同。

临床近十年来发现多例Ⅰ型合并Ⅱ型的骨折病例。

(三)临床表现

(1)典型特征为患肢的缩短、内旋、内收、屈曲畸形,有时伴有同侧肢体的损伤,如股骨干、膝、小腿等,有时因为搬运等原因,会使脱位复位,而失去上述体征,且常因高能量损伤致全身大脏器损伤或伴有休克等病情,容易漏诊。

(2)放射学:对创伤患者一定要有骨盆正侧位平片,必要时辅以CT等检查。

(四)治疗

对髋关节后脱位合并股骨头骨折的治疗,包括手法整复及手术治疗,然而采取哪种方法仍有很大分歧。Epstein等研究表明,手术能获得较好的效果,且提倡Ⅰ期手术,因为手法复位对关节面、股骨颈会造成进一步损伤,即使尝试手法复位后再行手术治疗,预后也会较差。而Stewar等研究则显示:经手法复位治疗后,功能随时间的增长会有改善;而手术治疗只能逐渐变差。Epstein指出经五年随诊,功能上只会逐渐变差。有学者认为应急诊处理,尽早复位。动物试验发现股骨头缺血坏死仅见于脱位6小时以上的情况。根据临床及随诊发现,早期复位能使股骨头血供尽早及完全恢复,延至12小时以上则有害。且由于高能量损伤,在纠正心肺异常,出血的同时,尽早复位能减轻低血压。

1.手法复位

不适当的手法复位能造成进一步的损伤,如Bigelow环绕复位施加太大应力于股骨颈,使股骨颈与髂骨翼发生杠杆作用,能造成Ⅰ型及Ⅱ型骨折加重为Ⅲ型骨折。另外,环绕时加大旋转,还能造成坐骨神经损伤,因此整复前后一定要详查下肢神经的功能。Stimson法因需患者俯卧位,而较少应用。临床上常在麻醉下应用Allis法复位。复位后应达到:①髋关节解剖复位;②股骨头解剖复位。

手法复位后摄双髋正位片,确定复位及作双侧对比,如与对侧X线片比较,关节间隙增大超过2 mm则提示:①关节内有游离碎骨块;②复位不完全;③软组织嵌入。此时应作CT等检查并考虑切开复位内固定。随后应评估髋关节稳定性,在屈髋0°~30°内轻微活动髋关节,如能保持稳定,并经影像学确认解剖复位则可行牵引治疗6周,之后再经6周免负重活动。

2.手术治疗

由于存在关节内碎骨块及软组织嵌入等因素影响复位,故多需手术治疗。

(1)手术适应证:①手法复位失败或髋关节在复位后的X线片及CT片上未及解剖复位;②复位后髋关节不稳定;③明显的髋关节粉碎性骨折或复位后骨折

块移位＞2 mm；④手法复位后出现坐骨神经症状；⑤合并股骨颈骨折；⑥股骨头承重区大块骨折。

(2)手术入路的选择：较大折块(＞1/3)时内固定是必要的，股骨头中心凹陷远侧折块通常较小，且属于非负重区，可行切除，不影响功能；有学者认为没有必要切除，因为股骨头部分缺损，会影响与髋臼的适合性，但研究中未发现明显差异。不论手术切除或内固定，术后仍需要牵引 6 周。

切开复位时应注意保护股骨头的血供，有超过 1/3 的病例其残留于关节内的较大骨块仍有关节囊等软组织与髋臼相连，原则上应尽量保留，但不能因此而过分延长手术时间或影响复位质量。部分学者对圆韧带提供血供的重要性持怀疑态度。

对股骨头骨折块多采用可吸收钉或直径 4 mm 的半螺纹钉埋头后固定。可吸收钉的最大优点在于股骨头晚期坏死塌陷时，其本身不会对髋臼软骨造成进一步的损害。

Ⅰ型骨折位于股骨头前内下部，采用髋后侧入路时，需极度内旋股骨，股骨头脱位时骨折面正对着髋臼方向，不便于骨折块复位及内固定。通常采用髋关节前入路显露髋关节，与髋关节外展外旋位下很方便骨折的复位和固定。

Ⅱ型骨折块常常被髋臼所遮盖，目前流行的方法是行大转子截骨，显露髋关节前方关节囊，切开前方的关节囊来显露骨折并固定。

Ⅲ型骨折通常是在Ⅰ型和Ⅱ型骨折脱位的基础上，股骨颈嵌卡在髋臼缘上造成股骨颈的骨折。由于骨折本身固有的特点，很难对这个骨折进行有效的固定。所以，就是患者很年轻，通常也只能行人工关节置换术。

Ⅳ型骨折的髋臼骨折块多因较小而可以切除，较大髋臼后壁骨折块通常选用髋关节后侧入路进行复位固定。其疗效与Ⅰ、Ⅱ型骨折大致相当，明显好于Ⅲ型骨折。

(五)并发症

早期并发症主要有坐骨神经损伤、无法闭合复位及漏诊膝关节损伤，后者包括股骨远端、胫骨平台或髌骨骨折，其发生率可高达 25%左右。而前两者的发生率与其他髋关节骨折脱位大致相仿，并也多需手术治疗。

晚期并发症主要有以下 3 种。

(1)股骨头缺血坏死：Ⅰ、Ⅱ、Ⅳ型坏死率为 6%～40%，Ⅲ型坏死率高达 90%以上。多数学者强调应在受伤后 6～12 小时内复位髋关节，并应在 3～6 个月避免负重。

(2)创伤性关节炎:其发病率在30%以上。早期行ORIF可通过清除关节内碎骨头,准确复位及确保髋关节的稳定性而减少关节炎的发生。

(3)髋关节周围骨化。

第五节　髋臼骨折

一、概述

髋臼由3块骨骼组成:髂骨在上,耻骨在前下,坐骨在后下,至青春期以后三骨的体部才融合为髋臼。从临床诊治的角度出发,Judet和Letournel将髋臼视为包含于半盆前、后两个骨柱内的一个凹窝。前柱又称髂耻柱,由髂骨前半和耻骨组成,包括髋臼前唇、前壁和部分臼顶。后柱又称髂坐柱,由髂骨的坐骨切迹前下部分和坐骨组成,包括髋臼后唇、后壁和部分臼顶。

二、病因、病理

髋臼骨折多由间接暴力造成,因臀部肌肉丰富故直接暴力造成骨折少见。由于遭受暴力时股骨的位置不同,股骨头撞击髋臼的部位也有所不同,因而造成不同类型的髋臼骨折。当髋关节屈曲、内收位时受力,常伤及后柱,并可发生髋关节后脱位;若在外展、外旋位时受力,可造成前柱骨折和前脱位;若暴力沿股骨颈方向传递,即可造成涉及前后柱的横形或粉碎性骨折。严重移位的髋臼骨折,股骨头大部或全部突入骨盆壁内,出现股骨头中心脱位。传达暴力的髋臼骨折,髋臼的月状软骨面和股骨头软骨均有不同程度的损伤,重者股骨头亦可发生骨折。

三、诊断

(一)病史

确切的外伤史。

(二)体征

患侧臀部或大腿根部疼痛、肿胀及皮下青紫瘀斑,髋关节活动障碍。局部有压痛,有时可在伤处扪到骨折块或触及骨擦音。

(三)并发症

若合并有髋关节脱位，后脱位者在臀部可摸到脱出的股骨头，患肢呈黏膝状；前脱位者在大腿前侧可摸到脱出的股骨头，患肢呈不黏膝状；中心型脱位者，患肢呈短缩外展畸形。

(四)X 线或 CT 检查可明确诊断

为了正确评估髋臼骨折，检查时应摄不同体位的 X 线片，以便了解骨折的准确部位和移位情况。Letoumel对髋臼骨折在 Judet 3 个角度 X 线片上的表现进行分类。该方法包括摄患髋正位、髂骨斜位片(IOV)和闭孔斜位片(OOV)，它们是诊断髋臼骨折和分类的依据。

正位片显示髂耻线为前柱内缘线，前柱骨折时此线中断；髂坐线为后柱的后外缘，后柱骨折时此线中断；后唇线为臼后壁的游离缘，臼后缘或后壁骨折时后唇线中断或缺如；前唇线为臼前壁的游离缘，前缘或前壁骨折时此线中断或缺如；臼顶和臼内壁的线状影表示其完整性，臼顶线中断为臼顶骨折，说明骨折累及负重区，臼底线中断为臼中心骨折泪滴线可用来判断髂坐线是否内移。为了显示前柱或后柱骨折，尚需摄骨盆 45°斜位片。①向患侧旋转 45°的髂骨斜位片：可清晰显示从坐骨切迹到坐骨结节的整个后柱，尤其是后柱的后外侧缘。因此，该片可以鉴别后柱和后壁骨折，如为后壁骨折，髂坐线尚完整，如为后柱骨折，则该线中断或错位。②向健侧旋转 45°的闭孔斜位片：能清楚地显示自耻骨联合到髂前下棘的整个前柱，特别是前内缘和前唇。应当指出的是，骨折错位不一定在每张 X 线片上显示，只要有一张 X 线片显示骨折，即可诊断明确。髋关节正位、髂骨和闭孔位 X 线片虽可显示髋臼损伤的全貌，但有时难以显示复杂的情况。CT 可显示骨折线的位置、骨折块移位情况、髋臼骨折的范围、粉碎程度、股骨头和臼的弧线是否吻合及股骨头、骨盆环和骶骨损伤，因此对于髋臼骨折的诊断和分类，CT 是 X 线片的重要补充。特别是对平片难以确定骨折类型和拟切开复位内固定治疗者，以及非手术治疗后髋臼与股骨头弧线呈非同心圆位置或髋关节不稳定者均应作 CT 检查。

四、治疗

髋臼骨折后关节软骨损伤，关节面凹凸不平，甚至失去弧度，致使股骨头与髋臼不相吻合。势必影响髋关节的活动。长期磨损则出现骨关节炎造成疼痛和功能障碍。因此，髋臼骨折的治疗原则与关节内骨折相同，即解剖复位、牢固固定和早期主动和被动活动。

(一)手法复位

手法复位适应于单纯的髋臼骨折。根据骨折的移位情况采取相应的复位手法。患者仰卧位,一助手双手按住骨盆,术者可将移位的骨折块向髋臼部位推挤,一面推挤,一面摇晃下肢使之复位,复位后采用皮牵引固定患肢3～4周。

(二)牵引疗法

牵引疗法适应于髋臼内壁骨折、骨折块较小的后壁骨折及髋关节中心性骨折脱位。或虽有骨折移位但大部分髋臼尤其是臼顶完整且与股骨头吻合,以及中度双柱骨折头臼吻合者。方法:于股骨髁上或胫骨结节行患肢纵轴牵引,必要时(如严重粉碎,有移位和中心脱位的髋臼骨折,难以实现手术复位内固定者)在股骨大转子部加用侧方骨牵引,并使这两个方面牵引的合力与股骨颈方向一致。其纵轴牵引力量为7～15 kg,侧方牵引力量为5～8 kg,1～2天后摄X线片复查,酌情调整重量,并强调在维持牵引下早期活动髋关节。6～8周或8～12周后去牵引,扶双拐下地活动并逐渐负重,直至完全承重去拐行走。

(三)手术治疗

(1)对后壁骨折片大于3.5 cm×1.5 cm并且与髋臼分离达5～10 mm者行切开复位螺丝钉内固定术。

(2)移位明显的髋臼前柱骨折,采用改良式Smith-Peterson切口或经髂腹股沟切口,显露髋臼前柱,骨折复位后用钢板或自动加压钢板内固定。

(3)对髋臼后柱和后唇骨折采用后切口。其骨折复位后用钢板或自动加压钢板内固定,其远端螺丝钉应旋入坐骨结节。如有移位骨折片,需行骨片间固定时,可用拉力螺钉内固定。

(四)功能锻炼

对髋臼骨折应在维持牵引下早期活动髋关节,不仅可防止关节内粘连,而且可产生关节内的研磨动作,使关节重新塑形。

第四章 下肢损伤的治疗

第一节 股骨颈骨折

股骨颈骨折占股骨近端骨折的53%,其中无移位(包括嵌插性骨折)骨折占33%,有移位骨折占67%。股骨颈骨折存在的问题:①骨折不愈合。②股骨头缺血坏死。近年来由于内固定技术的进步,骨折不愈合率大大降低,但股骨头缺血坏死率仍无改善。

一、股骨颈骨折分型

股骨颈骨折分型可归纳为4类:①根据骨折的解剖部位;②根据骨折线的方向(Pauwels分型);③根据骨折移位的程度(Garden分型);④AO分型。

(一)解剖部位分型

将股骨颈骨折分为头下型、经颈型和基底型三型。骨折位置越接近股骨头,缺血坏死发生率越高。但各型的X线表现受投照角度影响很大,影响临床实际的准确评估。目前此类分型已很少应用。

(二)骨折线方向分型

Pauwels根据骨折线走行提出Pauwels分型(图4-1),认为Pauwels夹角度数越大,即骨折线越垂直,骨折端所受到的剪式应力越大,骨折越不稳定,不愈合率随之增加。

但该分型存在两个问题,第一,投照X线时股骨颈与X线片必须平行,这在临床上难以做到。第二,Pauwels分型与股骨颈骨折不愈合及股骨头缺血坏死无明显对应关系。

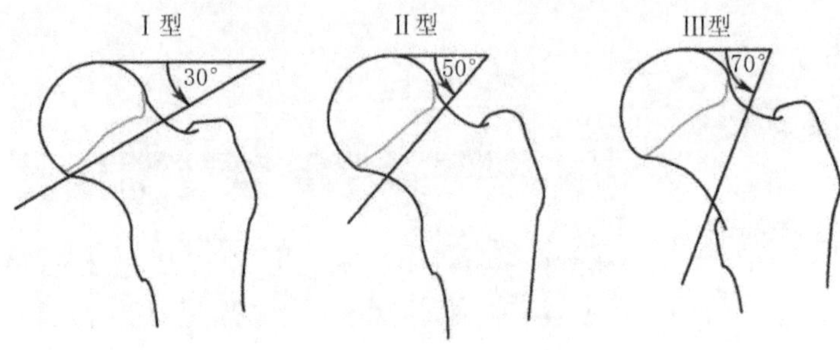

图 4-1 Pauwels 分型

(三)骨折移位程度分型

Garden 分型是目前应用最广泛的股骨颈骨折分型，根据骨折移位程度分为Ⅰ～Ⅳ型(图 4-2)。Ⅰ型：不全骨折。Ⅱ型：完全骨折无移位。Ⅲ型：完全骨折有移位。Ⅳ型：完全骨折完全移位。Garden 发现随着股骨颈骨折移位程度递增，不愈合率与股骨头缺血坏死率随之增加。

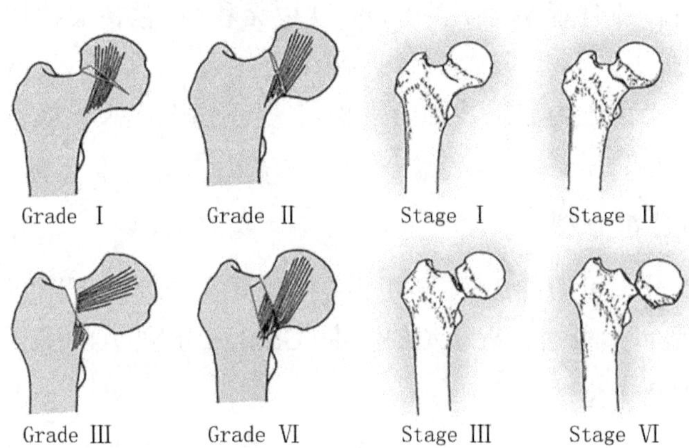

图 4-2 Garden 分型

(四)AO 分型

将股骨颈骨折归类为股骨近端骨折中的 B 型(图 4-3)。

二、股骨颈骨折的治疗原则

无移位及嵌插型股骨颈骨折(GardenⅠ，Ⅱ型)占所有股骨颈骨折的 15%～33%。无移位的股骨颈骨折虽然对位关系正常，但稳定性较差。嵌插型股骨颈骨折端相互嵌插，常有轻度内翻。由于骨折端嵌入松质骨中，其内在的稳定性也不可靠。Lowell 认为嵌插型股骨颈骨折只要存在内翻畸形或股骨头后倾超过

30°便失去了稳定性。由于嵌插型股骨颈骨折的患者症状轻微，肢体外旋、内收、短缩等畸形不明显，骨折端具有一定的稳定性，因此，对此是采取保守治疗还是手术治疗存在争议。

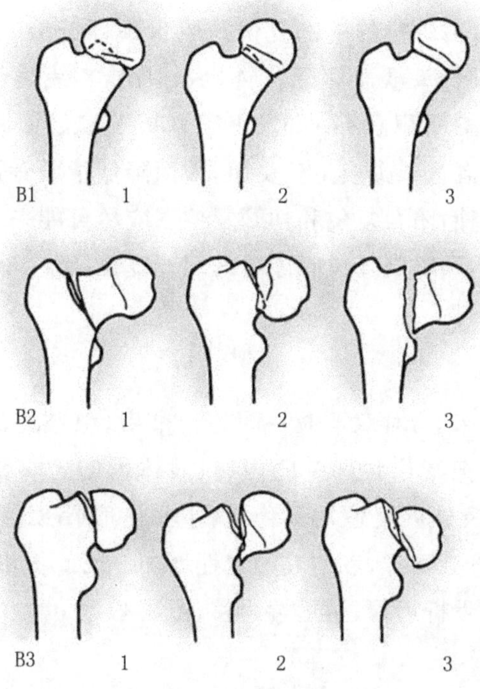

图 4-3 AO **分型**

B1 型：头下型，轻度移位。1.嵌插，外翻≥15°；2.嵌插，外翻＜15°；3.无嵌插

B2 型：经颈型。1.经颈部基底；2.颈中部，内收；3.颈中部，剪切

B3 型：头下型，移位。1.中度移位，内收外旋；2.中度移位，垂直外旋；3.明显移位

目前认为，对于无移位或嵌插型股骨颈骨折，除非患者有明显的手术禁忌证，否则均应考虑手术治疗，以防止骨折再移位，并减少患者卧床时间，减少骨折并发症发生。

移位型股骨颈骨折（Garden Ⅲ、Ⅳ型）的治疗原则：①解剖复位；②骨折端加压；③稳定的内固定。

移位型股骨颈骨折如患者无手术禁忌证均应采取手术治疗。

手术时机：由于股骨颈骨折的患者多为老年人，尽快手术可以大大减少骨折并发症发生率及原有心肺疾病的恶化。目前多数学者主张应在 6～12 小时内做急症手术。

术前牵引：对于手术之前是否需要牵引争议较大。对于移位型股骨颈骨折，首先应尽早施行手术（6～12 小时之内）。如由于某种原有无法行急症手术，并非需要常规牵引。如行术前皮肤或骨骼牵引，一定要保持肢体处于中立位或轻度屈曲外旋位，以避免肢体处于伸直内旋位对于血运的继续损害。

股骨颈骨折的复位：骨折的解剖复位是股骨颈骨折治疗的关键因素。直接影响骨折愈合，发生股骨头缺血坏死。Moore 指出，X 线显示复位不满意者，实际上股骨颈骨折端接触面积只有 1/2。由于骨折端接触面积减少，自股骨颈基底向近端生长的骨内血管减少或生长受阻，因而降低了股骨颈的血运。

复位的方法有两种，闭合复位和切开复位。应尽可能采取闭合复位，只有在闭合复位失败，无法达到解剖复位时才考虑切开复位。

（一）闭合复位

1.McElvenny 法

将患者置于牵引床上，对双下肢一同施行牵引；患肢外旋并加大牵引；助手将足把持住后与术者把持住膝部一同内旋；肢体内旋后将髋关节内收。McElvenny 认为解剖复位及外展复位均不稳定，主张使股骨颈骨折远端内侧骨皮质略内移，使其位于股骨头下方，以使其稳定性增加。因此提出在复位完成以后自大转子向内侧用力推骨折远端，至远端内移（图 4-4）。

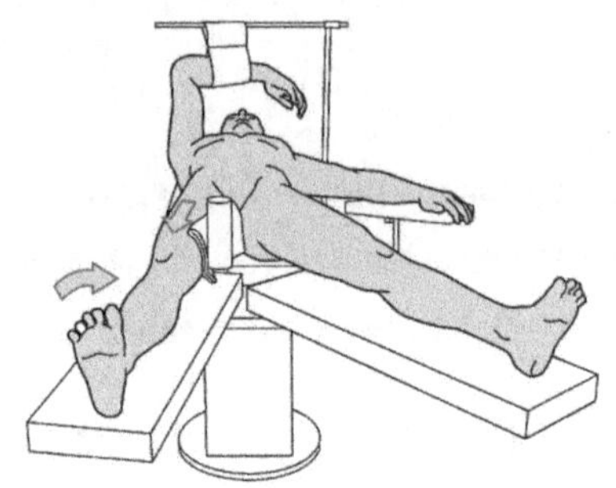

图 4-4　McElvenny 法

2.Leadbetter 法

Leadbetter 采用髋关节屈曲位复位方法：首先，屈髋 90°后行轴向牵引，髋关节内旋并内收；然后轻轻将肢体置于床上，髋关节逐渐伸直；放松牵引，如肢体无外旋畸形即达到复位（图 4-5）。

（二）复位的评价

X 线评价：闭合复位后，应用高质量的 X 线影像对复位的满意程度进行认定。Simon 和 Wyman 曾在股骨颈骨折闭合复位之后进行不同角度 X 线拍片，发现仅正侧位 X 线片显示的解剖复位并未真正达到解剖复位。Lowell 提出：股骨头的凸面与股骨颈的凹面在正常解剖情况下可以连成一条 S 形曲线，一旦在 X 线正侧位任何位置上 S 形曲线不平滑甚至相切，都提示未达到解剖复位。

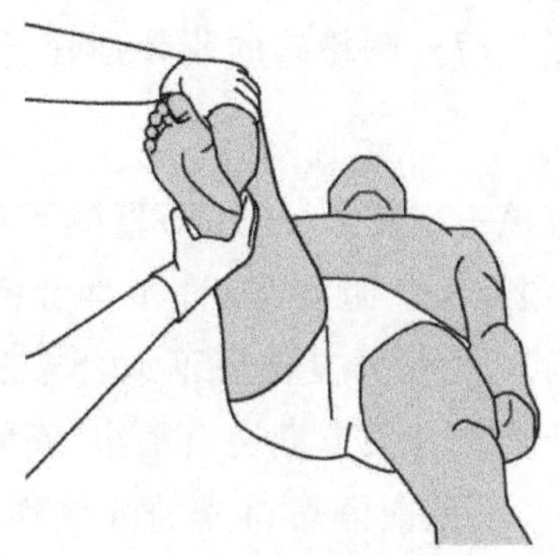

图 4-5 Leadbetter 法

Garden 提出利用“对位指数”（后被称为 Garden Index）对股骨颈骨折复位进行评价。Garden Index 有两个角度数值：在正位 X 线片上，股骨颈内侧骨小梁束与股骨干内侧骨皮质延长线的夹角正常为 160°，在侧位 X 线片上股骨头中心线与股骨颈中心为一条直线，其夹角为 180°（图 4-6）。Garden 研究了大量病例后发现股骨颈骨折复位后，在正侧位 X 线片上 Garden Index<155°病例组中，股骨头缺血坏死率近为 7%，而 Garden Index>180°病例组中，股骨头缺血坏死率达 53.8%。Garden 认为，如果复位后 Garden Index 在 155°～180°之内即可认为复位满意。

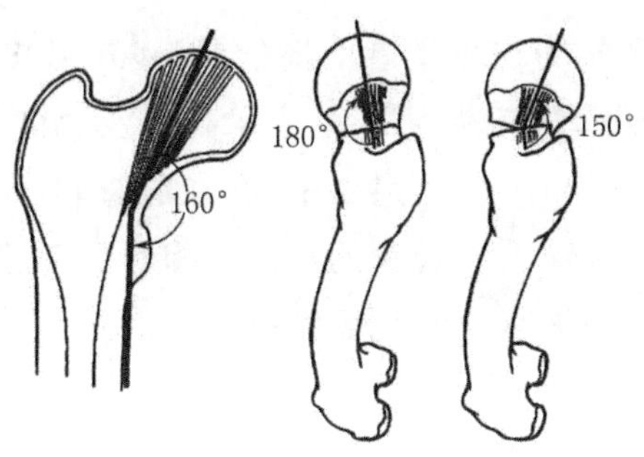

图 4-6 Garden 对位指数

尽管有些学者认为外展位复位可以增加骨折端的稳定性，但目前大多数学者均提出应力求达到解剖复位。只有解剖复位，才可以最大限度地获得股骨头血运重建的可能性。

(三)复位后的稳定性

股骨颈骨折复位后稳定与否很大程度上取决于股骨颈后外侧是否存在粉碎。如果后外侧粉碎则后外侧失去有效的骨性支撑,随后常发生复位失败以致骨折不愈合。因此,对于伴有后外侧粉碎的股骨颈骨折,可考虑一期植骨。

(四)切开复位

一旦闭合复位失败,应该考虑切开复位,即直视下解剖复位。以往认为切开复位会进一步损害股骨头颈血运。近年来,许多学者都证实切开复位对血运影响不大。Banks 的结论甚至认为切开复位后不愈合率及股骨头缺血坏死率均有下降。其理由是,首先切开复位时关节囊切口很小,而解剖复位对血运恢复起到了良好的作用。切开复位可采用前侧切口或前外侧切口(Watson-Jones 切口)。有人提出,如存在股骨颈后外侧粉碎,则应选择后方切口以便同时植骨。但大多数学者认为后方切口有可能损害股骨颈后外侧残留的血运,故应尽量避免。

(五)股骨颈骨折的内固定手术方法

应用于股骨颈骨折治疗的内固定物种类很多。内固定的原则是坚强固定和骨折端加压。但必须强调解剖复位在治疗中至关重要。各种内固定材料均有自身的特点和不足。医师应该对其技术问题及适应证非常熟悉以选择应用。

三翼钉作为治疗股骨颈骨折的代表性内固定物曾被应用多年,由于其本身存在许多问题而无法满足内固定原则的要求,在国际上早已弃用。目前经常应用的内固定材料可分为多针、钩钉、螺钉、滑动螺钉加侧方钢板等。

1.多针

多针固定股骨颈骨折为许多学者所提倡(图 4-7)。多针固定的优点主要是可在局部麻醉下经皮操作,从而减少出血、手术死亡及感染的危险。其缺点:①固定强度不足。②在老年骨质疏松的患者中,有在股骨转子下进针入点处造成骨折的报道。③存在固定针穿出股骨头的可能。多针固定总的牢固强度较弱,因此主要试用于年轻患者中无移位的股骨颈骨折(Garden Ⅰ、Ⅱ型)。

2.钩钉

Stromgqvist 及 Hansen 等人设计了一种钩钉治疗股骨颈骨折。该钉插入预先钻孔的孔道后在其顶端伸出一个小钩,可以有效地防止钉杆穿出股骨头及向外退出,手术操作简便,损伤小(图 4-8)。

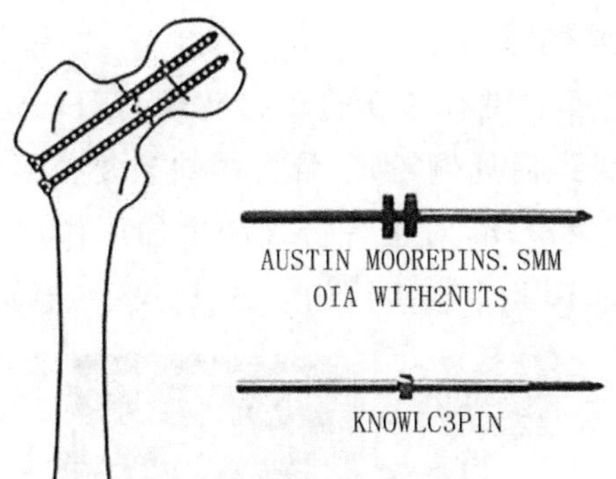

图 4-7 多针固定

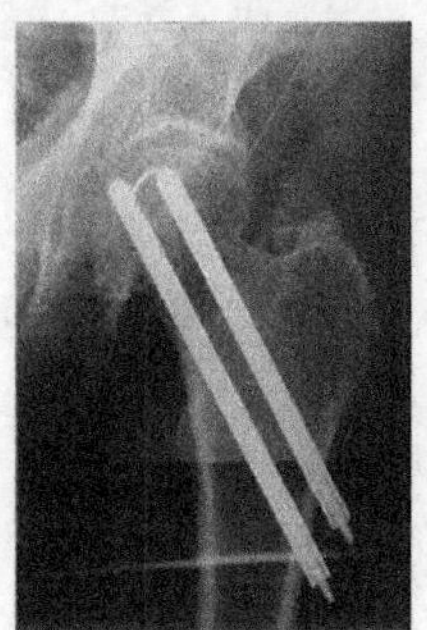

图 4-8 Hansen 钉

3.加压螺钉

多根加压螺钉固定股骨颈骨折是目前主要提倡的方法，其中常用的有 AO 中空加压螺钉、Asnis 钉等(图 4-9)。中空加压螺钉的优点有骨折端可获得良好的加压力；3 枚螺钉固定具有很高的强度及抗扭转能力；手术操作简便，手术创伤小等。由于骨折端获得加压及坚强固定，骨折愈合率提高。但对于严重粉碎性骨折，单纯螺钉固定的支持作用较差，有继发骨折移位及髋内翻的可能。

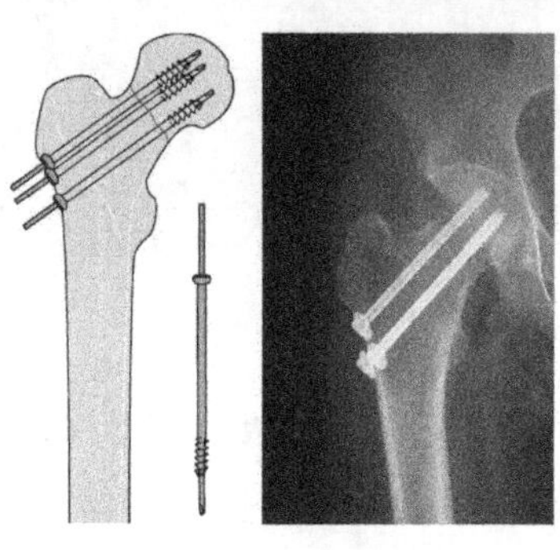

图 4-9 中空加压螺钉

4.滑动螺钉加侧方钢板

滑动螺钉加侧方钢板主要有 AO 的动力髋螺钉(DHS)及 Richards 钉(图 4-10)。其特点是对于股骨颈后外侧粉碎,骨折端缺乏复位后骨性支持者提供可靠的支持。其头钉可沿套管滑动,对于骨折端产生加压作用,许多学者指出,单独应用时抗扭转能力较差,因此常在头钉的上方再拧入一颗加压螺钉以防止旋转。

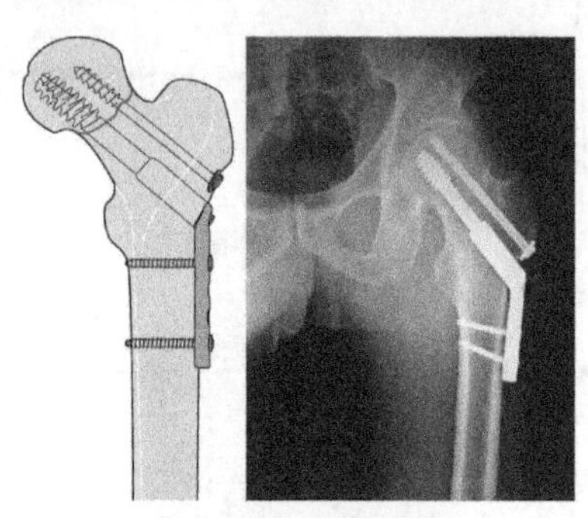

图 4-10　动力髋螺钉(DHS)

5.内固定物在股骨头中的位置

对于内固定物在股骨头中的合理位置存在较大的争议。Cleceland、Bailey、McElvenny 等人均主张在正侧位 X 线片上,内固定物都应位于股骨头中心。任何偏心位置的固定在打入时都有可能造成股骨头旋转。另外股骨头中心为关节下,致密的骨质较多,有利于稳定固定。Fielding、Pugh、Hunter 等人则主张内固定物在 X 线片正位上偏下,侧位上略偏后置放,主要是为了避免髋关节内收,外旋时内固定物切割股骨头。Lindequist 等人认为远端内固定物应尽量靠近股骨颈内侧,以利用致密的股骨距来增加其稳定性。尽管存在争议,目前一致的看法是由于血运的原因,内固定物不应置于股骨头上方。关于内固定物进入股骨头的深度,应距离股骨头关节面大约 5 mm 为宜。

第二节　股骨转子间骨折

股骨转子间骨折多发生于老年人。女性发生率为男性的 3 倍,老年患者致伤原因多为摔伤。而年轻患者致伤原因多为高能损伤,如交通伤、高处坠落伤等,需注意是否合并股骨头、股骨颈、髋臼、骨盆、脊柱及胸腹部损伤。

一、损伤机制

多数患者的股骨转子间骨折为跌倒所致的低能量损伤，并主诉转子部受到直接撞击。由于患者多为老年人。其跌倒的原因与其原有疾病所引起的步态异常有关。如心脑疾病、视力听觉障碍、骨关节疾病等。此类患者中合并其他部位骨折的发生率为7%～15%。常见有腕部，脊柱，肱骨近端及肋骨骨折。

高能量所致的股骨转子间骨折较为少见，多为机动车伤和高处坠落伤，其骨折类型多为逆转子间骨折或转子下骨折。Barquet 发现在此类患者中合并同侧股骨干骨折的发生率为15%。如不注意则容易漏诊。

二、放射学诊断

标准的正侧位X线片对于正确诊断尤为重要。正位X线片应包括双侧髋关节。对于患侧应施以轻度内旋牵引，以消除患肢外旋所造成的重叠影像，从而对于骨折线方向，小转子是否累及，骨折粉碎和移位的程度做出正确判断。标准侧位X线片可以显示后侧骨折块及其移位程度。健侧X线片可以帮助医师了解正常的股骨颈干角及骨质疏松情况，以便正确选择治疗方法。多数情况下普通X线足以诊断。极个别患者由于骨折无移位而X线显示阴性，但主诉髋部疼痛并体检高度怀疑时需行CT或MRI检查。

三、骨折稳定性评估

股骨近端所受的生理应力在负重时分解为：①垂直分力，使股骨转子间骨折后的股骨头颈发生内翻移位。②沿股骨颈轴线的分力，使骨折端获得加压（图4-11）。在骨折愈合之前，肢体负重时垂直分力由内固定材料所承载。骨折的稳定性的评估直接关系到骨折的复位，内固定材料的选择决定术后能否肢体负重。骨折的形态决定骨折的稳定性以及骨折复位后的稳定性。内侧弓（小转子）的完整性及外侧壁（大转子）是否累及直接影响骨折的稳定性。

四、分型

大致分为：①基于骨折形态的描述（Evans，Ramadier，Decoulx，Lavarde 等）。②对于骨折稳定性的评估（Tronzo，Ender，Jensen 改良 Evans 分型，AO 等）。

（一）Evans 分型

Ⅰ型：无移位的2部分骨折。

Ⅱ型：移位的2部分骨折。

Ⅲ型：3部分骨折，后外侧壁不完整（合并大转子骨折）。

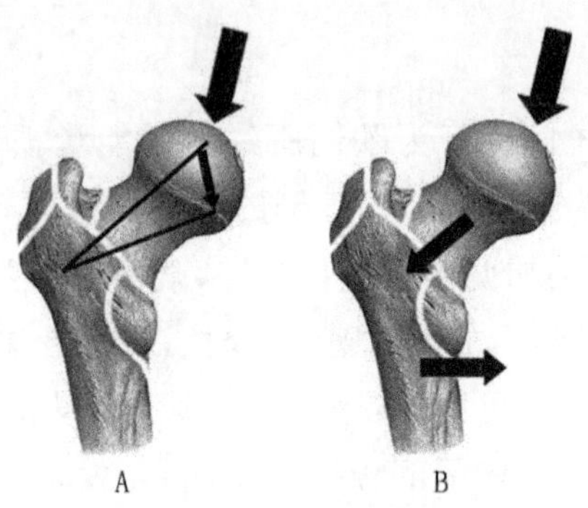

图 4-11　骨折所受应力

A.内翻应力;B.轴向应力

Ⅳ型:3 部分骨折,内侧弓不完整(合并小转子骨折)。

Ⅴ型:4 部分骨折,后外侧壁,内侧弓均不完整(合并小转子骨折)。

R 型:逆转子间骨折。

其中 1,2 型为稳定型。其余均为不稳定型,大小转子的粉碎程度与复位后骨折的稳定性成反比。

(二)AO 分型

将股骨转子间骨折纳入其整体骨折分型系统中,归为 A 类骨折。A1 为简单骨折。A2 为粉碎性骨折。A3 为转子下骨折。每型中根据骨折形态又分为 3 个亚型。AO 分型便于进行统计学分析。

股骨转子间骨折稳定与否取决于两个因素:①内侧弓的完整性(小转子是否累及)。②后侧皮质的粉碎程度(大转子粉碎程度)。另外,逆转子间骨折非常不稳定。小转子骨折使内侧弓骨皮质缺损而失去力学支持,造成髋内翻。大转子骨折则进一步加重矢状面不稳定。其结果造成股骨头后倾。逆转子间骨折常发生骨折远端向内侧移位,复位不良则会造成内固定在股骨头中切割。骨折的不稳定是内固定失用(弯曲、断裂、切割)的因素之一。

五、治疗

股骨转子间骨折多见于老年人,保守治疗所带来的肢体制动和长期卧床使骨折并发症的发生难以避免。牵引治疗无法使骨折获得良好复位,骨折常常愈合于短缩,髋内翻的畸形状态,从而造成患者步态异常。因此,手术治疗,牢固固定是股骨转子间骨折的基本治疗原则。

(一)保守治疗

保守治疗只在某些情况下考虑应用。对于长期卧床肢体无法活动的患者,患有全身感染疾病的患者,手术切口部位皮肤损伤的患者,严重内科疾病无法耐受手术的患者,保守治疗更为安全。保守治疗根据患者治疗后有无可能下地行走可以归为两类方法。对于根本无法行走的患者无须牵引或短期皮牵引。止痛对症治疗。积极护理防止皮肤压疮。鼓励尽早坐起。对于有希望下地行走的患者,骨牵引 8～12 周。力求骨折复位。定期拍 X 线片,对复位和牵引重量酌情进行调整。去除牵引后尽快嘱患者功能练习及部分负重。骨折愈合满意后可行完全负重。

保守治疗并发症较多,如压疮、尿路感染、关节挛缩、肺炎及血栓等。因此,近年来一致认为,如患者伤前能活动,股骨转子间骨折的治疗原则是骨折的坚强内固定及患者术后早期肢体活动。保守治疗只适于不能耐受麻醉及手术的患者(如近期心肌梗死患者),以及伤前不能活动且伤后无明显不适患者。Horowitz 报道在转子间骨折患者中,牵引治疗组死亡率达 34.6%,而内固定组死亡率为 17.5%。近年由于手术技术的提高,内固定材料的不断发展,手术并发症的发生大大减少。手术治疗股骨转子间骨折已成为首选方法。

(二)手术治疗

手术治疗的目的是使骨折得以良好复位,牢固固定,以允许患者术后早期肢体活动及部分负重,从而尽快恢复功能。

骨折能否获得牢固固定取决于以下因素:①骨骼质量;②骨折类型;③骨折复位质量;④内固定物的设计;⑤内固定物在骨骼中的置放位置。

(三)手术时机

Bottle 等人的研究显示,24 小时以后手术患者死亡率明显增加。目前多数学者认为伤后 48 小时手术较为安全。在最初 12～24 小时内应该对于患者进行全面检查,对于异常情况予以积极纠正。其中包括血容量的补充,吸氧及原有疾病的相关药物治疗。与此同时,进行充分的术前计划和麻醉准备。

1.骨折复位

骨折的良好复位是下一步治疗的关键。如果复位不佳,不论选择哪种内固定材料都难以获得满意的固定。

对于稳定型骨折,轴向牵引,轻度外展内旋即可获得解剖复位。由于骨折端扣锁后完整的内侧弓可以提供稳定的力学支持,任何内固定物置入后均可得到牢固固定。

对于不稳定骨折,难以达到完全解剖复位。强行将大、小转子解剖复位使手术创伤增加，且解剖复位往往不易维持。目前多数学者主张对于不稳定骨折恢复股骨颈干的解剖关系即可，而无须追求完全解剖复位。

2.内固定材料

近年来治疗股骨转子间骨折的内固定材料不断发展更新，其中常用的标准内固定物可分为两类。①髓外固定(滑动加压螺钉加侧方钢板)：Medoff Plate 钉板、Richards 钉板、DHS 等。②髓内固定：Ender 针、PFN、Gamma 钉、PFN-A、Intertan、Asian IMHS，等。

(1)髓外固定材料。

1)滑动加压螺钉加侧方钢板固定：滑动加压螺钉加侧方钢板应用于股骨转子间骨折的治疗。其基本原理是将加压螺钉插入股骨头颈部以固定骨折近端，在其尾部套入一侧方钢板以固定骨折远端。由于滑动加压螺钉加侧方钢板系统固定后承受大部分负荷直至骨折愈合；固定后股骨颈干角自然恢复、骨折端特别是骨距部分可产生加压力、目前已成为股骨转子间骨折的常用标准固定方法。如发现大转子粉碎，可加以支持钢板或螺钉等以固定大转子。

2)头钉置放的合理位置：TAD 值是指正常解剖状态下股骨头颈中轴线在正侧位与股骨头关节面交点与头钉顶点的距离之和。Baumgaertner 等认为 TAD 值(头钉的尖顶距)是可以独立预测头钉切出的最重要因素(不稳定骨折，患者年龄也是头钉切出的预测因素)。他们分析了198 例转子间骨折患者(其中 16 例头钉切出)，发现 TAD 值≥27 mm，无头钉切出；TAD 值>45 mm，头钉切出率增加至 60%。他们建议，如术中导针置入后 TAD 值>25 mm，需考虑重新复位或改变导针位置。TAD 值的测量方法如图 4-12 所示。

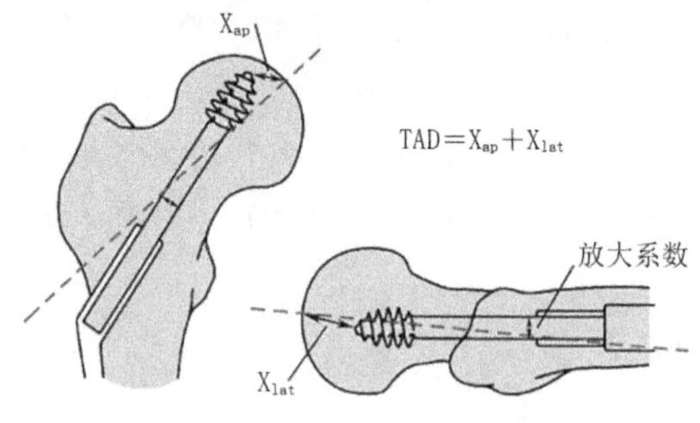

图 4-12 TAD **测量**

有人主张头钉的位置位于股骨头颈中下 1/3(正位)，偏后(侧位)。股骨头中下 1/3 偏后部位骨质较密，头钉置入后不易发生切割。Hartog 等人的尸体标本实验结果认为偏心位固定抗旋转力较差，主张以中心位固定为佳。

内上方固定应该避免。其原因:①股骨头内上方骨质薄弱,内固定难以牢固。切割发生率较高。②外侧骺动脉位于股骨头上方偏后,该动脉供应股骨头大部分血运。头钉内上方置放极易损伤外侧骺动脉而引起股骨头缺血坏死。

3)头钉进入的深度:应位于股骨头关节面下方 5~12 mm。此区域骨质致密,螺钉拧入后具有良好的把持作用。头钉进入的深度如果距离股骨头关节面 12 mm 以上则把持作用明显减弱,螺钉松动及切割的发生率增加。

(2)髓内固定:髓内固定可分为顺行髓内针和逆行髓内钉(弹性髓内针)两类。

1)弹性髓内针:1970 年 Enders 等人首先报道应用 3 根较细而且更有弹性的髓内针治疗股骨转子间骨折,在股骨转子部可分别放置于压力、张力骨小梁处,提高了固定的稳定性,在 20 世纪 70 至 80 年代得到广泛应用。其优点:①手术时间短,创伤小,出血量少;②患者肢体功能恢复快;③感染率低;④骨折延缓愈合及不愈合率低。缺点有术后膝关节疼痛;髓内针脱出;髓内针穿出股骨头;术后外旋畸形愈合等。近年来,Enders 针在成人股骨转子间骨折的应用逐渐减少,仅用于小儿下肢骨干骨折。

2)顺行髓内针:顺行髓内针固定股骨转子间骨折在近年来有很大发展,主要有 Gamma 钉、PFN、PFN-A、Intertam、Asian IMHS 等。其特点是通过髓内针插入一螺栓至股骨头颈(Interlocklng)。其优点:①有固定角度的螺栓可以维持复位后的股骨颈干角;②有效地防止旋转畸形;③骨折闭合复位,髓内固定使骨折端血运干扰减少,提高骨折愈合率;④中心位髓内固定,内固定物所受弯曲应力较钢板减少,内固定物断裂发生率降低。

Gamma 钉近端部分直径较大,固定牢固。生物力学结果发现固定之后股骨近端所受应力明显减少而股骨远端所受应力是增加的。因此,在靠近钉尾部的股骨远端常发生继发骨折。文献报道的发生率为 1%~8%。另外其头钉较为粗大,又只是单枚螺钉。抗旋转能力较差,螺钉在股骨头中切割的发生率较高。

一般认为髓内固定对于骨折端血运干扰小,手术创伤轻微。骨折愈合率高。但手术操作要求较高。固定之前骨折需获得良好复位。在某种情况下只有外展位才能获得复位而在此位置髓内针则无法打入。另外髓内针操作技术的学习曲线较长。目前普遍认为,对于稳定型股骨转子间骨折髓外固定即可。而对于不稳定型股骨转子间骨折,特别是反转子间骨折,由于髓内针属中心位固定而具有很好的抗弯能力,应视为首选。

(四)注意事项

1.逆转子间骨折

由于该部位本身的力学不稳定性，髓内固定应为首选。并尽可能闭合复位以保留骨折端血供，以保证骨折愈合。如果只能采取髓外固定则应选择 DCS。DCS 对于骨折近端的支持固定可以防止骨折近端向外移位，而 DHS 对于骨折近端没有任何控制作用，股骨头颈的拉力螺钉又可以在套筒内滑动，股骨头颈所受到的轴向应力可以造成骨折近端向外侧移动从而使复位丢失，因此 DHS 在逆转子间骨折应该禁用。

2.外侧壁破裂，不稳定性增加

外侧壁是内固定材料把持的唯一部位，同时也是维持骨折固定后稳定性的重要因素。外侧壁的破裂，使得多数内固定材料(髓内固定、DHS)的近端失去骨性支持而又不存在任何固定，因而骨折端极不稳定。常见的移位有两种：①骨折近端向外侧移位。②骨折发生旋转移位(旋转性切割)。此时头钉并没有穿出股骨头，但在股骨头中的位置明显改变。旋转移位发生后，患者臀中肌肌力减弱因而出现臀肌步态。外侧壁破裂的原因：原始破裂和医源性损伤。对于原始存在外侧壁破裂的股骨转子间骨折应该在 DHS 基础上附加转子钢板固定，或采取股骨近端钢板固定，以加强外侧壁的支持。对于外侧壁薄弱存在潜在劈裂风险的股骨转子间骨折，Gotfried 设计并应用 PCCP 钢板，对于控制骨者近端的旋转移位非常有效。

3.股骨转子间骨折钢板固定

目前随着锁定钢板的普及应用，一些医师对于股骨转子间骨折采用锁定钢板固定。很多公司纷纷推出各种股骨近端锁定钢板。应该明确，钢板固定是偏心固定，抗弯曲应力强度较差，不适当的负重后钢板断裂率很高，不应作为常规固定方式。其适应证很严格：①外侧壁严重破裂。②某些翻修手术(如 DHS 失效后股骨头颈中部不适合置放常规头钉)。

4.髓内钉固定后隐性出血

髓内钉的固定曾被认为创伤较小。但临床发现对于软组织的创伤与髓外固定无异。近年来很多医师特别注意到髓内钉固定后隐性出血问题。患者术后明显大腿肿胀，有时伴有大片皮下淤血。血红蛋白明显降低。对 PFNA 固定的股骨转子间骨折患者围术期的研究发现，围术期总出血量 706～937 mL，其中 80％为隐性出血。Foss 等人的研究显示股骨转子间骨折髓外固定组平均出血量 547 mL而髓内固定组平均出血量高达 1 473 mL。因此老年股骨转子间骨折髓内固定后要密切观察患者血红蛋白，血细胞比容的变化，必要时积极输血纠正。

选择不同的内固定方法，除根据医师操作技术熟练程度、内置物供应情况及价格等因素以外，仅由原始骨折类型、骨折粉碎程度及骨质疏松严重程度去综合分析，或可得出以下的意见：髓外固定适用于 AO 分类之 A1 和 A2-1 型稳定转子间骨折，如果患者骨折虽然稳定但有严重之骨质疏松亦应选用带锁髓内固定。对于 A2-2、A2-3 型和 A3 型应选用带锁髓内固定。

5.外固定支架

外固定支架治疗股骨转子间骨折时有报道。其优点是手术操作简便，创伤轻微。缺点是术后活动不方便，近端针道感染率较高，膝关节活动受限。需严格进行针道护理。主要应用于严重多发创伤及老年体弱多病，无法耐受内固定手术的患者。

6.人工关节置换

人工关节置换术主要应用于严重粉碎股骨转子间骨折并伴有严重骨质疏松的患者，其目的在于减少卧床时间，早期下地部分或全部负重。由于股骨转子间骨折常累及股骨矩，使得人工关节置换后的稳定性降低，因此适应证的选择非常严格。

第三节　股骨干骨折

股骨干骨折是发生于股骨小转子远侧 5 cm 以远至距股骨内收肌结节 5 cm 以内的骨折，占成人股骨骨折的 36.27％，主要见于 21～30 岁年轻男性和 31～40 岁女性。在 AO 分型中，A 型占 70.26％，B 型占 18.17％，C 型占 11.57％。其中中段骨折最常见，开放性骨折少见，双侧股骨干骨折往往合并其他系统的损伤，死亡率高达 1.5％～5.6％，少数股骨干骨折会伴有内侧血管的损伤。

一、损伤机制

（一）直接暴力

高能量损伤，如车祸撞击、挤压、枪击等，常见于年轻患者，多导致横行或粉碎性骨折。

(二)间接暴力

(1)高能量损伤,杠杆作用、扭转作用,如高空坠落、疲劳行军等,常见于年轻患者。

(2)低能量损伤,病理性骨折,常见于老年患者。间接暴力多导致斜形或螺旋形骨折。

二、骨折分型

股骨干骨折常用的分型系统为 AO-OTA 分型系统,根据 AO-OTA 分型系统将股骨干骨折分为三型。A 型为简单骨折,A1 亚型为螺旋骨折,A2 亚型为短斜形骨折,A3 亚型为横断骨折。B 型为楔形骨折,B1 亚型为螺旋形蝶形骨块;B2 亚型为斜行蝶形骨块;B3 亚型为粉碎的蝶形骨块。C 型为复杂骨折,C1 亚型为复杂螺旋形骨折;C2 亚型为节段性骨折;C3 亚型为复杂不规则形骨折。

三、治疗方法

(一)非手术治疗

牵引是治疗股骨干骨折历史悠久的方法,可分为皮牵引和骨牵引,皮牵引只在下肢损伤的急救和转运时应用。骨牵引是股骨干骨折最常用的治疗方法(图 4-13),现在则只作为骨折早期固定的临时方法,骨牵引有足够的力量作用于肢体使骨折获得复位,通常使用胫骨结节骨牵引或股骨髁上骨牵引,股骨髁上骨牵引比胫骨结节骨牵引能够对骨折端提供更为直接的纵向牵拉,但在骨折愈合后膝关节僵直的发生率较高。

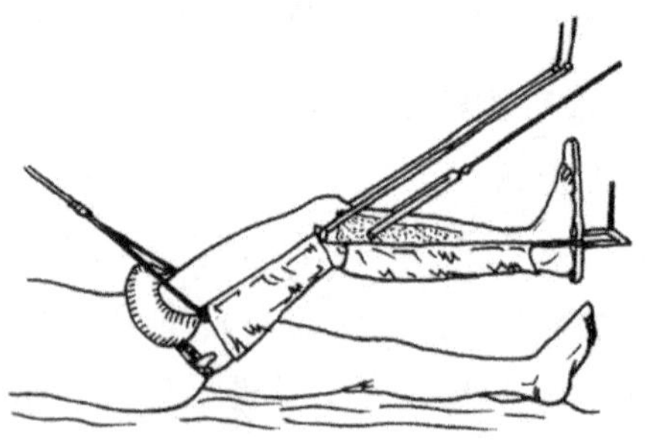

图 4-13　应用 Thomas 架进行骨牵引

虽然股骨干骨折的治疗已转移到手术治疗,但患者偶尔也必须采取牵引治疗,过去几十年在治疗开放和闭合损伤方面取得了成功,仍需要掌握这方面的知识。

(二)手术治疗

1.外固定架

由于外固定架的固定针经常把股四头肌与股骨干固定在一起,所形成的瘢痕能导致永久性的膝关节活动丧失,另外股骨干骨折外固定架固定针横穿髂胫束和股外侧肌的肌腹后针道感染率高达50%,所以现在外固定架不能作为闭合股骨干骨折的常规治疗方法。外固定架可作为一种股骨干骨折临时固定。外固定架固定股骨干骨折最主要适应证为多发创伤,这种损伤由于合并其他损伤需要进行快速、稳定的固定;外固定架固定股骨干骨折还用于Ⅲ型开放性骨折。这些患者一旦情况改善,可将其更换为内固定(接骨板或髓内针),多数学者认为2周内更换为内固定是安全的。超过2周应在取出外固定架后全身应用抗生素和局部换药,2周后再更换为内固定。

2.接骨板

切开复位接骨板内固定现在不再是治疗股骨干骨折的首选方法。其手术适应证包括髓腔极度狭窄的骨折;邻近骨折的骨干有畸形;股骨干骨折合并同侧股骨颈骨折;合并血管损伤需广泛暴露以修补血管的严重骨折;多发创伤不能搬动的患者等。

接骨板内固定的优点主要有直视下骨折切开复位可以获得解剖或近解剖复位;不会增加骨折以远部位损伤,如股骨颈骨折和髋臼骨折等;不需要特殊的设备和放射科人员。缺点一是固定所需要广泛剥离软组织、形成股四头肌瘢痕、大量失血。二是接骨板固定属偏心固定,力臂比髓内针长1～2 cm,增加了内固定失效的危险。文献所报告的内固定的失效率是5%～10%,股骨干骨折接骨板内固定的感染率高于保守治疗和闭合复位髓内针内固定,感染率是0～11%。三是由于接骨板下骨皮质的血供受到损害或产生的应力遮挡效应,可造成接骨板取出后发生再骨折。

简单的骨折最少也应该应用10孔的宽4.5的接骨版。对于粉碎性骨折,骨折端两侧至少有5枚螺丝钉的距离。过去推荐每侧至少8层皮质固定,现在接骨板的长度比螺丝钉的数目更重要。应用长接骨板和少的螺丝钉固定并没有增加手术的创伤,螺丝钉经皮固定接骨板。每侧3枚螺丝钉固定,生物力学最大化,1枚在接骨板的末端,1枚尽可能接近骨折端,1枚在中间增加接骨板和骨的旋转稳定性。横断骨折可以预弯接骨板,通过加压孔加压骨折端。斜型骨折应用通过接骨板的拉力螺丝钉加压骨折端。对于粉碎性骨折采用接骨板固定时应用牵开器复位股骨干骨折以获得正常的力线和长度,不追求绝对的解剖复位,避免了一定要获得解剖复位而对骨折端软组织进行的广泛剥离，也不剥离骨折端，并使用桥接接骨板代替加压接骨板，骨痂由骨膜形成而不是一期愈合，缩短了愈合时间，明显改善了接骨板固定的临床疗效。

尽管接骨板有许多缺点，但只要正确选择其适应证，正确掌握放置接骨板的手术技术，也可取得优良的结果。

3.带锁髓内针

股骨干大致呈直管状结构，是进行髓内针固定的理想部位。髓内针有多个优点：第一，髓内针所受到的负荷小于接骨板，使得它不易发生疲劳折断；第二，骨痂受到的负荷是逐渐增加的，刺激了骨愈合和骨塑形；第三，通过髓内针固定可以避免由于接骨板固定所产生的应力遮挡效应而导致的骨皮质坏死。在理论和实践中，髓内针固定比其他形式的内固定和外固定还有许多优点。虽然进行闭合髓内针固定需要特殊的设备和放射技术人员，但是它容易插入，而且不需要接骨板固定时的所进行的广泛暴露和剥离。因为闭合髓内针技术没有破坏骨折端的血肿，也没有干扰对骨折愈合早期起关键作用的细胞和体液因子，所以闭合髓内针技术是股骨干骨折的一种生物固定，较小的手术剥离和减少感染率。

(1)顺行带锁髓内针(髓内针从近端向远端插入)：闭合复位顺行带锁髓内针固定是治疗股骨干骨折的金标准。愈合率可高达99%，而感染率和不愈合率很低(＜1%)。顺行带锁髓内针几乎适用于所有股骨干骨折。闭合带锁髓内针的临床结果大部分取决于术前、术中仔细计划。包括髓内针的长度和直径：长度应在股骨残留骺线和髌骨上缘之间，直径不＜10 mm；体位、复位方法和是否扩髓和锁钉的数目。精确的髓内针入点是非常关键的，开孔应在转子中线的后侧和大转子窝的转子突出的内侧。这样保证开孔将位于冠状面和矢状面股骨干髓腔轴线上。对于所有骨折进行常规静力锁定可以减少继发于没有认识到的粉碎性骨折的术后内固定失效。

(2)逆行髓内针(髓内针从远端向近端插入)：逆行髓内针的主要优点是入点容易，骨折复位不影响其他部位的损伤。主要适应证有同侧股骨干骨折合并股骨颈骨折、髋臼骨折、胫骨骨折、髌骨骨折和胫骨平台骨折。相对适应证是多发创伤的患者，双侧股骨干骨折，肥胖患者和孕妇。对于多发骨折或多器官损伤的患者，平卧位对患者的稳定最好，逆行髓内针插入能够快速地完成，双侧股骨干骨折用逆行髓内针固定不用变换体位，血管损伤的患者需要修复血管，可以快速插入不锁定的髓内针有利于血管修复，肥胖的患者，顺行髓内针入点非常困难，而逆行髓内针较容易。

逆行髓内针的禁忌证是膝关节活动受限和低位髌骨,不能够合适插入髓内针,转子下骨折由于逆行髓内针对稳定性的担心,也不易选用逆行髓内针;开放骨折有潜在的感染的危险,导致膝关节感染,也不可以选择逆行髓内针。

(三)术后康复

1.指导活动

闭合髓内针术后,患者尽早能够忍受的肌肉和关节活动。指导患者股四头肌力量练习和渐渐负重,所有患者应尽早离床活动,对于多发创伤患者,即使仅仅坐起来也可减少肺部并发症。

2.特殊类型骨折的治疗

未合并其他部位骨折和软组织损伤的股骨中段简单的横断和短斜骨折,用闭合髓内针治疗容易。但是多数股骨干骨折的部位和类型复杂可能合并其他损伤,所以多数股骨干骨折治疗时需要在标准髓内针做一些改进,以下常见情况是股骨干骨折的特殊治疗。

(1)粉碎性骨折:粉碎性骨折是高能量损伤的标志。粉碎性骨折常伴随大量失血或开放性骨折,发生全身并发症如脂肪栓塞综合征也高。静力锁定带锁髓内针已取代其他方法用于治疗粉碎性骨折。这些髓内针可达到远近端的髓腔,恢复股骨的轴线,没必要复位粉碎性骨折,骨折块自髓腔移位 2 cm,不影响骨折愈合,在此部位将形成丰富的骨痂。在系列 X 线片的研究中,骨折愈合过程中移位的皮质骨块成角和移位逐渐减少。不建议用髓内针加钢丝捆绑骨折块这种方法,这种方法是引起骨折愈合慢或不愈合的主要原因。

(2)开放性股骨干骨折:股骨干开放性骨折通常是由高能量的损伤引起,还可能合并多个器官的损伤。股骨干开放性骨折过去几十年的临床研究表明积极的手术治疗更能取得明显效果。Ⅰ和Ⅱ型的开放性骨折髓腔没有肉眼污染最好急症用髓内针治疗。ⅢA 开放股骨干骨折如果清创在 8 小时内可行髓内针固定,如果存在清创延迟或ⅢB 损伤,可选择外固定架治疗。股骨干开放性骨折合并多发创伤的患者,应用外固定架固定治疗。对于动脉损伤需要修补的骨折(ⅢC)外固定架是最好的稳定,因为它能快速完成血管修复后再调整。肢体血供恢复后,外固定架可以换成接骨板或髓内针。ⅢC 开放性骨折合并多发损伤不稳定的患者,有截肢的相对适应证。

(3)股骨干骨折合并同侧髋部骨折:股骨干骨折合并同侧股骨颈骨折的发生率 1.5%～5%。股骨颈骨折通常为垂直剪切(PauwelⅢ)型,股骨颈骨折移位小和不粉碎。股骨干骨折时因不能用 X 线诊断整个股骨全长,股骨颈骨折常被延迟诊断,1/4～1/3 的股骨颈骨折初诊时被漏诊,股骨干骨折合并同侧隐性股骨颈骨折早期漏诊率更高,临床医师应通过对患者的受伤机制分析,应考虑隐性股骨颈骨折的可能,术前可用 CT 明确诊断,行股骨干骨折带锁髓内针时术中和术后密切注意股骨颈骨折存在,可以减少股骨颈骨折的延误诊断。

现在最常用的方法是用逆行髓内针固定股骨干骨折,股骨颈骨折用空心钉或 DHS 固定,还有接骨板加空心钉固定,顺行髓内针加空心钉固定股骨干合并股骨颈骨折,重建髓内针用一内固定物同时有效固定股骨近端和股骨干两骨折,后两项技术的主要并发症是对一些股骨颈骨折不能达到解剖复位。

(4)股骨干骨折合并同侧髋关节脱位:文献报道的这种损伤 50% 的髋关节脱位在初诊时漏诊。髋脱位后平片股骨近端内收,所以对股骨干骨折进行常规骨盆 X 线片检查是避免漏诊的最好方法。股骨干骨折合并同侧髋关节脱位需急症复位髋脱位,以预防发生股骨头缺血坏死,股骨干用接骨板或髓内针进行固定。伤口关闭后闭合复位髋脱位。

(5)股骨干骨折合并同侧股骨髁间骨折:股骨干骨折合并股骨髁间骨折存在 2 种类型。一是股骨髁间骨折近端骨折线与股骨干骨折不连续;二股骨髁间骨折是股骨干骨折远端的延伸。这种损伤有多种方法治疗,包括两骨折切开复位一接骨板固定;两骨折切开复位分别用两接骨板固定;股骨髁间骨折切开复位,而在股骨干插入髓内针进行固定。带锁髓内针对这 2 处损伤可提供良好的固定,特别对股骨髁间骨折无移位者。

(6)髋关节置换术后股骨干骨折:髋关节置换术后股骨干骨折不常见,外伤后,应力集中在股骨假体末端引起骨折,这种骨折分为 3 型:Ⅰ型,螺旋骨折起于柄端的近端,骨折位置被假体末端维持。Ⅱ型,在假体末端的骨折。Ⅲ型,假体末端以下的骨折。治疗根据骨折类型和患者是否能耐受牵引和第 2 次手术,Ⅰ型骨折假体柄维持骨折稳定,骨牵引 6～8 周,这时患者有足够的骨痂也许保护性负重,通常需要带骨盆的股骨支具。Ⅱ型骨折可以保守治疗,也可以把以前的股骨柄换为长柄,Ⅲ型骨折可以保守治疗或切开复位加压接骨板内固定。如Ⅲ型骨折发生在股骨远1/3,可以用逆行髓内针治疗。

四、并发症

并发症的类型与严重程度和治疗骨折的方法有关。近年随着治疗的改进特别是闭合带锁髓内针出现并发症明显降低。

(一)神经损伤

在治疗股骨干骨折中引起神经损伤有以下几种形式:骨牵引治疗的患者小

腿处于外旋状态，腓骨近端受到压迫，腓总神经有可能损伤，特别在熟睡和意识不清的患者容易发生。这种并发症通过调整牵引方向，在腓骨颈部位加用棉垫，鼓励患者自由活动牵引装置来避免。

术中神经损伤的原因：一是复位困难过度牵引，复位困难的原因是手术时间延迟，试图强行闭合复位，牵引的时间长、力量大，一般股骨干骨折 3 周后闭合复位困难，采取有限切开能够避免这种并发症。二是患者在手术床不适当的体位直接压迫。会阴神经和股神经会受到没有包裹的支柱的压迫。仔细包裹水平和垂直面的支柱可以防止这种损伤。

(二)血管损伤

强大的暴力才能导致股骨干骨折，但血管损伤并不常见。虽然穿动脉破裂常见，在骨折部位形成局部血肿，但股骨干骨折后股动脉损伤＜2%，由于血管损伤发生率低往往被忽视。穿动脉破裂术后患者血压不稳定，股骨干局部肿胀可触及波动，应立即手术探查，结扎血管，清除血肿。

股动脉可以是完全或部分撕裂或栓塞和牵拉或痉挛。微小的撕裂可以引起晚期血管栓塞。虽然下肢通过穿动脉有丰富的侧支循环，股动脉栓塞不一定必然引起肢体坏死，但是血管损伤立即全面诊断和治疗对保肢非常重要。

(三)感染

股骨干骨折接骨板术后感染率约为 5%，闭合带锁髓内针感染率＜1%。感染与骨折端广泛剥离、开放性骨折、污染的程度和清创不彻底有关。多数感染患者在大腿或臀部形成窦道流脓。患者在髓内针后数周或数月大腿有红肿热痛，应怀疑感染。平片可以看到骨膜反应和骨折部位密度增高的死骨，血液检查包括白细胞记数和红细胞沉降率、C 反应蛋白对诊断不重要，对评价以后的治疗有一定帮助。

股骨感染需要手术治疗，如果内固定对骨折稳定坚强应保留，治疗包括彻底清除死骨和感染的软组织、伤口换药和合理应用抗生素。多数股骨干骨折即使存在感染也可在 4～6 个月愈合，骨折愈合到一定程度可取出髓内针，进行扩髓取出髓腔内感染的膜和骨。如果内固定对骨折不能提供稳定，需考虑其他几种方法。骨折稳定程度通过髓内针锁定或换大直径髓内针来增加。如果股骨干存在大范围死骨，取出髓内针后彻底清创，用外固定架或骨牵引固定，在骨缺损部位放置庆大霉素链珠。患者在伤口无渗出至少 3 个月后，开始植骨。

(四)迟延愈合和不愈合

骨折不愈合的定义和治疗还存在许多争议,迟延愈合指愈合长于骨折的愈合正常时间。股骨干骨折 6 个月未获得愈合即可诊断为迟延愈合。诊断不愈合最少在术后 6 个月结合临床和连续 3 次 X 线无进一步愈合的迹象诊断,多数骨不愈合的原因是骨折端血供不良、骨折端不稳定和感染、骨折端分离骨缺损和软组织嵌夹,骨折端血供不良主要原因是开放性骨折和手术操作中对骨折端软组织的广泛剥离,骨折端稳定不够主要是髓内针长度不够和继发的锁钉松动。另外既往有大量吸烟史,术后非甾体抗炎药的应用和多发创伤也是骨折不愈合的因素。

有多种方法治疗骨折不愈合,包括动力化、交换大直径的髓内针、接骨板固定和植骨,或几种方法合并使用。动力化通过去除锁钉的方法治疗骨折不愈合,似乎是一种简单有吸引力的方法,但临床报告很失望,一项报告治疗骨折迟延愈合,在 4～12 个月动力化,一半以上的患者不愈合,需要其他治疗,问题严重的是一半患者肢体短缩 2 cm 以上,因此常规不推荐动力化。扩髓换大直径髓内针临床报告的区别很大,愈合率有的达 96%,有的只有 53%。效果不明确。有学者报告取出髓内针后采用间接复位的方法用接骨板固定加自体髂骨植骨的方法取得了明显的疗效。骨折端存在明显不稳定时,在髓内针加侧板稳定旋转不稳定,是一种简单有效经济的方法,报道愈合率可达 100%。

(五)畸形愈合

股骨干骨折畸形愈合在文献中被广泛讨论,短缩畸形愈合一般认为短缩＞1 cm,但＞2 cm 患者就可能产生症状。成角畸形通常定义为在矢状面(屈-伸)或冠状面(内-外翻)＞5°的成角,髓内针固定总发生率在 7%～11%。髓内针固定预防成角畸形应在复位、扩髓、插入和锁钉时注意。正确的入点和保证导针居髓腔中央能够减少成角畸形的发生。如导针偏离中心,可以通过一种称为“挤压”(Poller)螺丝钉的技术矫正。严重的畸形愈合通过截骨矫正,再用带锁髓内针固定。旋转畸形＜10°的患者无症状,超过 15°可能有明显的症状,表现在跑步和上楼梯有困难。术后发现超过 15°的旋转,应立即矫正。

(六)膝关节僵直

股骨干骨折后一定程度的膝关节僵直非常常见,僵直与骨折部位、治疗方法和合并的损伤有关。颅脑损伤和异位骨化都会影响膝关节活动,多数认为接骨板固定会使膝关节僵直。股骨干骨折在屈曲和伸直都受影响,一般表现为被动屈曲和主动伸直受限。屈曲受限主要是股四头肌瘢痕，特别是股内侧肌。积极主动的膝关节活动练习能够有效地预防。股骨干骨折固定后在开始 6～12 周无明显进展，需要考虑麻醉下活动，晚期行膝关节松解术。

（七）异位骨化

髓内针后臀肌部位的异位骨化的确切原因还不清楚，可能与肌肉损伤导致钙代谢紊乱有关，也可能与扩髓碎屑没有冲洗干净有关，但根据前瞻性研究，冲洗髓内针伤口并未减少异位骨化的发生。异位骨化临床上症状少，很少有异位骨化影响髋关节的活动报道，推荐在股骨干骨折获得愈合和异位骨化成熟后进行治疗，可同时进行髓内针取出和切除有症状的异位骨化，术后用小剂量的放射治疗或口服吡罗昔康。

（八）再骨折

股骨干骨折愈合后在原部位发生骨折非常少见，多数发生在接骨板取出后 2～3 个月，且多数发生在原螺丝钉钉孔的部位。预防再骨折：一是内固定物一定要在骨折塑形完成后取出，通常接骨板是术后 2～3 年，髓内针是术后 1 年；二是取出接骨板后，应逐渐负重，以使骨折部位受到刺激，改善骨痂质量。股骨干再骨折通常可采用闭合带锁髓内针治疗，一般能够获得愈合，患者可很快恢复完全负重。

第四节　股骨转子下骨折

股骨转子下骨折是发生于股骨小转子及其远端 5 cm 之内的骨折，属于较常见的骨折，占所有髋部骨折的 10%～30%。应当引起注意的是该区域多发生病理性骨折，据统计 17%～35%的转子下骨折是病理骨折。转子下骨折不同于邻近的转子间骨折，该区域内骨不连的发生率较高，其原因如下：①股骨转子下区是应力集中区，骨折极不稳定。②股骨转子下区主要由皮质骨构成，血供相对转子间区域少，骨折的愈合能力相对弱。③多为高能量损伤，周围软组织损伤严重。④选用切开复位及剥离显露内侧骨折块过多破坏断端血运。

一、转子下骨折损伤机制

(一)高能量损伤

如机动车事故、高处坠落伤。

(二)低能量损伤

低能量损伤如老年性骨质疏松跌倒所致骨折,病理性骨折。

(三)股骨颈骨折空心钉内固定术后骨折

由于空心钉直径6.5～7.3 mm,三枚螺钉削弱了股骨近端张力侧皮质的坚固性,容易造成股骨转子下区骨折,建议螺钉在股骨外侧皮质的位置不要超过股骨小转子水平。

二、转子下骨折分型

Seinsheimer分型法较常用,根据大骨片的数量、骨折线的形状与位置,将骨折分为五种类型:Ⅰ型,无移位的骨折;Ⅱ型,两块骨折(A.横形骨折;B.螺旋形骨折,小转子与近侧断端相连;C.螺旋形骨折,小转子与远侧断端相连);Ⅲ型,3块螺旋形骨折(A.小转子形成一单独骨片;B.股骨近端形成一单独的蝶形骨片,但不包括小转子);Ⅳ型,粉碎性骨折,4块以上骨片者;Ⅴ型,转子下-转子间骨折,任何转子下骨折伸展到大转子者。

三、手术治疗

(一)手术适应证

(1)除儿童和全身状况不允许麻醉及手术的患者外,应当选择手术治疗。

(2)非手术治疗采取屈髋90°的股骨髁上牵引。

(二)手术方案的选择和手术原则

股骨转子下骨折固定方法多样,根据不同的骨折类型选择合适的内固定物成为治疗效果的关键。

1.闭合复位髓内钉内固定

髓内钉是大转子区完整的Seinsheimer分型Ⅰ～Ⅳ型的股骨转子下骨折的首选固定方案。治疗中多采取长重建髓内钉,提供足够的把持力。

2.切开复位钢板螺钉内固定

动力髁螺钉(DCS)是Seinsheimer分型Ⅴ型或者既往该部位骨折固定失败患者的首选方案,在术中应至少保证2根或以上的皮质骨螺钉进入股骨距,可防止内收和旋转畸形。动力髋螺钉(DHS)因为不能提供足够的防旋能力,不适合股骨转子下骨折的治疗。

(三)手术技术

股骨转子下骨折闭合复位髓内钉内固定术。

1.体位及术前准备

侧卧位于可透视手术床或平卧于牵引床。前者需在术前测量健侧肢体长度,术中需仔细避免旋转畸形。后者术中不必过度牵引患肢,避免牵引造成骨折块进一步的移位。由于患肢远端固定,采取各种复位技巧操作近端骨折块向远端复位。术中通过透视方便比较患肢和健侧肢体的长度,容易纠正患肢的成角畸形。

2.手术入路

同股骨转子间骨折闭合复位髓内钉内固定部分。

3.骨折复位与内固定

(1)侧卧位复位技巧:此方法难点在于控制旋转,应透视调整纠正旋转畸形。首先透视膝关节,调整双髁后侧连线重叠,此后膝关节维持位置不再变动,旋转C形臂20°(或设计好的股骨颈前倾角),透视股骨近端,此时股骨颈和股骨干应在同一轴线上。

(2)平卧位复位技巧:患肢稍牵引,足极度内旋,以保持髌骨朝向正上方。近端对远端复位时,对于较小外展、屈曲移位,向内、向下压迫骨折近端,进行复位;近端外展畸形的骨折,可以用点状复位钳,沿大转子和股骨干方向临时固定;或者用一根顶棒自外向内顶推近端骨块复位。

对于远端向内移位的骨折,可以在远端使用骨钩,同时近端配合顶棒进行复位。

(3)进针点与进针方向:恰当的进针点是获得和维持复位的关键。在正位上,进针点为梨状窝偏外;在侧位上,进针点位于前1/3和中1/3交界水平。不恰当的进针点的位置和方向会导致骨折复位后的再次移位。

(4)开口与扩髓:仰卧位扩髓时,应注意使用套筒把持软钻的方向,保护外后侧皮质,避免偏向外后侧导致进针方向改变从而引起内翻。

(5)远端锁钉植入:无法使用导向器时,可应用“满圆”技术,在透视下锁钉远端螺钉。调整C形臂机的投照角度,使锁定孔成为正圆。保证钻头尖端在锁定圆孔中央,并使得钻头同锁定孔在同一轴线上,使钻的边缘正好套在锁定孔内,或者正好将其充满。

4.术后处理

理论上重建钉的设计允许术后即可负重。但临床中年龄较大、骨质疏松、粉碎性骨折不稳定的患者，可以适当延期负重。应早期行关节功能锻炼。

(四)经验与教训

(1)关于闭合复位髓内钉内固定的扩髓过程中的技术误区：①偏心扩髓，可以导致一部分骨皮质的薄弱，从而影响愈合甚至导致疲劳骨折；②转速慢导致扩髓钻卡住，如果扩髓钻卡住，应由有经验的医师取出，因为扩髓钻头在髓腔内断裂是严重的并发症；③过度扩髓导致热坏死，对于股骨干中部髓腔狭窄的患者(9 mm或以下)，应当避免过度扩髓，否则可能导致髓腔内细胞的过热坏死；④脂肪栓塞，扩髓时应慢慢插入扩髓钻，并且在每次扩髓之间停留足够的时间，保证髓腔内压力回复正常。

(2)钢板螺钉固定理念：①对于简单的骨折可以采取加压钢板或者拉力螺钉在骨块间加压，获得绝对稳定；或者应用桥接钢板长板少钉的固定方法，获得相对稳定。②对于粉碎性骨折可以采取桥接钢板，近端、远端螺钉相距较远，获得相对稳定。

(3)注意对内侧骨块的血运保护。

(五)手术并发症及其防治

1.股骨转子下骨折术后内翻畸形

术中可以在正位透视中观察大转子顶点和股骨头中心的关系，二者在一条水平线上基本上颈干角在130°左右，如果大转子顶点明显高于股骨头中心，则提示存在内翻畸形；在获得良好的复位之前，不要开始扩髓，否则将难以重新复位和固定。

2.骨不连

对于转子下骨折，在进行有限切开髓内固定或髓外固定时，应注意避免破坏内侧血运导致内侧骨块坏死吸收从而引起吊臂样改变，造成骨不连和内固定失败。另外由于术中过度牵引导致骨折断端分离，应该在锁入远端静力锁钉前松开牵引，或者使用动力锁定；如果术后发现股骨近端与股骨干间隙过大，可以在术后6周将远端锁定螺钉动力化。

第五节 髌骨骨折

髌骨骨折约占全身骨折的1%，是相对常见的损伤。

一、损伤机制

引起髌骨骨折的原因可以分为直接暴力和间接暴力。需要强调，很多情况下髌骨骨折的产生是直接暴力、股四头肌收缩和关节塌陷共同作用的结果，难以分析损伤的确切机制。

二、分型

髌骨骨折按骨折线形状可以分为三大主要类型(图 4-14)

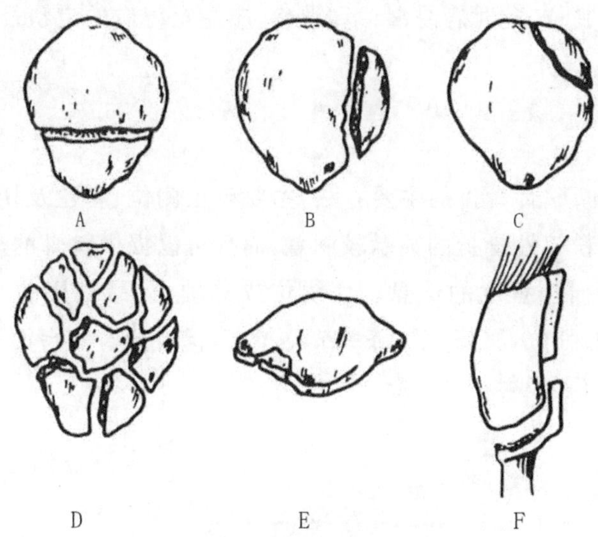

图 4-14 髌骨骨折的分型

A.横行骨折；B.垂直骨折；C.边缘骨折；D.粉碎性骨折；E.骨软骨骨折；F.袖套状撕脱骨折

(一)横行骨折

该型占所有髌骨骨折的50%～80%，多累及髌骨中下1/3。有时累及髌骨上下极，此时极部骨块可有不同程度的粉碎性骨折。

(二)垂直骨折

该型多累及髌骨中外1/3，如果仅有髌骨内侧缘或外侧缘受累，不累及关节面，称为边缘骨折。垂直骨折较少有移位。

(三)粉碎性骨折

该型通常合并移位，无移位者称为星状骨折或放射状骨折。

另外有两种特殊类型的骨折：骨软骨骨折多见于髌骨半脱位或脱位后，髌骨关节面与股骨髁撞击引起骨软骨损伤。另外，在骨骼未发育成熟的儿童或青少年可能发生髌骨袖套状撕脱，远端骨折块带有大片关节软骨。

三、临床表现

本病多见于20～50岁人群，男女比例约为2∶1，双侧髌骨骨折罕见。临床表现为肿胀、疼痛和活动障碍，查体可有局部压痛、肿胀、皮下瘀血，出血较多可有血肿形成，并有伸膝受限。

高能损伤引起的髌骨骨折往往同时伴有同侧的股骨干、股骨远端、胫骨近端骨折或髋关节后脱位，此时容易漏诊和误诊，应注意相应的症状及体格检查。

四、影像学检查

(一)X线片

X线片是诊断髌骨骨折的主要方法，主要有正侧位、斜位及切线位。侧位片对于横行骨折和粉碎性骨折的显示较满意，而且可以提供髌骨的全貌，以及骨折块移位和关节面损伤程度的信息。切线位或称轴位，最常用的是Merchant法(图4-15)：患者仰卧位，屈膝45°，膝关节略抬高，保持股骨和台面平行，X线方向与桌面成30°斜向下投射。

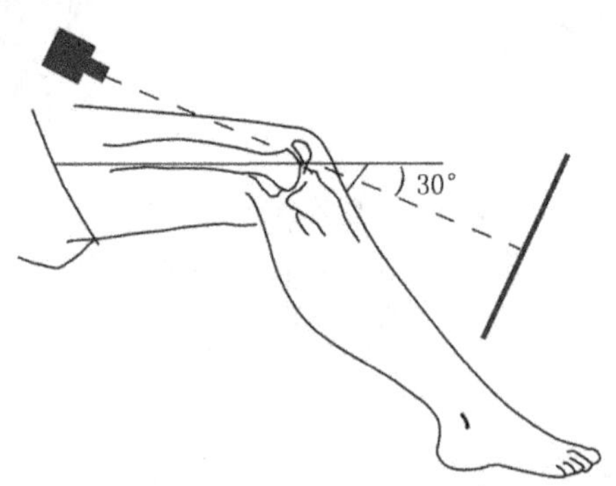

图4-15 Merchant法髌骨X线检查示意

X线片上的髌骨骨折不愈合有时需要与二分髌骨相鉴别。

侧位片评估髌骨位置的较可靠方法为Insall指数，即髌骨长度和髌腱长度之比，正常值>1.0，<1.0 提示高位髌骨或髌韧带断裂(图 4-16)。

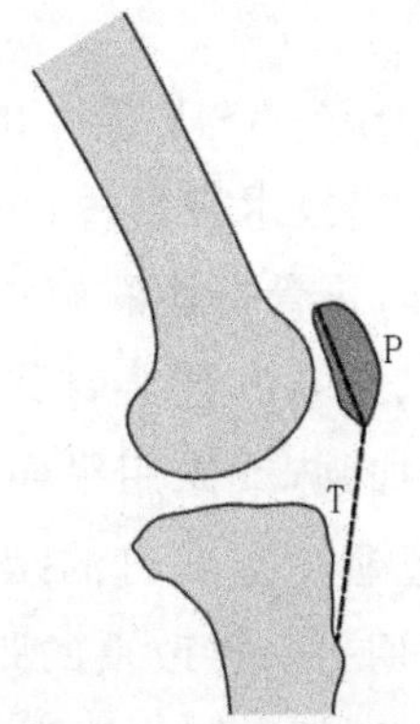

图 4-16 Insall 指数

髌骨长度(P)与髌腱长度(T)之比

(二)CT

CT 扫描能够发现 X 线片无法判断的隐匿性骨折和不完全骨折，并能从多个断面显示骨折的细节，适用于评估合并股骨远端或胫骨近段骨折的多发骨折和复杂骨折，同时可以清楚显示骨折不愈合、畸形愈合和髌股关节排列的异常。

(三)骨扫描

髌骨的应力骨折常在骨质疏松的老年人于轻微创伤后发生。锝标记的磷酸盐复合物进行骨扫描对于诊断应力骨折很有价值，表现为相应区域出现“热区”。

五、治疗

髌骨骨折的治疗原则是尽可能保留髌骨，尽量恢复关节面的完整，修复损伤的髌骨支持带，保证伸膝装置的连续性，早期进行功能锻炼。

(一)非手术治疗

非手术治疗适用于无移位或移位距离<3 mm，且关节面台阶<2 mm，伸膝装置完整的患者。早期为减轻局部组织肿胀，可采取冰敷和弹性绷带加压包扎。

非手术治疗采用管型石膏或前后长腿石膏在伸直位固定 4～6 周。应早期行直腿抬高运动，以维持一定的股四头肌力量，一般可以带石膏部分负重。当 X 线片上出现骨折愈合和稳定的证据后，可以逐渐增加主动的功能练习。

(二)手术治疗

手术治疗的指征：骨折块移位≥3 mm 或关节面不连续、台阶≥2 mm，粉碎性骨折合并关节面移位，开放骨折，骨软骨骨折移位至关节腔。

手术技术主要包括内固定、髌骨部分切除术、全髌骨切除术 3 种类型。

1.内固定(ORIF)

髌骨骨折内固定方法较多。AO/ASIF 推荐的张力带固定技术适于治疗髌骨的横行骨折。改良的张力带固定技术有多种,一种常用的方法采用 2 枚 2 mm 克氏针纵向平行穿过髌骨,可以防止骨折块的旋转和移位,进一步增加了固定的稳定性(图 4-17)。也可以采用 3.5 mm 空心钉代替克氏针,钢丝穿过空心钉并在髌骨前方形成横"8"字张力带加强,或采用纵向张力带分别固定,也可以达到良好的骨折固定(图 4-18)。注意避免空心钉的螺纹穿出对侧皮质,否则容易导致钢丝断裂。Lotke 和 Ecker 使用另一种改良的张力带技术,将钢丝直接穿过髌骨的纵行钻孔,并在髌骨前方进行"8"字捆扎达到张力带固定。

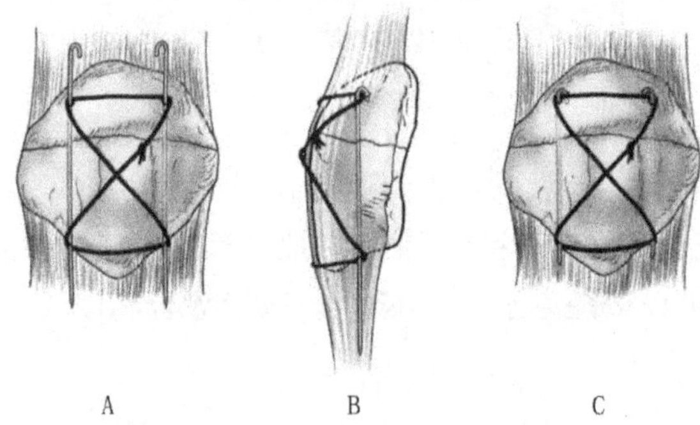

图 4-17 改良张力带固定技术,克氏针可防止骨折块旋转移位

A.2 枚克氏针纵向平行穿过髌骨,钢丝在髌骨前方成"8"字加强;B.克氏针尖端的弯钩压入髌骨内;C.将克氏针另一端多余的部分剪断

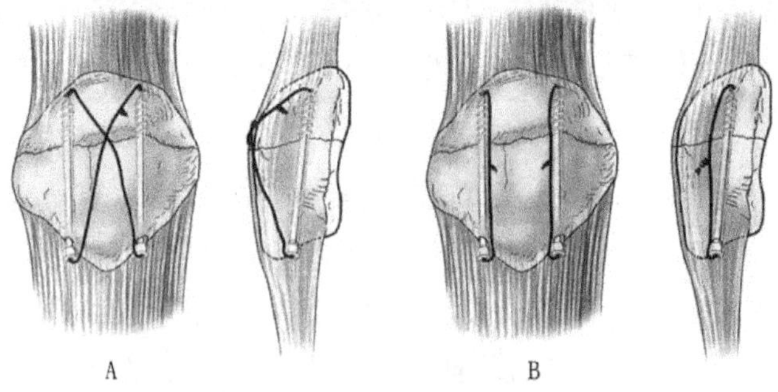

图 4-18 使用空心螺钉的改良张力带固定技术

A.空心钉固定,并用前方"8"字张力带加强;B.采用纵向张力带分别固定

对于骨质良好的简单横行骨折或移位的垂直骨折,采用 2 根松质骨拉力螺钉也可以实现固定要求。当髌骨中间部分粉碎性骨折较重,不能采用上述方法

固定时，可去除中间碎骨，剩余两端骨折块用螺丝钉固定(图 4-19)。

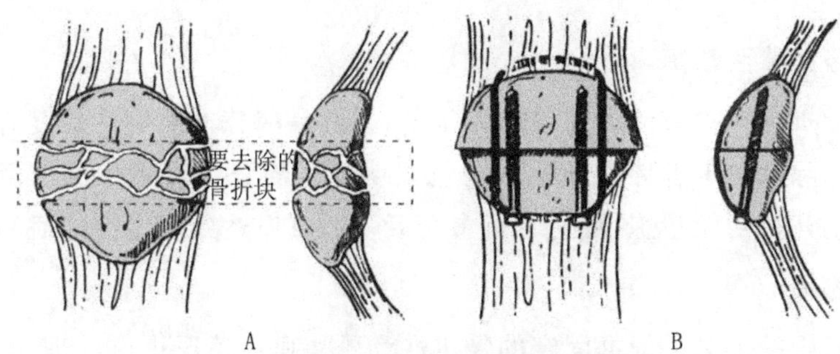

图 4-19 髌骨中部粉碎性骨折的固定技术

A.将粉碎的骨折块去除，骨折端修理平整；
B.所示复位，用螺丝钉加钢丝环扎固定

随着新技术的发展和新材料的应用，目前已经有许多新的内固定方式应用于临床并取得了良好的近期和远期效果，如形状记忆骑缝钉、聚髌器等。镍钛聚髌器固定遵循了髌骨、髌股关节的解剖学及生物力学特点，利用其形状恢复力和由弧差产生的回弹力，组成了多维的以纵向为主的持续向心压应力。此种固定符合张力带原则，复位、固定兼备、可靠，具有手术创伤小、操作简单、术后可早期行膝关节功能锻炼、能有效防止膝关节粘连僵硬、利于关节功能恢复、取出方便等优点。

2.髌骨部分切除

如果髌骨粉碎性骨折而无法对所有骨折块进行稳定固定，则考虑进行髌骨部分切除和伸膝装置修补术。这种情况多见于上下极的粉碎性骨折。切除粉碎部分，通过剩余髌骨纵行钻孔，作为肌腱或髌韧带缝合的通道，将髌韧带或股四头肌腱与保留的骨块缝合固定，然后对髌骨支持带进行重叠修复。

3.全髌骨切除

当骨折粉碎严重，无法保留主要的、与股骨关节的连续性骨折块时，可行全髌骨切除术。虽然手术技术简单，术后制动时间缩短，但远期疗效并不满意，并发症较多，在行全髌骨切除时，将碎骨片仔细解剖并清除，保留尽量多的软组织。用不可吸收缝线修复伸膝装置，采用直接缝合或重叠缝合。术中缝线收紧之前，应保证膝关节可以弯曲到 90°而不对吻合口产生过分张力。如果没有足够的肌腱或韧带，可以行倒 V 字缝合术，填充缺损。术后膝关节伸直位石膏制动 3～6 周，并逐渐开始康复训练。

六、并发症

(一)膝关节活动障碍

髌骨骨折后膝关节活动障碍较为常见,主要是屈膝末期的活动度降低,另外行全髌骨切除术的患者伸膝末期力弱也很明显。随张力带手术的广泛开展,患者可以早期开始功能锻炼,因此骨折愈合后一般可以达到功能性的活动范围。

(二)感染

术后发生的感染需根据固定的稳定性和骨块血运情况进行处理。若固定牢固,血运良好,可行清创冲洗、放置引流,静脉应用足量抗生素。如果感染持续且有死骨形成,须将死骨完全清除,并行修补成形术,术后严格制动。

(三)内固定失败

内固定失败可由内固定方式不合适、内固定不牢固、严重粉碎性骨折、不合适的负重运动及制动时间不足所致。轻微的移位可以通过延长制动时间促进骨折愈合,如移位过大或导致伸膝装置受损,则需要再次手术处理。

(四)创伤性骨关节炎

创伤性骨关节炎为髌骨骨折的远期并发症,常伴明显的髌股关节疼痛。治疗主要是非甾体抗炎药及理疗。

(五)骨折延迟愈合及不愈合

如果诊断骨折延迟愈合,需要一段时间的制动和观察。如果骨折仍未愈合,且患者不能耐受不愈合所致的功能受限,则需要再次手术重新固定。

(六)缺血性坏死

髌骨骨折术后的缺血性坏死少见,X 线表现为坏死骨端密度增高。治疗无特殊,一般采取随诊观察,数年后可能出现再血管化。

(七)内固定物刺激

保留内固定物所致的疼痛与软组织受到金属尖端的刺激有关。如有必要可将内固定物取出,但必须在骨折完全愈合、膝关节活动度恢复的基础上进行。年轻人骨质坚硬,松质骨螺钉在骨质内数年后常难以取出。

第五章 脊柱疾病的治疗

第一节 颈椎间盘突出症

与外伤性颈椎间盘突出症不同，目前大家所称谓的颈椎间盘突出症的主要病因和发病机制是颈椎积累性劳损、颈椎退行性病变。除少数患者呈急性发作外，大多数患者病情呈缓慢进行性加重，病理改变最终广泛波及颈椎骨关节与韧带结构，如椎体边缘骨赘形成，钩突关节及小关节突关节增生肥大，项韧带、后纵韧带及黄韧带肥厚，局灶性钙化，甚至骨化，椎间盘突出的椎间隙失稳，椎体退行性滑移等一系列病理改变，进而侵压相邻的神经根、脊髓、椎动脉，或激惹颈交感神经丛，引发一组复杂的多样性临床症状和体征。急性发作者常无颈椎骨质增生等退行性改变，一些专家称之为“软性”突出，而伴有明显骨关节退变者被称为“硬性”突出。颈椎病不仅包括已发生继发改变的颈椎间盘突出症，还包括颈椎管狭窄症、颈椎后纵韧带骨化症、黄韧带骨化症、颈椎退行性不稳等一些明确分类的颈椎退行性疾病，但颈椎病又不包含“软性”颈椎间盘突出症。有人将两者以年龄划分也是不科学的，60 岁以上老年人颈椎退变比较严重，但多椎间盘突出造成不全瘫者并非少见，以骨赘形成来划分两者，并以骨赘形成解释颈椎病的发病机制也随着病理解剖和临床研究的深入而被质疑。如过去常以钩突关节增生肥大压迫椎动脉造成供血不全，但近年来人们已认识到，椎间盘突出和颈椎不稳造成椎动脉供血不全的临床表现远比钩突关节增生肥大的概率高得多。颈椎病一词目前仍流行，是习惯的延续。把颈椎间盘突出视为颈椎病同一种疾病的不同病理改变阶段也不准确和科学，因为多节段椎间盘膨出最终演变成“颈椎病”实际上是颈椎管狭窄症，并不少见。

一、病因及发病机制

颈椎间盘位于第2颈椎至第1胸椎间，共6个，呈前厚后薄的盘状，既为使颈椎椎体相连呈生理前凸状，又使颈椎各节有一定的活动度，可视为颈椎最大的关节。由于下位颈椎处于重量较大的头颅和相对固定的胸椎之间，所以颈椎间盘在平衡承重和适应头颅屈伸旋转等活动中比其他部位更容易发生劳损和退行性改变。成年人下位颈椎间盘已没有血液供应，其营养主要通过可控性强的透明软骨板微孔自椎体压力渗透和弥散，并通过透明软骨板微孔将代谢产物再向椎体静脉窦渗出，这种组织液的双向扩散，恰似一安全阀控制，保证了椎间盘的新陈代谢。除此之外由前后纵韧带的血管提供了纤维环表层的营养。髓核是一种由交织成立体网状的胶原纤维及充填其内的丰富的蛋白多糖、少量的软骨细胞所构成的胶冻样物质。蛋白多糖的硫酸软骨素链是亲水基团。椎间盘的弹性和张力取决于透明软骨板的通透性和髓核的含水量，随着劳损和年龄增大，硫酸软骨素逐渐退变成硫酸角质素，含水量自婴幼儿期90%左右下降至60～70岁的60%左右。一些研究结果表明突出的椎间盘呈一系列组织学、生物化学改变，如早期的纤维环纤维肿胀，细胞数减少且肥大，无核或核坏死，部分弹力纤维横向或纵向断裂，后期椎体边缘软骨细胞增多，钙化等病理改变。随着年龄的增加，小血管渗透能力也下降，纤维环弹力纤维失营养变性，在劳损中不断自内向外断裂，整个椎间盘的弹性及张力下降，髓核破裂或游离，导致椎间盘的突出或膨出。这种退行性病变是潜移默化的，头颈部外伤可加速或促进这种退行性病变的进程，演变成椎间盘的急性和严重的突出，短期内症状加重或突然出现不同程度的瘫痪。若这种退变缓慢发展，慢性椎间盘突出，就会导致严颈椎高度降低，相应的椎间关节和钩突关节负重加大，解剖和生物力学关系紊乱，颈椎失稳和异常活动，椎体上下缘骨赘形成和关节肥大增生。前后纵则带和后方的韧带松弛，并不断被牵拉、撕裂和自骨性组织上分离，不断的出血机化，产生骨赘和后纵韧带及黄韧带的肥厚。慢性椎间盘突出者，术中可见后纵韧带受髓核的免疫化学刺激和撕裂出血，而形成局限性钙化灶甚至骨化、突出的椎间盘、骨赘和肥厚钙化的后纵韧带复合物，会对神经、脊髓等重要功能组织产生机械性压迫或动力性磨损。可随着脊柱前柱的退变演变。后方关节突肥大增生，黄韧带肥厚钙化内突，构成节段性椎管狭窄，从前后左右挤压椎管内神经组织，使之在机械性受压的同时，脊髓血供缺乏或终止，从而产生变性、水肿，严重者产生囊性改变。

颈椎的先天畸形，如融合椎、生理前凸过大等可因应力失衡，导致融合椎节上、下椎间盘的劳损概率增大而过早突出。

颈椎外伤后，颈椎间盘纤维环受暴力直接作用而撕裂破损，髓核组织急性疝出，造成急性脊髓损伤。车祸及坠落伤不仅造成颈椎骨折脱位，而且同时造成急性和亚急性椎间盘突出的灾难性结果已屡见不鲜。

除 Lanurelle 认为颈髓 4～8 节灰质前角基底的外侧中间柱存在交感神经细胞，并发出节前纤维外，一般认为颈髓并无节前纤维发出，而起源于 $T_{1\sim2}$ 的脊髓灰质的外侧中间柱，出脊髓后升至颈部换元，形成上、中、下颈交感神经节和连接三个节的交感神经干。颈上节发出灰交通支加入第 1～4 颈神经前支并随其分布。还发出灰交通支到面神经、舌咽神经、迷走神经和副神经中，发出的咽支在咽的侧面与喉上神经相汇合，形成咽丛、心支终于心深丛。颈中节发出的灰交通支加入第 5、6 颈神经，发出心支至心深丛，另有锁骨下袢支，沿锁骨下动脉下行，然后再上行止于颈下交感神经节。颈下节位于椎动脉后面，常在第一肋颈处形成星状神经节，发出灰交通支参与第 7、8 颈神经组成。从颈下节还发出较大支在椎动脉周围形成椎动脉丛，发出的心支到心深丛。

交感干发出体壁支随颈神经而行，参与脊膜支返回椎间孔成为寰椎神经的一部分，分布于颈椎间盘纤维环浅层、后纵韧带和硬膜外之间的疏松结缔组织和血管中，同时还供应硬脊膜、椎体后骨膜等。颈椎间盘的巨大突出或多间隙突出均会造成颈源性眩晕和眼、耳、心等功能异常。

二、临床表现

(一)流行病学资料

颈椎间盘突出症多发生于 40～50 岁，突出部位以 $C_{5\sim6}$、$C_{4\sim5}$ 为最多。据多家医院手术治疗的颈椎间盘突出症共 1 176 例，30～40 岁占 22%，40～50 岁占 41%，50～60 岁占 28%，60 岁以上 9%。单一节段突出者占 18%，2 个节段 37%，3 个节段者 43%，4 个节段者 2%，突出部位：$C_{5\sim6}$ 约占 98%，$C_{4\sim5}$ 占 96%，$C_{6\sim7}$ 占 21%，$C_{3\sim4}$ 占 9%，$C_{2\sim3}$ 占 0.9%，C_7～T_1：占 45%。相邻 2～3 个节段突出者占 71%，跳跃型占 11%。首发症状：颈椎间盘突出引起的颈、肩胛角内上区及上肢痛者相当常见，多在门诊处置，无法统计。1 176 例手术病例中 29 例因髓核疝入椎管内上肢剧痛难忍而手术。42 例因颈椎间盘突出颈源性眩晕行经皮激光椎间盘减压术。余下 1 105 例中 13%先双手麻木后发展成为四肢麻木，双腿乏力、发紧僵硬笨拙或不能行走。87%先自脚向上逐渐麻木无力步态蹒跚艰难，发展成四肢不全瘫，病程 1 天至 3 年，平均 6.1 个月。

(二)临床分型及表现

目前尚无标准的分类方法,根据突出的部位、方向、位置节段多寡,病理程度等有不同的分类。

1.突出部位

根据突出部位可分为上位颈椎间盘突出和下位颈椎间盘突出,前者指 $S_{3\sim4}$ 以上椎间盘突出,占 18%左右,并常同下位突出并存。

2.突出方向

根据突出的方向可分为前突出、后突出、椎体内突出、侧突出。多节段巨大前突出伴骨赘者可同气管一起前后压迫食管引起吞咽困难,较大的凸入椎管内的椎间盘组织可压迫神经根或脊髓。多节段椎体内突出在颈段少见,但可引起颈椎的不稳定和相应临床症状。

3.突出节段

根据突出的节段多寡可分为单节段突出和多节段(2 个节段以上)突出。

4.后突出位置

根据后突出的位置可分为侧方突出、极外侧突出和中央型突出。

5.病理变化

根据病理变化程度可分为突出型、椎体后缘突出型、后纵韧带下突出型和硬膜内突出型。

突出型是指局部纤维环虽完整但变薄,髓核连同变薄的纤维环局部凸起,此型是最常见的;椎体后缘突出型指髓核突出或游离于椎体后缘和后纵韧带前方,向上位椎体后方或下位椎体后方挤压;后纵韧带下突出型指游离的髓核块刺破后纵韧带,部分挤入椎管内,直接挤压神经根或硬膜囊,术中取出游离髓核块后,可见后纵韧带局限性裂口和硬膜,但硬膜完整。游离髓核块突破后纵韧带,硬膜挤入硬膜下腔非常少见,称为颈椎间盘硬膜内突出。迄今国内外文献报道不足 50 例。其发生机制尚不清楚,可能突出的椎间盘组织长期牵拉顶压后纵韧带,使之变薄,变脆,水肿,当颈部突然活动椎间盘压力骤然升高,脱水坚韧的游离髓核块(一般附有剥脱的软骨板)锐缘刺破薄弱的后纵韧带和与之粘连水肿脆弱的硬膜疝入硬膜下腔,常可导致急性四肢瘫,也有文献报道从侧方进入硬膜囊,导致亚急性神经损害者。

6.临床表现

根据临床表现可分为下列多种类型,由于这种分型易于掌握和指导临床治疗而广为采纳。

(1)神经根型:此型发病率最高,文献报道其发病率约为颈椎间盘突出症的90%。临床症状:颈痛,甚至急性斜颈,反复长时间“落枕”是本型的早期症状。上肢和手麻木疼痛,颈部酸软无力胀痛。或颈痛剧烈不敢转头,伴有肩胛区内上角针刺样、放电样、抽搐样疼痛,30%上的患者因枕大神经受刺激同时存在枕后耳后疼痛。颈部侧屈过伸、咳嗽、打喷嚏,甚至大声说话时均能诱发颈肩臂的疼痛加剧。严重者手内在肌萎缩,动作笨拙,精细动作困难。体征可见一侧颈肌痉挛,颈部活动受限。患肢浅感觉、肌力和腱反射异常,或存在手内在肌(主要为骨间肌、大小鱼际肌等)萎缩,突出的节段不同,所累及的颈神经根各异,临床表现也不同(表5-1)。

表5-1 颈椎间盘突出症神经根型的症状和体征

突出间隙	受损神经根	疼痛部位	感觉异常	肌力减退	腱反射减弱
$C_{4\sim5}$	C_5	颈肩胛内上缘肩部和上臂外侧	上臂外侧三角肌	肱三角肌和(或)二头肌	肱二头肌
$C_{5\sim6}$	C_6	颈、肩、肩胛内缘,上臂外侧,前臂桡侧,偶尔前胸	前臂桡侧拇指	肱二头肌	肱二头肌桡骨膜
$C_{6\sim7}$	C_7	与上相似,前臂背侧	前臂外侧中、示指	肱三头肌桡侧伸腕肌	肱二头肌桡骨膜
$C_8\sim T_1$	C_8	累及前臂尺侧	小指及四指尺测	手内在肌及尺侧伸腕肌	无

臂丛神经牵拉试验阳性(或称 Eaton 征)。方法:检查者一手搬压患侧头部,一手握患肢手使其背伸,随着将患侧上肢外展90°,两手同时向相反方向推拉加压,有上肢放射痛或麻木感者为阳性。

椎间孔加压试验阳性(或称 Spurling 征)。方法:患者坐位,颈部稍后伸向患侧倾斜,检查者站在患者背后,双手合掌于患者头顶缓缓向下加压,出现颈痛和患肢放射痛或肩胛区背部放射痛者为阳性。

椎间孔分离试验阳性。方法:患者端坐,检查者以弯曲的前臂于患者下颌处向上牵引,上肢麻木疼痛消失或缓解者为阳性。

(2)脊髓型:该型以四肢不全瘫,或下肢无力、发紧,行走困难为主要临床体征,占颈椎间盘突出症的5%~9%。某医院临床统计资料显示,本型多累及中年,40~60岁者占该型的80%以上,30~40岁者占11%,60岁以上者占7%~

8%,男女之比约为 2∶1。大多数患者(约 90%),隐匿缓慢发病,无颈痛史和颈部活动受限。先双脚麻木继之膝关节发软、无力,走路似“无根”,踏棉花感。麻木自足小腿向上蔓延,双腿发紧,平卧时两腿“抽筋”,步态蹒跚,双手麻木,持物不能,甚至手屈伸均受限,笨拙。少数人(5%～7%)先颈肩酸痛、双手麻木,握拳乏力,渐累及双下肢,行走困难。个别患者无明显外伤史,短期内骤然出现四肢麻痹,呈急性或亚急性发病。颈部按摩或突然转头时诱发四肢全瘫者,偶有发生。该型患者均表现为上运动神经元损害表现,即四肢肌张力增高,屈膝呈折刀样感,髌阵挛和踝阵挛阳性,腱反射亢进,可引出病理反射(Hoffmann 征、Babinski 征等阳性),平胸骨角水平以下躯干及下肢浅感觉迟钝。相当一部分患者在脊髓长索损害的同时,颈神经根也不同程度的受损害和压迫。临床出现上运动神经元损害的体征外,还会出现早期根性神经疼痛症状,晚期手内在肌和上肢萎缩,手指伸屈功能不全,精细动作困难,表现为上下运动神经元损害并存。少数患者颈部过屈或过伸时出现沿颈背部向躯干或上肢的触电样剧痛称为 Lhermitte 征,提示脊髓已有变性。

颈椎间盘突出症所引发的脊髓损害可大致分为以下几种。①脊髓横贯性损害:约占 70%,一般而言脊髓对缓慢进展的中央型突出物机械性压迫有惊人的耐受能力,临床仅表现为程度不一的上运动神经元损害体征,即不完全性痉挛瘫,四肢肌力一般均在 4 级以上,也很少出现括约肌功能障碍。但此种患者遭受头颈部外伤,即使很轻微,也会因颈髓突然受到后纵韧带下突出的游离髓核、硬膜内突出的髓核块钳夹挤压,发生急性颈髓损伤,突发四肢全瘫。②脊髓半横贯损害:约占 29%,患者通常一侧上下肢肌力减弱,而对侧躯干浅感觉明显迟钝。少数浅感觉障碍和肌力下降同存在一侧,对侧浅感觉和上运动神经元损害体征并不明显,呈不典型的 Brown-Sequard 综合征。③脊髓前角损害:约占 1%,仅表现为四肢痉挛瘫,肌无力(3 级以下),但无明显的躯干四肢浅感觉异常。这可能与突出物直接侵压脊髓前动脉与大根动脉(Adamkiewiec 动脉)吻合交界区造成血管痉挛栓塞所致,脊髓前动脉供血的脊髓前角区发生缺血变性。长期的挤压,多节段巨大的椎间盘突出、颈椎不稳、硬性椎间盘突出伴黄韧带肥厚等会使脊髓发生缺血,变性和萎缩,病情呈渐进性恶化。若病情急骤加重常常提示脊髓髓内水肿、囊性变,MRI 表现为受压变细节段呈 T_2 高信号,Wada 等研究结果认为这种 MRI T_2 高信号影像可能主要表明灰质区的囊腔样变或坏死,其存在与脊髓病严重程度和术后疗效并不相关。多节段线状高信号的患者常常出现上肢肌肉萎缩,故一些学者认为 MRI T_2 高信号存在意味着脊髓内病变是不可逆的,如神经胶质增生或囊腔样变。而另一些研究者则认为是一种可逆性变化,如水肿等。

(3)颈源性眩晕型:多节段椎间盘突出或外侧突出型患者常会出现眩晕、头痛、四肢无力、猝倒等一系列椎-基底动脉供血不全症状。过去过分强调这种颈源性眩晕是由钩突关节增生肥大直接压迫椎动脉所致。近年来研究结果表明椎间盘退变、颈椎失稳和椎间盘突出,激惹椎旁交感神经丛导致椎动脉痉挛是更常见的病因。间歇性发作,牵引可以缓解症状,临床表现也支持和符合颈椎间盘突出的流行病学特点。

(三)影像学检查

1.X 线检查

应摄取颈椎正侧、双斜位 X 线平片,以判定颈椎序列、曲度是否异常,各椎间隙高度的变化,椎体缘骨赘形成与否、钩突关节及小关节突关节增生程度等。发现异常改变部位和临床体征相符者,应加做颈椎 CT 和 MRI。X 线平片虽无确诊价值,但可排除颈椎肿瘤、结核等疾病,有一定的鉴别诊断意义。颈椎动力性拍片,即颈椎过屈、中立、过伸位侧位片,用以判定有无颈椎不稳。

2.CT 扫描

根据临床表现及 X 线平片提示的线索,可选择颈椎数个节段进行颈椎 CT 扫描,CT 扫描可清楚地显示椎间盘突出的类型、骨赘形成与否,是否合并后纵韧带骨化和黄韧带钙化或骨化,小关节突的增生肥大程度。根据要求可分别使用软组织窗和骨窗成像来观察椎间盘和骨性结构的异常表现。CT 扫描对脊髓损害程度不如 MRI 清楚,常需做 CTM。CT 矢状位不能显示椎间盘突出的形态,易因扫描节段不充分而遗漏,但过长的节段不必要的扫描存在放射性损伤的弊病,所以观察矢状位脊髓损害程度常常使用 MRI。目前已有椎动脉三维 CT 血管成像的报道,扩展了 CT 临床应用价值。

3.MRI 检查

MRI 可从矢状位、额状位及轴位,三维立体的对椎间盘突出的节段、程度、形态及脊髓受压损害的病理改变进行影像学检测观察,尤其从矢状位揭示椎间盘向椎体后缘上、下、游离突出状态,疝入后纵韧带及硬膜内突出的现象,脊髓髓内出血、水肿、囊变病灶及脊髓萎缩变细等病理形态,MRI 是一种无创性无放射性损伤的有诊断及鉴别诊断意义的直观而清楚的一项检查。

4.磁共振血管成像(MRA)

MRA 是一种利用流动效应和相位效应两个基本成家原理的时间飞跃法(TOF)和相位对比法(PC)进行颈部血管成像的一种磁共振新技术。为了更好地获得信噪比，椎动脉 MRA 多采用颈前表面线圈，并在扫描层面或层块上方设置一预饱和带，以射频脉冲抑制颈部静脉信号。同时应用最大信号强度投影(MIP)和多层块部分重叠技术，使椎动脉形态清晰显影，避免了血管重叠、中断等弊病。目前已成为诊断椎动脉畸形，病理性狭窄迂曲扭变的主要方法，同 CT 血管造影(CTA)、数字减影血管造影(DSA)相比，MRA 不需应用任何含碘对比剂，无放射线损害，无介入性损伤。

5.脊髓造影

脊髓造影是一种利用顺向(小脑延髓池)或逆向(自腰椎穿刺)在蛛网膜下腔注入 X 线不透性碘剂形成间接影像来判断脊髓受压节段部位、程度，并能区分脊髓受压是否因椎管内肿瘤所致。但对比剂可引起一些副损害、严重不良反应，目前已有被 MRI 所取替的趋势。

6.肌电图检查

通过肌电图波形、传导速度的异常程度来解释临床表现的辅助性检查。在鉴别运动神经元性疾病与脊髓性颈椎间盘突出症方面有一定的应用价值。

三、诊断与鉴别诊断

典型的颈椎间盘突出症的各型临床表现和颈椎影像学表现相符，诊断即可确立。但需与下列疾病相鉴别。

(一)肩关节周围炎

肩关节周围炎为肩关节周围软组织长期劳损粘连所致，主要表现为肩关节疼痛，主动及被动受限，但上肢运动、浅感觉及腱反射正常。值得提出的是约1/3神经根型颈椎间盘突出症患者，因肩关节失神经营养而合并肩关节周围炎。此种患者除肩关节周围炎表现外，尚有颈痛，上肢神经学检查有异常表现。

(二)胸廓出口综合征

胸廓出口综合征多因前斜角肌肥大、纤维化或颈肋卡压臂丛神经和(或)锁骨下动脉所致，偶尔也可由第 7 颈椎横突过长引起。主要临床表现为尼神经和(或)正中神经支配区疼痛、麻木、无力，甚至出现肌肉萎缩、浅感觉异常，皮肤发凉苍白等。患肢血压降低，桡动脉搏动减弱，尤其令患者深吸气后屏气，头转向患侧，上肢高举时桡动脉消失(Adson 试验阳性)。此可与颈椎间盘突出症相鉴别，并可经影像学证实。

(三)腕管综合征

腕管综合征主要临床表现为手指和腕部麻木、无力，严重者累及前臂，腕部

Tinel 征阳性。大鱼肌可能萎缩,但无颈痛和上肢反射异常。

(四)肺癌

肺尖部非典型肺癌可侵袭臂丛,出现肩部和上肢疼痛麻木,疼痛较剧烈。若胸片显示肺癌征象和出现 Horner 征,鉴别诊断并不困难,颈椎 MRI 可以区分两类疾病。

(五)椎管内肿瘤

早期可存在神经根刺激症状,后期出现因肿瘤体椎管内占位导致脊髓损害的临床表现。仅凭物理检查难以区分,颈椎 MRI 可资鉴别。

(六)颈椎后纵韧带骨化(OPLL)

神经根受累,脊髓受损表现同颈椎间盘突出症难以区别。颈椎 CT 具有诊断及鉴别诊断的价值。OPLL 患者颈椎 MRI 常常显示多椎间盘退变或突出,但脊髓受压变形的前缘和突出退变椎间盘尾端并不直接相触,之间有一不规则低信号或无信号区,应严格地加以识别和区分。

(七)颈椎管狭窄症

其临床症状与体征酷似颈椎间盘突出症,但其多椎间盘退变膨出、后纵韧带及黄韧带肥厚钙化、关节突肥大,脊髓多节段前后受压等。椎管矢状径<10 mm,为其影像学诊断及鉴别诊断的特征。

(八)癌性非转移性脊髓病

癌性脊髓病分为转移性和非转移脊髓病。前者是癌肿直接浸润转移至脊髓;后者病灶处无肿瘤细胞,其脊髓灰白质、后索、侧索均可受累,呈炎症、变性及脱髓鞘改变。可分为侧索变性型、亚急性坏死型及肌萎缩侧索硬化型脊髓病。年龄大,原因不明的脊髓病者,应高度怀疑。脊髓 MRI 有助于区分颈椎间盘突出所致的脊髓病抑或是非转移性癌性脊髓病。

(九)肌萎缩性脊髓侧索硬化症

此病是脊髓前角细胞、脑干运动核和皮质脊髓束受损害的一种原因不明性疾病。因其多发生于颈膨大处,不典型者易与颈椎间盘突出导致的脊髓病相混淆,影像学有时也难以区分。前者仅表现为上运动神经元损害表现,但缺乏躯干部浅感觉障碍,有明显上肢肌萎缩伴肌束震颤,侵犯延髓者吞咽困难,电生理异常。

(十)糖尿病性脊髓病

约 70%的糖尿病患者有全身小血管及微血管病变,管腔狭窄甚至完全闭塞，若累及脊髓营养血管会导致局限性营养障碍性脊髓病。血糖异常者若出现上运动神经元损害症状，应考虑此病的存在。MRI 常有椎间盘退变的影像学改变，故应严格区分两类预后不同的疾病。

(十一)颈脊髓血管畸形

一种先天性疾病，起病于胚胎期，中年以后发病，80%为动静脉瘘，其次为毛细血管瘤，常与其他部位畸形并存。颈段脊髓血管畸形占脊髓血管畸形的15%～20%，加之胸段达30%～40%，以髓内病变为主。早期根性疼痛，并逐渐出现四肢无力，上下运动神经元损害的症状与体征，同时存在，表现为程度不一的瘫痪症状。发病极似颈椎间盘突出症，脊髓造影、选择性脊髓血管造影、MRI有助于诊断和鉴别诊断。

四、治疗

(一)非手术治疗

对单纯外侧性颈椎间盘突出导致的神经根性疼痛和颈源性眩晕型颈椎间盘突出、失稳者应先采取非手术治疗。

非手术治疗的方法有适当休息、卧床、枕头疗法、颈部理疗牵引，应用脱水药、止痛药和神经营养药等，颈源性眩晕者可加用血管扩张剂、中药制剂等。理疗牵引对于根性疼痛的颈椎间盘突出症有良好的疗效，绝大部分患者可经过非手术治疗症状好转或治愈。复发可能性存在，但缺乏复发率的确切统计数字。

(二)手术治疗

手术治疗的适应证：①神经根性疼痛严重、经牵引理疗等非手术治疗无效者。②剧烈的根性疼痛，上肢或手内在肌萎缩者，或CT和MRI证实为游离髓核疝入后纵韧带或硬膜下腔者。③颈源性眩晕、非手术治疗无效者。④脊髓受压，出现明显的上神经元损害体征者。手术方法有微创和开放性手术两种。开放性手术有经颈前路、经颈后路和经颈侧路三种。

1.经颈前路间盘切除植骨固定术

无论是否伴有骨赘形成的颈椎间盘突出症，经颈前路彻底切除突出的椎间盘组织和骨赘(包括完全摘除后纵韧带下或硬膜内突出的游离髓核)，并同期植骨融合，重建颈椎稳定性。当机械性压迫来自脊髓前方时，行前路减压是合理和有效的。为达到彻底减压的目的，必须切除一切突出物包括增生的椎体边缘骨赘，充分显露出该节段后纵韧带。长期椎间盘突出、失稳和骨质增生物侵压，后纵韧带可发生肥厚和局限性钙化，甚至骨化，前路手术可一并切除，显露硬膜，使减压更充分更彻底。对多间隙椎间盘突出患者，过去因植骨块过长，易塌陷移位或假关节形成，令许多医师却步，而行后路减压术。尤其是多节段椎间盘突出伴颈椎不稳者后路手术不仅进一步加重了颈椎不稳定，而且仅仅让脊髓后移，疗效也不确切。

文献提示，多椎间盘突出后路减压，术后优良率不足60%，并随时间推移，优良率逐渐下降。目前国内外一些学者采用钛网钛板复合内植物固定的方法获得了满意疗效。优点：①立即获得颈椎节段稳定效应，便于术后患者的护理与康复。②植骨愈合率极高，颈椎术后矫正的生理曲度和高度维持不变，从而消除了多节段椎间盘突出前路植骨的种种并发症。③仅一个切口，用取自颈椎的骨松质加压填塞钛网内，避免了取自体髂骨带来的另外创伤和诸多并发症。④大大缩短了手术时间和患者术后卧床制动牵引时间和住院天数。钛网钛板价格昂贵，有无金属遮挡效应，有待观察研究。对合并老年骨质疏松症的患者而言，有无金属切割椎体现象尚需长期的随访观察。单一间隙和大部分两个间隙植骨融合率高，此类患者仍应取自体髂骨移植。

前路单节段或双节段颈椎间盘切除术是否必须植骨融合仍有争论，有人作了前瞻性研究和疗效评定，认为研究结果支持不需植骨融合，椎间盘切除后可自发融合，颈椎稳定性不受影响。一些学者报道不植骨病例比植骨病例疗效好，术后自发性融合率达28%～75%。但许多学者的长期随访结果表明，不植骨融合者比植骨融合者疗效差，术后椎间高度丢失，后凸成角畸形发病率较高，且术后颈痛较常见，甚至神经功能恶化，故强调必须植骨融合。

理论上植骨融合节段上下间隙可因应力转移导致进行性退变加速，但发病率仍不清楚，目前尚无长期随访的可靠资料报道。一些术后长期随访结果的报道指出，多节段椎间盘切除植骨融合术后，其上下间隙发生异常活动，并有些病例融合椎上一椎体向后滑移，故力劝不要过长节段融合。但切除已经突出的椎间盘，行脊髓彻底减压并植骨融合重建颈椎稳定是治疗的需要。

缓慢突出的颈椎间盘患者，常伴有椎体不同程度的失稳，小关节突关节和钩突关节(Luschka关节)和椎体边缘反复累积性损伤，引起骨赘形成或肥大增生。严重失稳者会导致颈椎退行性前后滑移，黄韧带肥厚钙化并向椎管内凸起，后纵韧带反复被剥起，增生肥厚局限性钙化甚至骨化也较常见。有学者采用前路椎间盘后纵韧带一期切除，直接显露硬膜，并牢固的固定(钛板或植骨)，获得近期与远期均满意的疗效，不用再后路减压。前路减压植骨融合后，脊髓前移和节段性融合，肥厚钙化的黄韧带不会在活动中突入椎管，且逐渐会缩小变薄。因此一次性前路手术时可以解除脊髓压迫症状。在过去 100 余例此类手术中,并未发现肥厚钙化甚至骨化的后纵韧带与硬膜粘连,也并未发生神经系统损伤并发症,术后患者四肢立即轻松,长期随访结果也令人满意。

随着钛板设计工艺的提高,单皮质螺钉已取代了双皮质螺钉,神经损伤的危险性、断钉及松动等并发症已大大降低。生物力学试验结果表明,同时行前路钛板固定,可防止植骨块的松动、移位和脱落,有效地限制椎间隙高度的丢失,提高了融合率。尤其在长节段的植骨融合和外伤性颈椎间盘突出症手术患者、合并颈椎不稳的颈椎间盘突出者中附加钛板固定可明显提高颈椎的生物力学强度和稳定性。术后不需强迫患者用外固定支具或牵引来防止颈椎异常活动。慎重挑选优质合适的钛板,精细的手术操作可以避免一些潜在的并发症发生。

2.后路椎间盘切除术

单一节段的后侧方"软性"椎间盘突出导致顽固性颈肩背痛者,伴有神经根管骨性狭窄者,继往已行前路手术但根性症状依然存在者,以及气管切开插管,前路手术无法进行者,均可考虑后路椎间盘切除术。但多节段或中央性突出者不宜选用后路。椎间盘突出伴骨赘形成者后路手术疗效也不显著。过分显露神经根、广泛的小关节切除,过多的椎板减压,势必造成医源性颈椎不稳,并继发后凸畸形,长期随访结果证实,减压上方的节段常出现新的卡压并引起神经功能的恶化。同时操作不当可损伤椎动脉、神经根。术后硬膜外血肿在颈椎后路手术中并不罕见,术后已恢复良好的神经功能再度恶化,需急诊剖开切口,冲洗血肿,寻找并处理活跃的出血点或小血管,神经功能会完全恢复至第一次术后水平。拖延等待期待血肿自然吸收会导致神经功能部分或全部的丧失。后路手术创伤面瘢痕化,与硬膜粘连也是一个令人头痛和棘手的难题。且术后减压节段上下端再出现退变和狭窄,压迫脊髓并不比前路少见。曾有报道术后颈枕压迫致瘫痪加重,再次手术已无改善。

3.侧前方椎动脉减压术

因椎间盘巨大外侧方突出(可伴有或不伴有骨赘),颈椎失稳导致的椎动脉受压牵扯,导致颈源性眩晕者,前路减压固定是一种常常奏效的办法。少数患者因钩突关节增生肥大,直接压迫椎动脉或横突孔狭小时,有人主张行侧前方椎动脉减压术,包括横突孔开大、钩突关节部分切除。侧前方手术显露有多种术式,典型的入路有两种。

(1)按欲显露的椎动脉水平行颈部横切口,沿胸锁乳突肌外缘和颈阔肌内缘间进行剥离,再分离胸锁乳突肌内侧缘,使其完全游离,在副神经穿过该肌的上方(相当于乳突肌起点 3～4 cm 处)横断,并向上翻转,可见到臂丛神经和副神经自前斜角肌中斜角肌间隙,即颈外侧区进入斜方肌深面,分离疏松结缔组织,即可显露椎动脉、横突和钩突关节。

(2)亦可按胸锁乳突肌内侧缘纵行切开颈阔肌,结扎切断二腹肌后,分开气管、食管和颈动脉鞘之间的间隙,将气管等拉向左侧,颈动脉鞘拉向右侧,显露颈长肌,至骨膜下剥离颈长肌或将其结扎切断,向上、下牵拉,既可充分显露椎动脉及横突和钩突关节、椎间盘侧方。根据需要可用咬骨钳切除横突孔前方及部分前结节。亦可用气动钻开大横突孔壁。如若切除部分肥大增生的钩突关节,可选用骨刀切除或气动钻磨削。无论使用何种方法,都要保护好椎动脉及其毗邻的神经。

4.并发症

(1)椎动脉损伤:将是一场灾难,出血凶险不易控制,应选用无损伤线修补,以防术后附壁血栓形成和脱落。椎动脉单侧结扎会产生怎样的后果,尚难预料。有学者曾遇到 1 例椎动脉刀伤病例,出血凶险,后经介入栓塞,患者却无任何神经症状。椎动脉构成脑基底动脉环供应大脑后部及延髓的血液,同时椎动脉变异较大,两侧粗细常常不一致,若为粗大主要供血血管损伤就会产生颈髓及延髓症状,中枢性视力障碍。

(2)交感神经损伤:椎动脉下段有交感神经丛包绕,颈长肌表面也分布走行交感神经干,任何粗暴的操作或牵拉、钳夹、切断、术后都会产生 Horner 综合征。

由于颈源性眩晕的发病机制尚不清楚,颈源性眩晕患者颈椎双斜位 X 线片钩突关节增生肥大并不多见。多数患者是因为多发或巨大颈椎间盘突出,颈椎节段性失稳,前路减压牢固固定使这些患者术后眩晕甚至耳鸣、耳聋得以好转。经皮激光椎间盘减压术也获得了良好的疗效,说明因钩突关节增生挤压椎动脉狭窄或横突孔狭小使椎动脉供血不全的患者非常少见。

第二节　胸椎间盘突出症

胸椎间盘突出症临床上较少见,由于它症状复杂,临床表现多样,因而诊断比较困难,往往会延误诊断。近年来随着诊断方法的改进,如 CT、MRI 的应用,使得胸椎间盘突出症能够获得早期诊断,另外还发现了一些临床无症状的胸椎间盘突出患者。目前对胸椎间盘突出症的自然病史仍不十分了解,临床上对于造成脊髓压迫的胸椎间盘突出症患者首选外科手术,近年来随着手术方法和技巧的改进,手术治疗胸椎间盘突出症的疗效也不断得到提高。

一、病因与病理机制

(一)病因

大多数学者都认为退行性变是胸椎间盘突出症的主要原因,因为胸椎间盘突出往往是发生在退变较大的胸腰段。Videman 等发现在 $T_{11\sim12}$ 节段上往往可以看到中度及重度的骨质增生,在 $T_{8\sim12}$ 的上位终板常见有不规则的改变出现,胸腰段终板的改变往往是在中央,而不像腰椎终板的改变常在周边。创伤在胸椎间盘突出症发生中的作用仍存在争议。胸椎间盘突出症患者中有 14%～63%存在外伤史。在 10 个随机的研究中,平均为 34%,在一些患者中外伤因素是确定的,而另外一些患者中外伤可能只是加重或者诱发因素。外伤的程度可从小的扭伤到重的摔伤及严重的车祸。还有一些学者认为休门病可以加重椎间盘的退变,促使胸椎间盘突出症的发生。

(二)病理机制

胸椎间盘突出症产生神经损害的病理机制是继发于直接的机械性压迫和脊髓缺血性损害。Logue 的报道支持直接的压迫可促使神经损伤,他报道了一例 14 个月后死亡的进展性截瘫患者,尸检可见脊髓发生明显的扭曲,但脊髓前动脉和静脉却搏动良好。另外齿状韧带限制脊髓的后移也可使神经结构容易受到损害。1911 年,Middleton 和 Teacher 报道了一例患者,他在提重物的时候突然发生严重的背痛,20 小时后突然出现从胸到脚的剧痛,然后发生瘫痪,16 天后死于尿毒症,尸检发现突出的胸椎间盘压迫脊髓,病检发现该部位压迫后出现变性,一根血管栓塞并有出血。胸椎间盘的突出可以引起脊髓前动脉栓塞的现象也支持血管损伤的机制。血管缺血损害可以解释那些出现短暂性麻痹的患者以及那些神经受累平面明显高于突出椎间盘突出水平的患者,这些患者有时可以看到突出物很小,但产生明显的神经功能损害,这个机制还可以解释那些完全减压后神经功能仍然没有恢复的患者,以及那些慢性胸椎间盘钙化却突然出现瘫痪的患者。Doppman 等对急性硬膜外包块行椎板切除术的患者进行血管造影,发现如果在减压后脊髓血管通畅了,尽管脊髓仍存在扭曲,但神经功能可恢复正常,如果动静脉仍阻塞,则动物仍然表现为截瘫。胸椎管径小,管腔基本被脊髓占满,该段脊髓的血供不太丰富等特点使胸髓容易受到损伤,在 $T_{4\sim9}$ 段特别容易受到损害。另外,胸椎间盘突出常见于中央,经常钙化,可与硬膜粘连或突入硬膜并导致脊髓损害。

二、临床表现和诊断

(一)临床表现

胸椎间盘突出症患者的临床表现多样,没有确定的综合征,症状和体征依赖于突出物在矢状位和横切位的位置,以及另外一些因素如病变大小、压迫持续时间、血管损害程度、骨性椎管大小、脊髓健康状况等,患者症状的特点为动态性和进展性。

患者的胸背痛可以在中央、单侧或双侧,决定于突出的部位,还有一些患者可能没有胸痛表现,咳嗽和打喷嚏可以加重疼痛。如果突出在 T_1 平面,则有可能累及颈部和上肢,类似于颈椎间盘病变,可以引起上肢麻木、内源性肌无力及 Horner 综合征等。当突出位于中胸椎时,疼痛可以放射到胸部和腹部,类似于胸心及腹部疾病,使症状变得更加模糊。Epstein 报道的 4 例患者中,一例进行了不必要的开胸心包囊肿切除术,另一例进行了子宫和输卵管卵巢切除术,第三例患者几乎误诊为子宫内膜异位症而拟进行剖腹探查术。下胸部椎间盘突出可以放射到腹股沟,容易与尿管结石及肾疾病相混淆,突出椎间盘可导致马尾及远端脊髓压迫引起下肢疼痛,症状可类似于腰椎间盘突出症。

胸椎间盘突出症的患者也可出现明显的感觉功能障碍而运动障碍表现不明显,如果患者有感觉、运动、括约肌及步态异常时,应该进行仔细的神经系统检查,以排除胸椎间盘突出症。3/4 的胸椎间盘突出症患者发生在 $T_8 \sim L_1$,最常见于 $T_{11\sim12}$(26%~50%)。上胸椎发生椎间盘突出的可能性较小。突出多发生于胸腰段的原因是由于该节段的活动度较大,$T_{11\sim12}$ 发生率高于 $T_{12} \sim L_1$ 可能是由于小关节的方向不一样,Malmivaara 认为在抗旋转力方面,矢状位的关节面高于冠状位关节面,故 $T_{11\sim12}$ 暴露于更大的应力下,发生变性的可能性更高。

胸椎间盘突出根据突出的位置分为中央型、旁中央型和侧方型。根据症状可分为症状性胸椎间盘突出和无症状性胸椎间盘突出。大约 70%患者为中央型或者旁中央型,Awwad 在比较症状性和无症状胸椎间盘突出症患者时发现,在无症状性突出患者中 90%为中央或旁中央,而在症状性突出的患者中 80%为中央或者旁中央型,但是影像学上却没有明确的特征可以区分症状性和无症状性的胸椎间盘突出。

(二)影像学检查

1.脊柱X线平片

只有在椎间盘出现钙化时X线平片上才有较大的价值,而钙化的椎间盘并不一定就是突出的椎间盘,但是却提示椎间盘突出的诊断。Baker等认为椎间盘钙化有两种模式,一种是椎间隙后方的广泛钙化;另一种是突入到椎管内。这种情况由于钙化病灶很小而容易忽视,通过对成人腰椎间盘的研究证实:沉积物可能是焦磷酸盐或羟基磷灰石钙。对存在后凸畸形合并有椎体楔变或终板不规则改变的腰痛或神经功能障碍患者应该仔细检查以排除椎间盘突出的可能性,还有一些表现如椎间隙狭窄、增生等改变都是非特异性的改变,对诊断有一定的帮助。

2.脊髓造影

因胸椎后凸畸形和纵隔结构的重影,胸椎脊髓造影十分困难。脊髓造影是把水溶性的对比剂注入椎管中,拔除针之后通过体位调整对比剂的流动,然后进行前后位和侧位片的拍片,突出椎间盘表现为在突出节段的充盈缺损,中央突出产生卵圆形或圆形的充盈缺损,大的突出可以表现为完全性的阻塞,侧方型的突出表现为三角形或半圆形的充盈缺损,脊髓被推向对侧。脊髓造影时脑脊液的测量无特异性的诊断作用,蛋白含量的增加通常少于50%。

3.CT检查

CT检查是胸椎间盘突出症诊断的一个极有价值的方法,与标准的脊髓造影相比,CT不仅提高了敏感性和精确性,而且能够探测椎间盘的硬膜囊内浸润。CT对椎间盘钙化的诊断也有帮助,在脊髓造影之后再进行CT检查则更为灵敏。CT诊断椎间盘突出的标准是椎体后方的局灶突出并伴有脊髓受压或移位。

4.MRI检查

MRI的出现给胸椎间盘突出症的诊断和治疗带来了革命性进步,一些有条件的医院对于需要手术的患者术前均进行MRI检查,但也有一些医院还是采用CT检查或脊髓造影。MRI检查无创、快速、无放射线、对患者无损害,其敏感性和特异性都很高,而且可以得到矢状位的胸椎图像,是目前诊断胸椎间盘突出症最好的方法。MRI是一种技术性很强的检查,其图像的表现和质量与操作者的专业知识以及所采用的扫描序列有很大的关系。但MRI也有其本身的缺点,比如脑脊液的流空现象、钙化椎间盘信号丢失、心脏搏动伪影等。另外,对比剂增强检查对于鉴别椎间盘突出和小的脑膜瘤很有价值,突出物质往往不增强,而脊髓脑膜瘤则出现增强现象。尽管MRI能够获得良好的矢状位和横切位的图像,但胸椎间盘突出症患者的 MRI 图像还是应该紧密结合临床表现进行分析,有研究报道椎间盘严重突出引起脊髓变形的现象可以在无症状患者中见到。

(三)鉴别诊断

在脊髓造影发明之前,只有少数的胸椎间盘患者得到了正确诊断,即使在脊髓造影出现之后,术前的确诊率也只有 56%。随着影像学技术的进步,现在几乎所有的患者在术前均可获得确诊。胸背痛的鉴别诊断包括脊柱肿瘤、感染、强直性脊柱炎、骨折、肋间神经痛、带状疱疹、颈椎或腰椎间盘突出等疾病,另外还要注意排除胸腹脏器及神经官能症的可能。如果患者出现了脊髓损害的表现,则还需要与中枢神经系统的脱髓鞘和变性类疾病如多发硬化和肌萎缩侧索硬化症、椎管内肿瘤、脑肿瘤、脑血管意外等进行鉴别。在休门病合并胸椎间盘突出症的患者需和硬膜外囊肿及成角畸形引起脊髓压迫的患者进行鉴别。

三、治疗

胸椎间盘突出症的手术指征:①进行性的脊髓病变。②下肢无力或麻痹。③根性痛经非手术治疗无效。

肋横突切除入路摘除突出椎间盘是治疗胸椎间盘突出症的有效方法。患者俯卧位,采用旁中央切口,将椎旁肌向内侧牵开或横行切断,然后将突出椎间盘侧的肋骨靠近脊柱部分切除,胸膜向前侧方推开,切除横突及肋骨颈和头,肋间神经向内找到椎间孔,咬除部分椎弓根暴露硬膜囊,再于椎体和椎间盘后部开一个洞,轻轻地将椎间盘片段取出而不损伤脊髓。

经胸入路脊髓减压是另外一种治疗胸椎间盘突出症的方法,它的优点是能更为直接地看到病变,便于切除中央型及硬膜囊内突出的椎间盘,它的缺点是开胸手术可以引起很多潜在的并发症。虽然常规开胸手术的并发症较多,但通过这个入路摘除突出胸椎间盘的相关并发症却报道很少,有报道认为其并发症发生率与肋横突切除入路相当。在文献报道的 53 例经胸入路摘除突出椎间盘患者中 52 例获得改善,1 例无变化。在 Bohlman 等报道的经胸或肋横突切除入路治疗的胸椎间盘突出症患者中,两例效果不佳患者都是采用肋横突切除入路的,因而他们认为经胸手术暴露更为清楚,手术效果更佳,是首选的手术方式。一些学者建议在术前行血管造影以确定大动脉及主要脊髓供血动脉的位置,如果这些动脉就在胸椎间盘突出的水平,则应避开动脉侧,而从对侧进入。另外在分离神经根孔时要十分小心,避免动脉损伤,通常在椎间孔部位的侧支循环很丰富,即使大动脉被结扎,脊髓同样可以获得足够的血供,在一些术中结扎了主动脉和神经根孔之间的动脉的患者中也没有观察到有缺血症状。手术时患者取侧俯卧位，侧方的椎间盘突出最好从突出的同侧进入，中央型的突出可以从任何一侧进入，上胸椎或中胸椎部位可以从右侧进入，这样容易避开大血管和动脉，大动脉统计学上有80%在左侧，如果突出在下胸椎，则可采用左侧切口，因为主动脉比下腔静脉更容易推动，另外左侧也可以避开肝脏。根据突出的平面，需要切除相应的肋骨，使之能容易到达手术部位。在胸椎的X线片上相应的椎间隙水平画一根水平线，被它平分的肋骨应该被切除，通常在中胸椎或下胸椎应该切除一到两根肋骨，在上胸椎因为肩胛骨的原因，往往需要切除第5或者第6肋骨，然后再向头侧暴露，椎体和椎间盘的切除范围根据患者的情况决定，可在椎间盘后部开小窗或完全切除椎间盘及邻近椎体。

一般认为经胸入路更为安全，因为它能够提供最大限度的显露，可完全切除突出的椎间盘而不会影响到椎间孔的血管。对每个患者减压都要特别小心，防止对脊髓造成损伤。如果合并休门病或者减压对脊柱的稳定性造成了影响，则需要行融合术。当只切除一小部分的骨质或者椎间盘时不需要融合，椎间盘被完全切除时则需要进行融合。除了提供稳定性之外，融合可能减少因为变性节段所产生的局部疼痛。胸椎间盘突出症复发的报道极少，从理论上来说，完全的椎间盘切除及融合术是防止复发的最好方法。在手术结束时，应该放置胸腔闭式引流，如果进行了融合，还需要对胸腰椎进行内固定或外固定。

除了椎板切除术外，上述所有的方法均为行之有效的方法。应该根据疾病的具体情况采用相应的手术方法。后外侧入路对于侧方的病变特别是并发椎管狭窄的处理是较理想的方法。经胸入路对于中央型的突出可以获得良好的显露，上胸椎的病变经胸入路手术困难，可以通过肋横突切除入路手术。

总的来说，症状性胸椎间盘突出症较少见，通常影响中年患者，由于本病症状复杂，没有明确的综合征，故诊断较为困难。随着诊断方法的改进，现在发现无症状的胸椎间盘突出增多，但是本病自然史目前还不清楚，症状性胸椎间盘突出患者病程为进行性的，开始时表现为疼痛，然后出现感觉、运动、步态及括约肌功能障碍，还有一些患者只表现为疼痛，另外有一些患者则表现为无痛的脊髓病变。大多数的胸椎间盘突出症发生在下胸椎，中央型的突出较侧方型的突出多见。在大多数的患者中，退行性变是病因，约1/3的患者有外伤史，还有人认为休门病也是病因之一。目前胸椎间盘突出症患者神经功能损害的机制被认为是直接的机械压迫或供血不足。本病鉴别诊断较困难，需要仔细检查加以区别，影像学检查在本病的诊断和治疗中十分重要，平片只有在钙化时才有一定的帮助，脊髓造影可以帮助定位和诊断，CT、CTM 和 MRI 是胸椎间盘突出症的标准诊断工具。后路椎板切除术已经不用于本病的治疗，因为会加重神经损伤并对以后前路手术的效果产生影响，肋横突切除、开胸或者后外侧入路都是可以选择的方法。具体手术入路的选择应该根据突出的部位及医师的经验来决定，对于减压破坏了脊柱稳定性及合并休门病的患者，融合是必需的，而且在所有的患者中都证明是有益的。另外胸腔镜可能是未来的发展方向。胸椎间盘突出症手术的预后较好，对出现脊髓压迫或者难治性根性痛患者应该进行手术治疗，虽然目前该病的手术疗效肯定，但是神经损伤的风险仍很高。

第三节　腰椎间盘突出症

腰椎间盘突出症又称腰椎间盘纤维环破裂症，是指腰椎间盘发生退行性变，或外力作用导致椎间盘内外应力失衡，使椎间盘之纤维环破裂，髓核突出于纤维环之外，压迫脊髓（圆锥）、马尾、血管或神经根而产生的腰腿痛综合征。

腰椎间盘突出症的主要临床症状是腰腿痛，即是腰痛并伴有单侧或双侧下肢放射性痛。腰椎间盘突出症好发于 20～40 岁青壮年人，男性多于女性。下腰椎椎间盘突出最多见，占腰椎间盘突出的 90％以上，其中又以 $L_{4\sim5}$ 椎间盘突出最为多见，约占全部腰椎间盘突出症的 60％。

一、病因、病理

腰椎间盘连接相邻两个腰椎椎体之间，椎间盘的外周有坚韧而富于弹性的纤维软骨构成的纤维环，中心部位为乳白色凝胶状、含水丰富而富于弹性的髓核组织，其上、下各有一层透明软骨构成的薄层软骨板。纤维环及软骨板的前部因为有前纵韧带的附着而增强，但纤维环的后部及后外侧较为薄弱，且与后纵韧带的附着也较为疏松。使其成为椎间盘结构上的薄弱环节。髓核组织在幼年是呈半液状的胶冻样，随着年龄的增长，髓核的含水量逐渐减少，而其内的纤维细胞、软骨细胞和无定形物质逐渐增加，髓核逐渐变成颗粒状脆弱易碎的退变组织。成人腰椎间盘无血管供应，其营养来源主要依靠椎体血管与组织液渗透，营养供给差，自身修复能力极低。此外，椎间盘形成椎体间的一个类似气垫结构的微动关节，具有吸收椎体间震荡力，缓解脊柱纵向震动及通过自身形变参与脊柱的旋转、前屈、后伸、侧屈等运动方式。因此，椎间盘压应力大，而且活动多，容易受伤及劳损退变。在腰椎间盘退变的基础上，由于腰椎压应力大，或腰椎在不良姿势下活动，或准备不充分的情况下搬重物，或猝倒臀部着地等，纤维环破裂，髓核在压应力下突出于纤维环之外，压迫神经根等而产生临床症状。因为发病前多有明显的椎间盘退变，很多患者也可能在打喷嚏、咳嗽等轻微外力作用下发病或无明显外力作用下发病。腰椎间盘突出症可分如下类型。

(1)腰椎间盘突出：根据突出之椎间盘髓核的位置方向可分为中央型、后外侧型、极外侧型。中央型椎间盘突出从后纵韧带处突出，可能穿破后纵韧带，位于硬膜囊的前方，主要压迫马尾神经，也可压迫单侧或双侧神经根；后外侧型突出之髓核位于后纵韧带外侧椎间孔附近，压迫单侧神经根或马尾神经及血管；极外侧型髓核从椎间孔或其外侧突出，压迫单侧神经根。

(2)根据突出之髓核与神经根的关节分为肩上型、肩前型、腋下型。此分型将神经根与硬膜囊的关系比作稍外展的上肢与躯干的关系，如突出的髓核位于神经根上方，则为肩上型，位于神经根前方则为肩前型，位于神经根内下方则为腋下型。

(3)根据椎间盘的破损程度病理情况由轻至重可分为纤维环呈环状膨出、纤维环局限性膨出、椎间盘突出型、椎间盘脱出型、游离型椎间盘五种类型。

二、临床表现

(一)症状

1.腰痛和放射性下肢痛

特点：持续性腰背部钝痛；疼痛与体位、活动有明显关系，平卧位减轻，站立加剧；疼痛与腹压有关；下肢痛沿神经根分布区放射，故又称根性放射痛。

2.肢体麻木

肢体麻木主要是脊神经根内的本体感觉和触觉纤维受刺激的原因，其范围取决于受累神经根。

3.跛行

跛行主要原因是在髓核突出情况下，出现继发性腰椎椎管狭窄症。

4.肢体发凉

由于椎管内交感神经纤维受刺激，引起血管收缩，尤以足趾明显。

5.肌肉麻痹

由于神经根严重受压致使所支配肌肉出现程度不同的麻痹。

6.马尾神经症状

马尾神经症状可见于中央型髓核突出者，表现为会阴部麻木、刺痛，排便及排尿障碍，阳痿及双下肢坐骨神经受累症状。严重者可出现大、小便失控及双下肢不全性瘫痪等症状。

(二)体征

1.腰部僵硬或畸形

腰部生理前凸减小或消失，甚至表现为反曲，腰前屈活动时诱发或加重腰腿痛症状。部分患者表现为腰椎向一侧侧弯。腰椎侧弯可以弯向患侧，也可弯向健侧，是身体的保护性姿势。一般而言，当突出之椎间盘位于受压神经根内下方时(腋下型)，腰椎向患侧弯曲；而突出的椎间盘位于受压神经外上方时(肩上型)，腰椎弯向健侧。同时，所有腰椎间盘突出症患者均可表现为腰部肌肉僵硬痉挛，以患侧为重。

2.腰椎活动范围受限

急性期患者因腰部肌肉痉挛紧张，而出现腰椎各方向活动受限，前屈受限尤为明显。慢性期主要表现为腰椎前屈和侧屈活动受限为主，如被动弯腰时腰腿痛加剧。

3.压痛、叩击痛与放射痛

在病变节段腰椎间棘突旁开 1～2 cm 处常有固定压痛，检查时可能因肌肉痉挛疼痛而多广泛压痛，但在病变节段间隙有一个固定不移且最明显的压痛点。叩击病变部位也会再现疼痛。同时，压痛及叩击痛可以向患肢后侧沿大腿向下达足跟或足底出现放射痛。

4.直腿抬高试验及加强试验阳性

正常人下肢直腿抬高可达 70°以上无明显下肢后侧疼痛。腰椎间盘突出症患者直腿抬高常低于 60°。加强试验是在直腿抬高出现下肢后侧放射痛后，稍放低下肢至刚好不出现下肢后侧疼痛，然后背伸患者踝关节，引出下肢后侧疼痛者为阳性。另外，有部分患者，在健肢直腿抬高时可引出患侧下肢后侧放射痛，提示巨大的中央型或腋下型椎间盘突出。

5.股神经牵拉试验阳性

患者俯卧位，出现腹股沟以下及大腿前侧疼痛者为阳性。椎间盘突出。屈膝使足跟靠近臀部，然后使髋关节后伸，此为股神经受压迫的征象，多见于 $L_{2\sim3}$ 椎间盘突出。

6.屈颈试验阳性

患者平卧位，双下肢伸直，使其颈部被动屈曲，下颌向胸骨靠拢，出现下肢后侧疼痛者为阳性。其机制为通过屈颈使硬膜囊向近侧滑动，在病变部位出现神经根紧张。

7.仰卧挺腹试验阳性

患者仰卧位，双手放于腹部或身体两侧，以头枕部和双足跟为着力点，将腹部及骨盆用力向上挺起，出现腰痛或患侧下肢放射痛为阳性。

8.腱反射异常

$L_{2\sim3}$椎间盘突出常出现患侧膝腱反射减弱或消失，L_5 和 S_1 椎间盘突出侧常出现跟腱反射减弱或消失。若腱反射消失，说明病程长或神经根受压严重。

9.皮肤感觉减退

依椎间盘突出的水平，压迫不同的神经根，可能出现不同部位的皮肤感觉减退。一般而言，L_3 神经根受压，大腿前侧及膝前内侧皮肤感觉减退；L_4 神经根受压，小腿前内侧及足内侧缘皮肤感觉减退；L_5 神经根受压，小腿前外侧及足背皮肤感觉减退；骶，神经腿受压，小腿后侧、足底及足外侧缘皮肤感觉减退。

10.肌力减退及肌肉萎缩

L_3 神经根损害，股神经受累，股四头肌肌力下降或萎缩；L_4 神经根损害，踇长伸肌肌力下降；L_5 神经根损害，踝背伸肌力下降；S_1 神经根损害，踇长屈肌及小腿三头肌肌力下降或肌肉萎缩。

三、影像学及实验室检查

（一）X 线检查

腰椎 X 线征可显示腰椎生理前凸减小或消失甚至反曲，腰椎侧弯，椎间隙减小等；此外，还可见到关节骨质增生硬化，要注意有无骨质破坏或腰椎滑脱等。

（二）CT 检查

CT 检查可显示在椎间隙，有高密度影突出椎体边缘范围之外，还可以显示对硬膜囊、神经根的压迫；见到关节突关节增生、内聚等关节退变表现。

（三）MRI 检查

MRI 检查可从矢状位、横断面及冠状面显示椎间盘呈低信号，并突出于椎体之外，还可显示硬膜外脂肪减少或消失，黄韧带增生增厚等。

(四)腰椎管造影检查

腰椎管造影检查是诊断腰椎间盘突出症的有效方法,可显示硬膜囊受压呈充盈缺损,多节段椎间盘突出显示“洗衣板征”。但因属有创检查,现已渐被MRI取代。

四、诊断与鉴别诊断

(一)诊断要点

1.症状

腰痛和放射性下肢痛。

2.体征

患者有坐骨神经受压的体征。

3.影像学检查

患者有明显的腰椎间盘突出,且突出的节段、位置与上述症状体征相符。

(二)鉴别诊断

1.急性腰扭伤

患者有明确的腰部受伤史,以腰痛及活动困难为主,部分患者可伴有臀部及大腿后部疼痛。临床检查可见腰部肌肉紧张,多处压痛,腰部活动受限以屈伸及旋转活动受限为主。直腿抬高试验多正常,没有下肢的定位感觉障碍及肌力下降。X线检查可见到生理前凸减小、轻度侧弯等,CT、MRI检查多无明显阳性发现。休息或保守治疗后疼痛缓解。

2.腰椎管狭窄症

中老年患者较多,病程较长,其临床特点可概括为间歇性跛行、症状重体征轻、弯腰不痛伸腰痛。X线检查可见到骨质退变增生,椎间关节增生硬化,椎体边缘骨质增生。骨性椎管狭窄多见于发育性椎管狭窄患者,椎管矢状径$<$11 mm,大多数为退变性狭窄,骨性椎管大小可能正常。CT及MRI检查可见腰椎管狭窄。

3.梨状肌综合征

因梨状肌的损伤、炎症或挛缩变性,致坐骨神经在梨状肌处受压。主要表现为臀部及腿痛,多单侧发病,查体腰部正常,压痛点局限在臀部“环跳穴”附近,梨状肌紧张试验阳性,直腿抬高试验及加强试验多阴性。

五、治疗

(一)非手术治疗

1.卧床休息

对于所有明确腰椎间盘突出症的患者,均应卧硬板床休息,尤其是初次发病时。

2.腰椎推拿按摩治疗

腰椎推拿按摩治疗常与腰椎牵引配合,可以在非麻醉下施行手法或配合硬膜外麻醉后推拿,主要手法有按摩法、按压法、斜扳法、旋转复位法、摇滚法等。

3.对症处理

可用吲哚美辛、布洛芬等非甾体抗炎药内服,以消炎止痛。对于慢性期患者,可行神经根封闭、椎管内注药等治疗。

4.功能锻炼

急性期休息,慢性期或缓解期主要进行腰背伸肌肉锻炼,可用飞燕点水式、五点支撑、三点支撑、四点支撑等锻炼,平时久坐久站可用腰围保护等。

(二)手术治疗

对于经过6个月以上系统非手术治疗无效;症状加重影响工作生活,出现麻木、肌肉萎缩,或马尾神经综合征,或巨大的中央型椎间盘突出,应考虑行手术治疗。手术方式可以是椎板开窗减压髓核摘除术、经皮髓核摘除术,或半椎板减压髓核切除术,以及全椎板减压椎间盘切除植骨融合内固定术等。内固定及融合的主要指征:急性腰椎间盘突出合并长期迁延而显著的背痛;退变性腰椎间盘突出,局限于1～2个节段,合并有显著的背痛;减压术后合并腰椎不稳;椎间盘病变合并神经弓发育缺陷;临床与影像学检查显示显著的节段不稳。

六、健康指导

指导患者正确功能锻炼,防止肌肉萎缩、肌力下降。术后早期,可做深呼吸和上肢的运动,以防并发肺部感染和上肢失用综合征。下肢可做静力舒缩,屈伸移动,直腿抬高练习,以防发生神经根粘连。根据患者情况进行腰背肌的锻炼。术后7天开始可为“飞燕式”,1～2周以后为“五点式”“三点法”每天3～4次,每次动作重复20～30次。循序渐进持之以恒。指导患者出院后注意腰部保暖,减少腰部扭转承受挤压,拾物品时,要保持腰部的平直,下蹲弯曲膝部,取高处物品时不要踮脚伸腰，以保护腰椎。加强自我调理保持心情愉快，调理饮食，增强机体抵抗力。出院后继续卧硬板床，3 个月内多卧床休息。防止身体肥胖减少腰椎负担。

第四节　颈椎管狭窄症

一、概念

颈椎管狭窄症是指颈椎管存在先天性或发育性骨性狭窄的基础上，颈椎间盘退行性改变引起颈椎间盘膨出或突出，相邻椎体后缘和小关节突骨赘形成，后方黄韧带肥厚内陷等，使位于颈椎管内的颈脊髓和神经根产生压迫和刺激从而引起临床症状者称为颈椎管狭窄症。

颈椎管狭窄症和过去一般的颈椎病概念的不同就在于存在骨性狭窄因素，也相对地强调了这一因素。过去的研究提示了骨性狭窄的存在对于手术方式的选择有重要的参考意义。例如，如果存在颈椎管的较为广泛的骨性狭窄，当一个间隙的椎间盘突出时，即使临床表现只是来源于此间隙的压迫，也应该首先考虑行后路的广泛的椎管扩大成形术，再考虑一期或二期行前路减压、植骨融合内固定术。但是这并不是说骨性狭窄是脊髓压迫的主要原因，相反，实际上单纯因为骨性结构狭窄而出现临床症状的患者比较少见。反而，由于退行性改变出现间盘的膨出，骨赘形成，黄韧带松弛和异常椎间活动大多是出现症状的主要原因，骨性狭窄只是次要的原因。但这次要的因素却往往是潜在的危险因素，是颈椎管狭窄症发病的基础。通常有颈椎管骨性狭窄的患者，颈椎退变后更容易出现临床症状，而且往往出现严重的症状。白种人的椎管一般比黄种人要粗，因此出现脊髓性压迫的比例小；亚洲的黄种人就比较容易出现脊髓压迫。井上将正常人和轻、中、重三种颈髓压迫症的人群进行比较后发现：症状越重者颈椎管的直径越小，正常人的椎管最宽。

将“颈椎管狭窄症”从“颈椎病”的诊断中分离出来，目的在于强调它的先天因素，潜在危险和手术方式的选择等方面的特殊性，从而引起临床医师的足够注意。

二、分类

颈椎管狭窄和腰椎管狭窄在解剖学基础和发病特征上是不同的，但在神经组织受压这一点上是相同的，只不过前者是脊髓受压，后者是马尾和神经根受压而已。以腰椎管狭窄为参照，现在提出了颈椎管狭窄症的分类方法。

（一）先天性颈椎管狭窄

1.特发性狭窄

很少有退行性改变，也不伴有椎间盘突出和后纵韧带骨化，但是可以有明显的脊髓压迫的症状。Wolf 等 1956 年首先报道颈椎管前后径的大小和脊髓压迫症有相关性。1964 年 Hinck 报道了由于先天性颈椎管狭窄导致脊髓压迫的病例，确立了本症的概念。

正常人第 5 颈椎的椎管前后径平均 16.7 mm（管球距离胶片 1.5 m，胶片上测量）。椎管的前后径随着年龄的增长而增大，但是 3 岁以后的变化很小。一般胶片的测量值 14 mm 以下被认为是颈椎管狭窄，脊髓型颈椎病的 10%伴有这样的骨性椎管狭窄。

2.软骨发育不良

软骨发育不良常常合并骨性椎管狭窄。一般腰椎部发病比较多见，很少部分的病例出现在颈椎。单纯 X 线可见 $C_{2\sim7}$，的椎管前后径＜13 mm，呈现骨性椎管狭窄，MRI 可见椎间盘的变性，CT 可见椎管面积狭小，椎间关节肥厚。

（二）获得性颈部椎管狭窄

1.退行性变

(1)中央区狭窄：不伴有先天性骨性狭窄，由于骨质增生造成骨性椎管狭窄的脊髓性颈椎病。

(2)外侧区椎管狭窄：不伴有先天性骨性狭窄，由于骨质增生造成骨性椎管狭窄的神经根性颈椎病。

2.混合性

骨性狭窄合并颈椎间盘突出症或后纵韧带骨化症。

3.医源性

广泛手术减压后形成瘢痕压迫，比较少见。

三、影像学诊断

（一）X 线诊断

骨性椎管狭窄是本病存在的基础，这包含两个概念，一个是椎体中部的椎管前后径狭窄，是由于发育性的因素造成的。另一个是椎管以椎体边缘为主的骨增生部位的椎管狭窄，通过观察颈椎X线的侧位片可以判断这样的情况。

1.颈椎移行部和上位颈椎

这一部位的狭窄常常和先天性畸形、类风湿关节炎有关。寰枕融合、软骨发育不良经常可以造成颈椎管狭窄和不稳定而引起脊髓压迫症状。类风湿关节炎可以引起寰枢椎或枢椎下的半脱位导致上位颈椎管的狭窄。

2.下位颈椎

下位颈椎主要应该注意是否存在骨性椎管狭窄。一般 $C_{4\sim6}$ 是椎管最狭窄的部位。通常认为椎管直径在14 mm以上为正常，12～14 mm为相对狭窄，12 mm以下为绝对狭窄。但是X线片的测量只是对骨性椎管大小的判断，黄韧带肥厚以及颈椎不稳等因素也必须考虑。动态X线片和MRI可以对这些因素进行分析。

除了椎管前后径外，有学者认为棘突前缘和椎间关节后缘之间的距离<1 mm也提示颈椎管狭窄。Lintner等则认为椎管前后径和椎体前后径的比值(canal-body ratio，CBR)<0.9提示椎管狭窄。

椎管狭窄可以分为发育性椎管狭窄，先天性椎管狭窄，动态性椎管狭窄。先天性椎管狭窄主要表现为椎弓根短小，代表性的疾病有Down综合征、Morquio病、软骨发育不全等。

动态性椎管狭窄(dynamic spinal canal stenosis：DSCS)是指椎管在中立位以外的某一个位置时发生狭窄，主要表现在后伸位的时候，X线片显示在颈椎最大后伸位时，上位椎体的后下缘和下位椎板的前上缘之间的距离<12 mm可以诊断为动态性颈椎管狭窄。造成脊髓压迫的机制是颈椎后伸时局部出现钳夹现象。一般多发生在椎管相对较窄的 $C_{3\sim6}$。发生部位也可以出现脊髓损伤的异常电位。

(二)MRI诊断

MRI可以反映出脊髓本身的受压状况及受压部位局部的髓内信号的改变。因此MRI可以用来判断脊髓压迫的程度，脊髓受压后的形态和髓内信号改变。

1.压迫因素

椎管前后径<12 mm者为椎管狭窄。MRI上可以看到T像上脊髓前后的蛛网膜下腔变薄或者消失，椎管正中部分前后径减小，相对于脊髓椎管的容积变小。横断像上可以看到脊髓扁平化，脊髓在椎管内的相对体积增大。由于MRI

的空间分辨能力比较低，骨性狭窄的程度定量分析不如X线片和CT准确。

2.脊髓信号的变化

脊髓受压部位可以出现T_2像上高信号的改变，但这一般与临床治疗效果没有直接的关系。如果患病时间比较短，脊髓轻度受压，高信号可能表示脊髓的一过性水肿，预后较好。如果压迫时间较长且压迫程度较重，高信号可能反映了脊髓的软化、溶解等不可逆性的病理改变。特别是如果同时T_1像上出现低信号区，则表示局部坏死，空洞的形成，是预后不良的标志。有学者的研究认为如果T_2像上的高信号区域位于脊髓中央和前方，并且局限于一个椎间水平，预后一般较好，如果高信号区域位于脊髓的广泛区域，则预后不良。

3.Gd-DTPA加强影像

Gd-DTPA的增强影像可观察到脊髓血管床丰富的部位和血-脑屏障出现功能障碍的部位。此外，脊髓内出现脱髓鞘改变和纤维化等的部位也可能会被钆造影后影像增强。椎管狭窄的脊髓压迫部位出现造影增强可能表示预后不良。

(三)CTM

CTM是在脊髓造影的基础上进行CT检查。脊髓造影后1小时，在颈椎的间盘和椎体上下缘以及在椎体的中部进行CT扫描。CTM可以清晰地判断脊髓受压后的形态变化，比单纯的CT检查更为有用。CTM还可以看出脊神经根的走行和受压情况。CTM上脊髓受压后的形态变化通常表现为正常脊髓呈现椭圆形，轻度压迫表现为扁圆或凹圆形，中度压迫为蝴蝶形，严重压迫使脊髓呈三角形。临床上可以用脊髓扁平率来判断脊髓受压的程度。脊髓扁平率是脊髓前后径和左右宽度的比值。扁平率45%以下容易出现脊髓压迫症状，30%以下表示预后不良。

四、临床表现

(一)脊髓压迫症

一般首先出现脊髓中央灰质受压的临床表现，随着压迫的加重逐渐出现周围白质受压的症状。灰质受压表现为髓节性功能障碍，可以出现上肢某些部位的麻木，感觉减退，肌力下降，腱反射降低或消失，有时需要和神经根损伤相区别。一旦白质受累就会出现受损部位以下的腱反射亢进，出现病理反射，严重的会出现痉挛步态，下肢的肌力下降和感觉障碍。

虽然不排除有多节段脊髓受压的可能，但临床上大多数患者是由于一个部位的压迫所致。因此这一部位的定位诊断在临床上尤为重要。颈椎间隙和颈髓的位置有一定的对应关系。$C_{3/4}$ 为 C_5 髓节，$C_{4/5}$ 为 C_6 髓节，$C_{5/6}$ 为 C_7 髓节，$C_{6/7}$ 为 C_8 髓节。每个体节有固定的支配区域。

C_5 髓节：感觉支配区在肩部，肌肉主要为三角肌。反射为非典型的三角肌反射。如果白质同时受累，会出现全指尖的麻木，$C_{5\sim8}$ 区域的感觉障碍，三角肌以下的肌肉萎缩，肱二头肌以下腱反射亢进，Hoffmann 反射阳性，手指灵巧运动障碍。

C_6 髓节：感觉支配区在前臂的外侧和拇指，肌肉主要为肱二头肌，反射也以肱二头肌腱为主。如果白质同时受累，会再现 1～3 指的麻木，$C_{6\sim8}$ 区域的感觉障碍，肱二头肌以下的肌肉萎缩，肱三头肌以下腱反射亢进，Hoffmann 反射阳性，手指灵巧运动障碍。

C_7 髓节：感觉支配区在中指，肌肉主要为肱三头肌，反射也以肱三头肌腱为主。如果白质同时受累，会出现 3～5 指的麻木，$C_{7\sim8}$ 区域的感觉障碍，肱三头肌以下的肌肉萎缩，Hoffmann 反射阳性，手指灵巧运动障碍。

C_8 髓节：感觉支配区在小指和前臂的内侧，肌肉主要为骨间肌，没有相应的腱反射区。如果白质同时受累，不会出现手指的麻木，会有 C_8 区域的感觉障碍，骨间肌萎缩，Hoffmann 反射阴性，可能会有手指灵巧运动障碍。

（二）颈神经根压迫症

颈部神经根受压，首先表现为沿着神经根分布区域的疼痛，经常相当严重，如同放电样的感受，神经根受压很少会两侧上肢同时出现。为了减缓疼痛，患者常常将上肢高举，或将手放在脑后，这样可以缓解神经根的压力，减轻疼痛。神经根障碍的特点还可以表现为颈后伸，或侧后伸时诱发沿着受累神经根区域的串痛，临床表现为 Spurling 征阳性。神经根障碍不同于单纯髓节障碍的表现，髓节多为双侧，神经根基本是单侧的。神经根障碍的部位：$C_{3/4}$ 椎间为 C_4 神经根，$C_{4/5}$ 椎间为 C_5 神经根，$C_{5/6}$ 椎间为 C_6 神经根，$C_{6/7}$ 椎间为 C_7 神经根。

熟练掌握脊髓和神经根压迫的特点，对于医师迅速掌握病情非常重要。在此基础上再结合影像学的结果，就会对患者的病情有一个比较准确的把握，以利于进一步制定正确的治疗方法。切记，不要一上来就根据影像学的结果做出诊断和治疗。

五、电生理检查

（一）肌电图（EMG）

颈椎管狭窄症的脊髓灰质和神经根障碍可以在 EMG 上发现异常，常常表现为静息状态时出现纤颤电位，阳性锐波。灰质障碍可能出现前角细胞损伤的巨大阳性波。主动收缩时也会出现异常。但是白质障碍很难判断。周围神经传导速度也会在脊髓受压较长时间的患者出现延迟。如果测量 H 波或 F 波会出现 H 波较易诱发，F 波迟延的现象。

(二)体感诱发电位(SSEP)

由于 SSEP 主要反映周围神经的感觉支和脊髓后索的部分，在这些部位出现障碍时可以看到 SSEP 的异常。

(三)节性脊髓诱发电位(SEPs)

这是通过手指的刺激在脊髓不同部位记录的电位，虽然可能反映出脊髓内后角神经细胞的电位变化，但是定位诊断同样困难。

(四)脊髓刺激诱发电位(SCEP)

这是一种很实用性的，易于判断的诱发电位。它是将导管白金电极通过硬膜外导针插入脊髓硬膜外腔，在硬膜外刺激和记录的电位。一般颈椎从颈$_7$ 和胸$_1$ 棘突间隙，胸椎从 T_{12}～L_1 棘突间隙刺入。SCEP 主要用于脊髓白质障碍的定位诊断，它可以清晰的记录一大一小两个阴性电位为主的波形(一般称为 N_1，N_2)，非常稳定，重复性好，容易量化。能够反映出椎间隙和椎体中间部位的脊髓功能变化，比 MRI 更快更早期地发现脊髓损伤的部位。

(五)运动诱发电位(MEP)

在清醒状态下可以进行磁刺激 MEP，麻醉下可以进行电刺激 MEP 的测定。主要弥补以上方法无法直接观测运动神经状况的不足。磁刺激 MEP 可以发现脊髓灰质和神经根的运动系统的障碍，在鉴别诊断时很有帮助。

六、颈椎管狭窄症的治疗

由于颈椎管狭窄症常常表现为脊髓的压迫症状，非手术治疗时间不宜过长，以免延误最佳手术时间。脊髓压迫的最好治疗方法就是迅速解除压迫。手术方法主要包括前路减压、植骨融合内固定术和后路的椎管扩大成形术。单节段的椎管狭窄比较少见，多是由于椎管本身的骨性狭窄，在此基础上由于椎间盘退变引起骨性增生和(或)间盘突出使得椎管进一步狭窄。明显单节段或双节段椎间盘突出引起的神经受压可以考虑前路减压融合手术，也可考虑行人工椎间盘置换手术。

(一)前路减压固定手术

麻醉采用全身麻醉,仰卧位,头略后伸,取颈前横切口,由胸锁乳突肌内缘、颈动静脉鞘与食管、气管之间的间隙入路达椎体前缘。用标记针刺入病变间盘,拍X线片确认病变节段后,切除间盘和终板软骨。以 Caspar 牵开针打入上下健康椎体并向上、下牵开。用微型磨钻和刮勺切除椎体前方 1/4 及后方骨和后纵韧带骨化灶等,彻底解除对脊髓的压迫。用磨钻修整间隙上下椎体面成平行,并有新鲜出血。测量间隙大小后,切割 ProOsteon200 成相同大小和形状的植骨块,植入间隙内,松开椎体牵引。若两间隙减压,则以相同方法处理另一间隙。再以颈椎前路钢板螺钉固定。患者术后 24～48 小时拔除引流,2～3 天后戴费城颈托下地活动。术后 2 个月内颈托固定颈部。

(二)棘突纵割式颈部椎管扩大人工骨桥成形术

全麻后用面托或 Mayfild 颅骨固定器固定头部。暴露后将从 C_2 棘突止点切下的半棘肌用丝线标记。咬骨钳剪去 $C_{6\sim7}$ 较高棘突顶端并修整平齐。通过特制硬膜外导管把特制线锯导入 C_7 椎板下硬膜外,并从 C_3 椎板上缘导出。在保持颈前凸条件下,小心将棘突从正中锯开。对于有后凸患者实行分段切割,对有椎管内严重狭窄或粘连,线锯难以导入的节段,使用纤细钻石磨钻从正中割开棘突。沿小关节内侧在两侧椎板上用磨钻各做一纵沟槽,深至椎板深层皮质。用组织剪和刮勺分开棘突,开门扩大椎管并去除两侧压迫粘连的组织。见硬膜囊后移搏动明显后,切割 Pro Osteon CHA 成梯形状,桥接于各割开的棘突间,用 10 号丝线绑缚固定牢固。使颈稍后伸后,将两侧半脊肌交叉缝合于 C_2 棘突,逐层关闭切口。术后 3 天内卧床,用沙袋两侧固定头颈部。3 天后拔除引流,患者戴费城颈托下地活动。术后 2～3 周颈托固定。

第五节 胸椎管狭窄症

椎管狭窄是导致脊髓、马尾神经和神经根压迫性损害的常见原因之一。发生在腰椎最多,其次为颈椎,胸椎少见。退变性胸椎管狭窄症是近年来才被逐渐认识的一种疾病,主要累及椎间关节-椎间盘水平,该处关节囊、黄韧带、后纵韧带骨化及椎体增生,椎间盘膨隆,造成椎管狭窄和脊髓压迫症状,这些变化与脊椎退行性变是相一致的。有关胸椎管狭窄症的报道较少，欧美文献仅仅有极少数病例报道，日本发病率较高，国内近年来也有不少病例报道。该病相对较为少见，临床较易漏诊和延误诊断。

一、流行病学

黄韧带骨化多见于亚洲人，尤其是日本人，发病率为5%～25%；黑种人、高加索人也有少量报道，但在白种人中极罕见。该病为老年性疾病，50～70岁发病率高，并有随年龄增长发病率增高的趋势；男性发病较多，男女比例为(2～3)∶1。

二、发病机制

到目前为止胸椎管狭窄症的确切病因尚不完全明确，几十年来围绕其发病机制不断探索，现认为可能与以下几种因素有关。

(一)慢性退行性变

临床统计研究表明，黄韧带骨化老年人多发，且以下胸段居多，同时常伴其他病理变化如后纵韧带骨化、小关节肥大、椎体增生等，这些特点与脊柱其他部位慢性退变是相一致的；同时发现，部分脊柱退行性变病例中胸椎黄韧带骨化、后纵韧带骨化发生率高。病理学研究也发现，黄韧带退变过程中弹力纤维减少、大量胶原纤维增生，在此基础上逐渐发生软骨样改变、钙化，直至骨化。但是，该观点很难解释为何颈椎黄韧带骨化极为少见。

(二)积累性劳损

另外一些学者认为，由于下胸段活动度较大，黄韧带在附着点处受到较大的反复心力而致慢性积累性损伤。反复的损伤、修复，最终导致黄韧带骨化。临床病理学研究结果显示，黄韧带骨化往往始于黄韧带的头侧，尾侧附着部，长期受力致弹力纤维断裂、胶原纤维增生，甚至在受力明显的部位发生黏液样变性；病变黄韧带显示反复替代及软骨化生过程，继而通过软骨内成骨导致黄韧带骨化。

(三)代谢异常

目前研究较多的是氟与黄韧带骨化间的关系，其可能的作用机制：氟可激活腺苷酸环化酶，从而使细胞内cAMP含量升高，引起细胞质内钙离子浓度显著升高，最终导致软骨细胞钙化、骨化。低磷血症也被认为与黄韧带骨化有关，但机制尚不明确。

(四)其他

炎症、家族性因素等也被认为是本病的发病机制之一，因为临床观察到不少家族聚集现象,但迄今仍缺乏充分证据。

三、病理

根据术前X线片、CT、MRI检查、手术所见及术后病理检查,胸椎管狭窄的病理改变足多种多样的,有先天性的,如椎管发育不良、椎弓根短缩;遗传性的骨代谢异常如Paget病;维生素D抵抗性骨病;也有后天性的,如肾病性的骨代谢异常,氟骨症。临床上最多见的是反复的应力损伤因素,局部的退行性改变所致胸椎管狭窄是基本病理改变,包括黄韧带肥厚(HLF),黄韧带骨化,关节突肥大,椎板增厚,椎间盘突出,后纵韧带骨化,硬行膜增厚等类型。

从影像学上,退行性胸椎管狭窄的主要病理改变为黄韧带肥厚,部分出现钙化或骨化。可厚达1.0～1.5 cm,有的出现双椎板样改变,甚至与上下椎板融成一体;椎板增厚硬化。厚达1.5～2.0 cm;关节突增生肥大,增生骨赘向椎管内突入;椎体后缘骨赘向椎管突入。椎间盘突小和OPLL多并存;椎管矢状径和横径减小,椎管变形,硬膜外脂肪消失,硬膜外粘连紧带、硬膜增厚。脊髓受损、硬膜囊变形或呈节段性环形凹陷,搏动减弱或消失。这些改变与颈、腰椎管狭窄退行性变相似,故退行性胸椎管狭窄应当是脊柱退行性变的一个组成部分,由于胸椎管在正常情况具有相对较窄的解剖学特点。即使其退生程度与颈、腰椎相同,亦可能最先造成胸段椎管脊髓及神经根的压迫性损害,而且由于缺乏有效缓冲空间,与颈、腰段相比,压迫与缩窄程度往往较严重,无缓解期、常呈缓慢的进行性发展,因长期缺血生性造成永久性瘫痪。此外,胸椎相对较为固定,韧带及关节囊的病理性骨化倾向较易形成,与颈、腰段相比,除形成更严重的狭窄外、其范围住往较为广泛,常累及4～6个脊椎,氟骨症则受累范围更加广泛。

四、临床表现

胸椎管狭窄疾病临床主要表现为脊髓不全压迫造成的胸段脊髓缺血、感觉和运动传导障碍等一系列综合征,大部分患者起病呈隐袭性,少数可有诱因,如腰背部扭伤,受凉、过度劳累,手术麻醉等,症状表现多样:①胸椎压痛,伴或不伴放射痛,后伸受限伴疼痛。②下肢感觉异常,如下肢麻木、无力、脚踩棉花感;下肢肌力减弱,肌张力增高,出现肌紧张、折刀样痉挛,僵硬,无力,行走困难,且进行性加重。③间歇跛行史,行走数十米至数百米或久立后症状加重,平卧时症状减轻。④胸腹部束带紧迫感。⑤大小便功能障碍。⑥痉挛步态,有些患者甚至不能站立。

体格检合方面以胸段脊椎受压表现为主,脊柱相应节段压痛,少数有后凸畸形,胸椎不同平面以下存在不同程度的感觉、运动障碍,出观感觉减退平面,双下肢痉挛步态,大小便异常等不全瘫痪。神经反射亢进,病理反射阳性,腹壁和提睾反射减弱或消失,膝、踝反射活跃或亢进,髌、踝阵挛,Babinski征阳性;神经根刺激症状,如胸背部束带感,疼痛;脊髓、马尾循环障碍,出现神经源性间歇性跛行,括约肌功能障碍,大小便困难;晚期脊髓完全性压迫,出现截瘫、二便失禁等。

五、影像学检查

影像学检查是胸脊髓压迫症定位、定性诊断的最主要手段,仅依靠感觉平面、反射或棘突叩击痛等临床检查,往往并不确实。

(一)X线检查

X线检查是必须的,可排除脊柱肿瘤和骨性病变,疑有胸椎管狭窄症的患者应常规行X线检查。一般多表现为胸椎不同部位不同程度的退变征象,正位片病变部位椎间隙变窄,有不同程度的椎体缘唇样骨质增生,椎间隙内多模糊不清,椎板轮廓难以分辨;在侧位X线可见胸椎退行性改变,如关节突肥大,椎体骨赘形成,甚至呈竹节样改变,椎间隙可有轻度变窄,椎间孔投影中可见骨化影,可呈钩形或鸟嘴状高密度影。连续几十节段黄韧带骨化时椎管后壁呈锯齿状引起节段性狭窄,这一点从 T_1～L_2 所有平面均可发生,特别是 $T_{9\sim12}$ 节段。氟骨症病例可见胸椎骨密度明显增高,韧带广泛骨化,结合流行病学及生化可诊断。

(二)CT检查

对脊柱脊髓疾病的诊断具有定性和定位作用,可清晰显示椎管狭窄的程度、病变的具体部位及骨化形态,更清楚地揭示出椎管、硬膜囊、蛛网膜下腔和脊髓的相互关系,显示病变更为明确。CT扫描主要表现为起于椎管后外侧壁即椎板下缘或关节突前内侧的单侧或双侧板状或结节状骨化块,突入椎管内,形态表现为棘状、结节状、板块状、隆突状骨化。双侧型的骨化块可相互部分融合并与椎板和后关节囊融合,椎管狭窄程度上比单侧重。但大的单侧骨化块亦可封闭半侧椎管,造成严重椎管狭窄。后纵韧带骨化和关节突肥大可进一步加剧椎管狭窄,严重时,椎管呈二叶草或窄菱形。脊髓横断面上,压迫重的地方脊髓变细,密度增加。图像横扫可显示增生肥大的关节突,由于椎板增厚和黄韧带骨化造成椎管狭窄时,不是每个扫描层面都与椎管垂直,CT片上显示的椎管狭窄常较实际更严重。

(三)MRI检查

在无MRI截瘫之前,常规做脊髓造影,以观察脊髓受压节段,主要表现在正位片上见束腰状、“V”形或“U”形改变。在侧位片L梗阻端表现为“V”形边缘及从椎管的后下方向前上方斜坡样、擦边样而过的改变。造影检查可清晰显示韧带的骨化影，并可见椎管变形、变小、硬膜囊受压，呈搓衣板样、毛刷样或蜡笔样。亦可显示椎间关节、肋结节关节、前纵韧带、后纵韧带的退变、增生、融合、骨化等。椎间关节增生肥大内突，椎板增厚、黄韧带肥厚，OPLL出现。双层骨样板改变，不完全梗阻，矢状径和横径减小，硬膜外脂肪消失，脊髓受压变形，充盈缺损为多节段性，呈“串珠”状，多见于椎间盘椎间关节平面脂肪消失，脊髓受压变形，充盈缺损为多节段性，呈“串珠”状，多见于间盘-椎间关节平面椎管变形。完全性梗阻时，梗阻端平直或呈斜坡状。

胸椎间盘退行性变和骨赘形成时，可见椎间隙变窄，椎间盘成分减少，信号减弱，有的出现后方椎间盘成分消失，局部信号变弱。受累节段的椎体前、后缘均见低信号的突出物，以后缘为主，后缘突出呈弧形，其信号与皮质骨相似，有的可见“包壳”样改变，即突出物表面信号明显减弱，而中央部传信号增强。黄韧带骨化，黄韧带信号明显减低，矢状面上造成脊髓的节段性压迫，形态似“锯齿样”。比较重的韧带钙化在某些矢状面可占据大部椎管。后纵韧带骨化，可见受累节段的椎体后方正常低密度影增厚，超过正常胸椎后缘“黑线”影，椎管在此部位更显狭窄。胸髓受压和受损时，受累节段的致狭窄因素对胸髓压迫，使胸髓局部弯曲，变扁或呈凹陷向侧移位，多节段狭窄者，脊髓多节段扭曲变细。受压节段的脊髓信号以增强为主，T_2像较T_1像更有利于观察脊髓压迫。

六、诊断

正确的诊断首先依靠详细的病史及全面的神经系统检查。本病相对较少，基层医院常延误诊治，强调早期诊断尤为重要。依据症状和体征，特别是神经学检查和X线、CT、MRI及电生理检查，可以做出诊断并可与胸椎间盘突出症相鉴别。在临床上，胸椎黄韧带骨化多表现为胸椎管狭窄而引起的一系列脊髓、神经根压迫的症状和体征，病程长短不一。其初始症状一般为双下肢麻木、僵硬、无力以及感觉异常，常伴有胸部束带感、胸部扩张受限及背部僵硬，间歇性跛行也是临床常见症状。病变在中、上胸段可有明显的上运动神经元瘫痪的体征，但在下胸段常表现为上、下神经元同时瘫痪的体征，少数患者甚至表现为膝以上痉挛性瘫痪、膝以下软瘫。感觉障碍可为横断性或神经根性。双上肢检查正常可排除颈段病变。

(一)病史和发病年龄

胸椎管狭窄症的病史一般均较长，是慢性发病。多为中年以上发病，发病率男多于女。

(二)症状与体征

多数患者早期表现为进行性双下肢麻木、无力、僵硬不灵活,间歇跛行、胸腹部束带感。X线平片检查多误认为“骨质增生”,常行非手术治疗直至病情严重。检查早期X线片,除一般退行性变外,多已有明显的黄韧带肥厚,骨化,后纵韧带骨化等。

影像学检查对诊断胸椎黄韧带骨化有重要作用。高质量胸部平片和侧位断层片,CT或磁共振检查对早期诊断是很必要的。应注意识别黄韧带和后纵韧带骨化,这是椎管狭窄的主要因素。X线平片有利于鉴别后纵韧带骨化及脊柱炎症、肿瘤等;侧位片可见椎板间隙处形成向椎管内占位的三角形骨化影,但受肩带的重叠及肝脏阴影的影响,常使对上、下胸段的判断受到一定程度的限制,而且对病变早期及板状型骨化的诊断较为困难。椎管造影只能提示梗阻的程度,对病因学诊断无价值,且具有创伤性,目前已很少采用。

(三)鉴别诊断

腰椎间盘突出症患者发病年龄较轻,大多在20～40岁,病史较短,很多患者可以明确发病日期,有人在明确的轻微损伤后发病;由于椎间盘突出多偏向一侧,故脊髓受压症状多在一侧肢体,或两侧轻重不一,脊髓受压程度也较胸椎管狭窄者为轻,几乎无全瘫者;影像学检查特别是MRI检查可提供重要诊断依据,腰椎间盘突出多累及单个椎间隙,个别有两间隙椎间盘突出者,在MRI上显示清楚,无脊髓后方受压的病变,可与胸椎管狭窄症相鉴别。

此外,该病须与黄韧带钙化症相鉴别,多数学者认为,黄韧带钙化症与黄韧带骨化过程中的钙化是两个截然不同的病理过程。黄韧带钙化症仅见于颈段,女性多见,大体观多呈圆形或椭圆形;光镜下可见钙盐沉着于纤维中,钙化灶周围有较多的多核巨细胞、组织细胞及淋巴细胞浸润,表现为肉芽肿样异物反应;与以骨小梁、骨髓结构为特征的骨化完全不同。

七、治疗

通常认为,非手术治疗胸椎管狭窄均无效,手术治疗是目前唯一有效的方法,病情进行性加重,一经确诊应立即手术治疗。

造成胸椎管狭窄症的后方因素主要为肥厚的黄韧带、椎板以及肥大的关节突;而前方因素主要为胸椎间盘突出和后纵韧带骨化(OPLL),但单独的OPLL压迫脊髓而无后方病理改变者少见。因此,胸椎管狭窄手术治疗,主要为后路椎板切除减压手术。对于退行性改变为主的，包括黄韧带骨化（OLF）、关节突增生（HAP）、后纵韧带骨化（OPLL）、椎板增厚等类型为主要病理解剖改变的胸椎管狭窄疾病，手术行后路全椎板切除减压是比较简单、直观、彻底的方法，手术的疗效也较满意。对合并有胸椎间盘突出压迫脊髓者宜采用后路减压，再辅以侧前方减压、椎间盘髓核摘除术。

八、术后脊柱稳定性和功能恢复

整块半关节突椎板切除术后，经 2～8 年的随访，未发现胸椎不稳的情况。原因是外半关节突关节仍存在，还有肋椎关节保护，故胸椎的稳定性可以胜任日常生活。一般情况下不需要行内固定。至于术后效果则与术前脊髓本身的情况和手术减压程度有关，术前未完全截瘫、MRI 脊髓信号正常者，手术减压充分，常可获得优良效果。术前截瘫严重，脊髓本身有软化灶者，仅中等恢复，但较术前进步明显；个别未按整块半关节突椎板切除术操作者，脊髓损伤加重。因此，椎板整块切除，可减少或防止脊髓损伤加重的发生。

氟骨症性胸椎管狭窄症是地方性慢性中毒性疾病，动物试验表明氟在异位骨化的化学诱导中起重要作用，氟可激活细胞腺苷酸环化酶、从而使细胞内 cAMP 含量升高，导致细胞质钙浓度升高、软骨细胞变性、钙化。表现为骨质密度增高，椎板及小关节突增生、肥厚。椎板内韧带（特别是黄韧带）肥厚、骨化、从而导致椎管狭窄，造成脊髓受压的症状，临床表现为椎管狭窄症状。

对于胸椎黄韧带骨化引起的椎管狭窄和脊髓损害，至今仍无有效的非手术治疗，一旦诊断已明确，即应尽早手术治疗。黄韧带骨化主要侵犯脊椎的后部结构，胸椎椎板切除减压是比较合理的方法。但是其手术效果往往不如腰椎和颈椎好，这是因为其病理因素较颈腰段复杂，手术操作也困难。

术后效果与术前病程长短、脊髓压迫与脊髓损伤程度、病变累及节段、狭窄程度、是否并发后纵韧带骨化以及手术方法等诸多因素有关。狭窄或瘫痪较重而时间较长者，除了致压物使脊髓直接受压而造成损伤外，还由于局部血液循环障碍、缺血缺氧时间较长，可以导致脊髓组织发生不可逆性的继发性损伤。术前 MRI 上胸髓受压和受损程度越轻，症状进行性加重时间越短，术前生活仍可自理者，术后效果往往越好。而多节段受累，脊髓已有软化、囊变、萎缩变性，症状进行性加重时间长，术前生活需他人照顾者，术后往往效果不理想。

第六节　腰椎管狭窄症

各种原因导致腰椎椎管、神经根通道、椎间孔的变形或狭窄而引起马尾神经、腰骶神经根受压而产生临床症状的病症，称为腰椎管狭窄症，又称为腰椎管狭窄综合征。多发生于50岁以上的中老年人，男性较女性多见。

一、病因、病理

腰椎管狭窄症的病因可分为原发性和继发性椎管狭窄两大类。原发性椎管狭窄指因先天性和发育性因素，导致腰椎骨性椎管发育异常，椎管狭窄，表现为腰椎管的横径和矢状径均匀一致性的狭窄，多见于侏儒症、椎弓根短缩等患者。此种类型腰椎管狭窄症临床较少见。继发性腰椎管狭窄主要是由于椎间盘退变，腰椎椎体间失稳，关节突关节松动增生、内聚的腰椎退行性变，腰椎骨质增生，椎板继发性增厚，黄韧带松弛、肥厚、内陷等诸多因素共同导致的腰椎椎管、神经根管和椎间孔等内径缩小，椎管容积减少，病变达到一定程度后，可引起硬膜囊、神经根、马尾受压而产生腰腿痛症状。也可能因为椎管容积减少，致椎管内外血液循环障碍，静脉充血，血管丛增生等间接压迫硬膜囊或神经根而产生神经压迫症状。临床上以退行性变致继发性椎管狭窄症患者为多见，原发性椎管狭窄症患者少见。

临床上多采用Nelson分类法指导腰椎管狭窄症的诊断和分型。

(一)按解剖部位分类

按解剖部位分类，分为中央型(主椎管)狭窄和侧方型(侧隐窝)狭窄。中央型狭窄以硬膜囊及其中的马尾神经受累为主，而侧方型狭窄则以神经根受累为主。

(二)按病因分类

按病因分类，分为原发型椎管狭窄和继发型椎管狭窄。

1.原发型椎管狭窄

原发型椎管狭窄为先天性因素所致，骨性椎管发育障碍，致椎管容积减少，马尾、神经根受压迫而导致。

2.继发型椎管狭窄

继发型椎管狭窄是由于后天退变或其他原因，导致椎管容积继发性减少，按继发性椎管狭窄的主要发生来源，继发性腰椎管狭窄又可分为四个方面。

（1）退行性脊椎骨质增生，黄韧带肥厚，后纵韧带增生钙化，侧隐窝狭窄，椎间盘病变等。

（2）创伤因素所致脊柱骨折脱位遗留的脊柱畸形。

（3）椎弓峡部裂致椎体滑脱。

（4）脊柱侧弯以及其他脊柱骨病如 Paget's 病、氟骨症等。

二、临床表现

（一）症状

本病多见于 40 岁以上的中老年，以男性多见。起病缓慢，常有慢性腰痛史，疼痛常反复发作，一般症状较轻。中央型椎管狭窄主要感觉腰骶部疼痛或臀部疼痛，很少有下肢放射痛。患者常诉直腰行走困难，而弯腰骑自行车无障碍，该型患者最典型的表现是神经性间歇性跛行。侧隐窝狭窄与神经根管狭窄的症状大体相同。表现为相应的神经根受刺激或压迫症状。根性神经痛往往比腰椎间盘突出症严重，可从腰臀部向下放射，常为持续性，活动后加重，体位改变对疼痛影响不如中央型明显，间歇性跛行也不典型。

（二）体征

检查时常可发现患者主诉的症状严重且多，而客观体征少，两者往往不相符。神经未受持续性压迫时，多无明显体征。腰椎无畸形，腰部可无压痛，而后伸或侧屈位时，可诱发症状。前屈时症状消失，直腿抬高试验阴性。发生持续性压迫后，可出现受压的马尾神经或相应神经根支配区的感觉、肌力减退，腱反射减弱或消失。直腿抬高试验可为阳性。

（三）影像学及实验室检查

1.X 线检查

在腰椎正侧位 X 线平片上，常表现为腰椎生理弧度的改变，可以是生理前凸的增大或减小。还可显示椎间隙狭窄、关节突增生内聚，椎体边缘骨质增生等退变表现，部分患者表现为腰椎滑脱、不稳或椎间关节半脱位等。在 X 线片上还可测量椎管的大小，一般认为，椎管横径$<$20 mm，矢状径$<$12 mm，可以认为有腰椎管狭窄的存在。因为 X 线片存在放大倍率的差异，现多在 CT 片上行椎管各径的测量，更为准确。

2.椎管造影

椎管造影是诊断腰椎管狭窄的有效方法，表现为不同程度的充盈缺损，严重者完全梗阻,完全梗阻者呈幕帘状、笔尖状或弹头状,也有呈毛刷状的充盈缺损。腰椎滑脱引起的椎管狭窄,可在滑脱节段显示台阶状或肘拐状的硬囊形态改变。椎管后侧黄韧带增厚者,表现为锯齿状充盈压迹,有时呈藕节状改变。椎管造影可以显示硬膜囊的整体形态,且可通过体位及投照位的变化,显示出神经根袖的形态和位置变化。但对侧隐窝的显示不理想,也不能显示椎管的断面及神经根形态。

3.CT 检查

CT 检查可以清楚显示椎管的形态和椎板厚度,并能进行比较精确的椎管大小及椎板厚度测量。CT 能显示椎间盘突出的程度、范围和方向,对侧隐窝狭窄、黄韧带肥厚等均可以清楚显示。如结合椎管造影检查,则能提供更多信息。椎板厚度超过 8 mm,黄韧带厚度超过 5 mm,可认为是增厚。CT 片在测量侧隐窝时,侧隐窝前后径应＞5 mm,侧隐窝前后径＜3 mm,可以认为是侧隐窝狭窄。

4.MRI 检查

MRI 检查可以对脊柱进行矢状面、冠状面、横断面多个方向角度的检查扫描。在 MRI 检查中可以显示出硬膜囊压迫的节段、程度的部位,同时可以有效显示黄韧带的肥厚、硬膜外脂肪的消失减少、神经根的压迫与位置等。所以,MRI 是检查腰椎管狭窄的有效方法。

三、诊断与鉴别诊断

(一)诊断要点

1.症状

长期慢性腰臀部疼痛不适,间歇性跛行,腰过伸受限,且逐渐加重。

2.体征

体格检查早期无明显异常,后期可出现坐骨神经受压的体征。

3.影像学检查

腰椎 X 线片、椎管造影、CT 检查、MRI 检查可明确诊断及椎管狭窄的程度。

(二)鉴别诊断

1.腰椎间盘突出症

腰椎间盘突出症大多见于中青年人,病程相对较短,多以腰痛及下肢放射痛为主要症状,下肢症状单侧者多见,直腿抬高试验阳性。不似腰椎管狭窄症以中老年人为多,主要表现是间歇性跛行,直腿抬高试验多阴性,而腰过伸受限则明显。X 线检查腰椎间盘突出症可见到腰椎疼痛性侧弯,但骨质退变多不如腰椎管狭窄症患者明显，且腰椎管各径的测量在正常范围。CT 或 MRI 检查是鉴别两者的重要手段，腰椎间盘突出症主要表现为椎间隙水平间盘的突出与对硬膜囊和神经根的压迫，而黄韧带厚度、侧隐窝前后径、椎板厚度等多在正常范围，关节突增生内聚也不如腰椎管狭窄症者明显。

2.腰椎滑脱症

部分腰椎滑脱症患者也可表现为腰椎管狭窄症的症状。但在间歇性跛行等典型症状出现之前，腰椎滑脱就已存在，一般是到病程中后期，因腰椎滑脱，导致椎管形态发生扭曲变形，或椎间盘变性突出，或继发性腰椎退变，才发生继发性腰椎管狭窄；后期，腰椎滑脱是腰椎管狭窄的原因，而腰椎管狭窄则是表现形式。

3.血管源性腰背痛

动脉疾病或周围血管疾病可引起下肢痛，有时与坐骨神经痛很相似。但血管源性下肢痛不会因活动而疼痛加重，而腰椎管狭窄症患者的下肢痛多在活动后出现。臀上动脉血流不足引起的臀部间歇性疼痛，行走时出现或加重，站立时减轻，但不会因弯腰或下蹲等减轻。小腿后方肌肉的间歇痛可因周围血管疾病引起，并有坐骨神经刺激症状，也有行走加重、站立减轻的特征，但不会因站立而使疼痛症状完全消除，也不会因下蹲、弯腰等动作而全部缓解。

4.腰背肌、筋膜源性腰背痛

腰背肌筋膜炎、棘上韧带损伤、棘间韧带损伤、第三腰椎横突综合征、臀上皮神经卡压综合征、梨状肌综合征等，是腰背部局限性非特异性纤维织炎，常有反射性腰背痛。腰背肌筋膜炎的腰背部疼痛虽然广泛而散在，但以肌、筋膜损伤劳损处为主，所以多表现为肌、筋膜附着点附近的局限性明显疼痛和压痛，多有外伤史，在局限性压痛点附近行痛点封闭可以止痛。此外，腰背肌筋膜炎经过休息或治疗，大多可以逐渐好转或自愈，这种情况在腰椎管狭窄症是很少见的。

5.腰椎不稳引起的腰腿痛

腰椎不稳或腰椎失稳引起的腰背痛或腰腿痛，腰椎不稳的主要原因有椎间盘、椎间关节、椎间韧带的退变，外伤和脊柱手术后的医源性不稳，峡部裂和滑脱。腰椎不稳常见的症状是局限的腰背痛，伴有一侧或双侧臀部、大腿后侧的牵涉痛，严重的患者可伴有坐骨神经的刺激或压迫症状。多数患者主诉易发生腰扭伤，轻微活动或偶然用力不当，即可出现腰痛、活动受限及僵硬感，经过休息，逐步轻微活动腰痛或经过腰椎牵引、推拿按摩后腰痛及活动受限即可解除。这种腰部轻微活动即可能诱发的腰部突发疼痛及活动受限，有些类似膝关节半月板损伤引起的关节交锁症状，是腰椎不稳的重要临床特征。X 线检查可见椎间隙不对称性变窄，脊柱序列排列不良，在腰椎过伸过屈侧位上可能观察到明显的椎体前后滑移，还可见到椎弓根的轴向旋转及棘突正常序列的紊乱中断等。

四、治疗

(一)非手术治疗

1.卧床休息

早中期患者或急性反复发作者，卧床休息可以改善局部静脉回流，有利于炎症反应的消退，有利于缓解椎管狭窄的症状，同时因休息可以缓解腰背肌紧张，也有利于消除肌肉源性疼痛不适。一般休息2～3周可以缓解腰腿痛。这也是其他治疗的基础。

2.腰围保护

戴腰围可以协助缓解肌肉劳累。多在患者下床活动及站立时应用，卧床休息时不用。

3.腰功能锻炼

要注意加强腰背肌、腹部肌肉功能锻炼，以增强脊柱的稳定性。

4.手法推拿按摩

可以通过手法治疗达到舒筋散寒、化瘀止痛、松解粘连、松弛肌肉的作用。一般采用患者俯卧位，行腰痛部按法、揉法、点穴法、擦法等手法，患者平卧主要是行点穴法。同时配合腰部关节活动、牵抖法和双下肢关节活动等手法治疗。因患者大多为中老年人，骨质退变，手法治疗过程中不可使用暴力。

5.抗炎止痛药

在疼痛症状较重时，内服吲哚美辛、布洛芬等非甾体抗炎药有利于病情的好转，但使用这些药物要注意胃肠道及心血管安全性，有可能影响患者的凝血功能。

6.封闭治疗

可应用泼尼松龙12.5 mg，0.5%～1.0%普鲁卡因100～200 mg混合后行腰部痛点封闭或椎管内封闭治疗，术后配合卧床休息、手法推拿按摩或腰椎牵引，每周1次，2～3次为1个疗程，对早中期患者有效。

(二)手术治疗

1.手术指征

对于病程长，疼痛剧烈，影响日常生活；或保守治疗无效，反复发作，间歇期明显缩短；并有神经功能损害尤其是马尾神经压迫出现部分或完全瘫痪的患者；

以及腰椎间盘突出合并腰椎管狭窄，腰椎峡部裂或腰椎滑脱合并腰椎管狭窄；腰椎 CT、MRI 或造影检查有明确的椎管狭窄，且狭窄压迫部位与临床症状相符合的患者，均应考虑行手术治疗。

2.手术目的

解除椎管内、神经根管、椎间孔等处的致压物，解除硬膜囊、马尾神经和神经根的压迫症状，同时要尽量保留正常的骨与软组织结构，维持和重建脊柱的稳定性。

3.手术方式

常用的手术方式有椎板成形术、椎板切除减压术，多配合内固定及植骨，以重建脊柱的正常生理序列和稳定性。手术要参照术前检查的神经定位、CT 和 MRI 检查显示的狭窄范围来考虑减压范围。术中减压有效的标志之一是硬膜囊的搏动恢复。

参考文献

[1] 李敏龙.骨科疾病诊断及处理措施[M].北京:中国纺织出版社,2023.

[2] 张宏伟.骨科疾病外科处置方法[M].北京:中国纺织出版社,2022.

[3] 王振兴.骨科临床常见疾病诊断与手术[M].哈尔滨:黑龙江科学技术出版社,2021.

[4] 梁延琛,李岩,宋磊,等.骨科疾病诊治与健康教育[M].成都:四川科学技术出版社,2023.

[5] 陈兴国,王广虎,曹明娟,等.骨科疾病临床诊治与康复技术[M].哈尔滨:黑龙江科学技术出版社,2022.

[6] 朱建民,吴海宝,满孝旭,等.实用骨科疾病诊断与治疗实践[M].哈尔滨:黑龙江科学技术出版社,2021.

[7] 宋磊.临床常用骨科基础及骨科创伤诊疗[M].北京:中国纺织出版社,2022.

[8] 卞泗善,张文涛,翟生,等.临床骨科常见病诊疗技术[M].北京:科学技术文献出版社,2021.

[9] 何罕亮.新编临床骨科技术[M].长春:吉林科学技术出版社,2022.

[10] 张宝峰,孙晓娜,胡敬暖.骨科常见疾病治疗与康复手册[M].北京:中国纺织出版社,2021.

[11] 孟凡龙.骨科疾病诊疗要点[M].长春:吉林科学技术出版社,2022.

[12] 尚超,李云鹏,管帮洪,等.临床常见骨科疾病诊治[M].北京:科学技术文献出版社,2021.

[13] 林建华,张文明.骨科疑难病例精选[M].福州:福建科学技术出版社,2022.

[14] 张岩.骨科疾病临床处置[M].天津:天津科学技术出版社,2021.

[15] 张秀杰.骨科临床与现代诊治[M].长春:吉林科学技术出版社,2022.
[16] 王文革.现代骨科诊疗学[M].济南:山东大学出版社,2021.
[17] 罗斌,陈行灿,聂鹏.骨科临床诊疗学[M].北京/西安:世界图书出版公司,2022.
[18] 李旻.临床骨科疾病与手术技巧[M].南昌:江西科学技术出版社,2021.
[19] 赵强,杨帆,刘伟.简明骨科诊疗学[M].北京:中国纺织出版社,2022.
[20] 魏昌海,赵同艳,李同春.现代骨科疾病诊断与治疗[M].长春:吉林科学技术出版社,2021.
[21] 王久夏.实用骨科诊疗技术[M].兰州:兰州大学出版社,2022.
[22] 张建.现代骨科疾病诊治要点[M].北京:中国纺织出版社,2021.
[23] 邓雄伟,程明,曹富江.骨科疾病诊疗与护理[M].北京:华龄出版社,2022.
[24] 李同生,郭涛,孙忠武.骨科与矫形外科疾病诊治[M].天津:天津科学技术出版社,2021.
[25] 葛风晓.骨科疾病诊疗实践[M].北京/西安:世界图书出版公司,2022.
[26] 詹子睿,张云帆,刘桂华.骨科关键技术研究[M].天津:天津科学技术出版社,2021.
[27] 胡宗华,陈雪,郗传荣,等.骨科疾病治疗与术后护理[M].哈尔滨:黑龙江科学技术出版社,2022.
[28] 杨树凯.临床骨科手术学[M].天津:天津科学技术出版社,2021.
[29] 马亮,张维亮,梁延琛,等.骨科常见疾病治疗与决策[M].长沙:中南大学出版社,2022.
[30] 代飞,东靖明,杨金松,等.反肩与半肩关节置换术治疗老年肱骨近端三或四部分骨折的临床疗效比较[J].中华骨科杂志,2022,42(4):204-212.
[31] 遇呈祥,刘乐洪,李文博,等.脊柱和骨盆矢状位参数与椎体成形治疗胸腰椎骨质疏松性椎体压缩骨折预后的相关性[J].中国组织工程研究,2022,26(9):1412-1417.
[32] 郑宏瑞,张文杰,王云华,等.股骨颈动力交叉钉系统联合富血小板血浆治疗股骨颈骨折[J].中国组织工程研究,2023,27(9):1390-1395.
[33] 林小龙,王黎明,严飞,等.闭合性髌骨骨折髌前筋膜内积气的预测指标及对内固定术后早期感染的影响[J].中华创伤骨科杂志,2022,24(7):610-616.
[34] 韩铁鹏,虞攀峰,黄鹏.经皮脊柱内镜对比椎间盘镜治疗腰椎间盘突出症疗效的荟萃分析[J].中国疼痛医学杂志,2023,29(6):463-470.